S. Dützmann

BASICS Neurochirurgie

Stephan Dützmann

Fachliche Unterstützung: PD Dr. Jürgen Beck (Facharzt für Neurochirurgie)

BASICS

Neurochirurgie

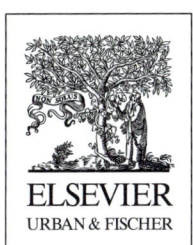

URBAN & FISCHER

München · Jena

Zuschriften und Kritik bitte an:
Elsevier GmbH, Urban & Fischer Verlag, Lektorat Medizinstudium, Karlstraße 45, 80333 München
E-Mail: medizinstudium@elsevier.de

Wichtiger Hinweis für den Benutzer

Die Erkenntnisse in der Medizin unterliegen laufendem Wandel durch Forschung und klinische Erfahrungen. Der Autor dieses Werkes hat große Sorgfalt darauf verwendet, dass die in diesem Werk gemachten therapeutischen Angaben (insbesondere hinsichtlich Indikation, Dosierung und unerwünschter Wirkung) dem derzeitigen Wissensstand entsprechen. Das entbindet den Nutzer dieses Werkes aber nicht von der Verpflichtung, anhand der Beipackzettel zu verschreibender Präparate zu überprüfen, ob die dort gemachten Angaben von denen in diesem Buch abweichen, und seine Verordnung in eigener Verantwortung zu treffen.

Bibliografische Information der Deutschen Nationalbibliothek

Die Deutsche Nationalbibliothek verzeichnet diese Publikation in der Deutschen Nationalbibliografie; detaillierte bibliografische Daten sind im Internet unter http://dnb.d-nb.de abrufbar.

Programmleitung: Dr. Dorothea Hennessen
Planung: Christina Nussbaum
Lektorat: Veronika Sonnleitner, Uta Lux
Herstellung: Christine Jehl, Rainald Schwarz
Zeichnungen: Isabell Dützmann, Stephan Elsberger
Satz: Kösel, Krugzell
Druck und Bindung: MKT Print d.d., Ljubljana
Covergestaltung: Spieszdesign, Büro für Gestaltung, Neu-Ulm
Bildquelle: © DigitalVision/GettyImages
Gedruckt auf 100 g Eurobulk 1,1 f. Vol.

Printed in Slovenia
ISBN 978-3-437-42486-1

Aktuelle Informationen finden Sie im Internet unter **www.elsevier.de** und **www.elsevier.com**

Vorwort

Die Neurochirurgie ist dem Studenten in Deutschland meist nur über die Praxis zugänglich. Nur wer bei uns famuliert oder sein PJ ableistet, kann etwas über dieses spannendste aller Fächer erfahren. Daher ist dieses Buch primär an Famulanten und PJler in der Neurochirurgie gerichtet, die hier die entscheidenden Hintergrundinformationen für den Stationsalltag nachlesen und sich auf die Fälle des nächsten Tages vorbereiten können.

Besonderer Dank und Bewunderung gilt **PD Dr. Jürgen Beck** (Neurochirurgie, Prof. Raabe, Uni Bern), der als unermüdlicher Ratgeber mit meiner Unwissenheit kämpfen musste, um in diesem Buch keine sachlich falschen Informationen erscheinen zu lassen, und sich tapfer durch alle Kapitel geschlagen hat.

Ebenso bin ich **Dr. Andrea Bink** (Neuroradiologie, Prof. Zanella, Uni Frankfurt) zu tiefstem Dank verpflichtet für die Bereitstellung der zahlreichen hervorragenden Bilder aus ihrem Hause und **Prof. Joachim Berkefeld** für die freundliche Unterstützung.

Des Weiteren stehe ich bei meiner Frau **Isabell Dützmann** in tiefer Schuld für die zahlreichen Zeichnungen, die sie für dieses Buch erstellt hat.

Schließlich möchte ich mich noch für den Rat bei der Erstellung einzelner Kapitel bei **PD Dr. H. Vatter** (Epilepsiechirurgie), **Dr. M. Setzter** (Spinales Trauma), **Dr. P. Taussky** (Berühmte Neurochirurgen) und **Dr. M. Heckelmann** (Spinale Malformationen) sowie dem ganzen Team um **Prof. Seifert** bedanken.

Frankfurt, im Sommer 2008
Stephan Dützmann

*Dieses Buch widme ich
meiner Frau Isabell und meiner Familie,
ohne deren Liebe und Unterstützung
ich es nie hätte verfassen können*

Inhalt

Abkürzungsverzeichnis

5-ALA	5-Aminolaevulinsäure
A., Aa.	Arteria, Arteriae
ACA	A. carotis anterior (*engl.* anterior cerebral artery)
ADC	advanced diffusion coefficient
AVM	arteriovenöse Malformation
ADH	antidiuretisches Hormon
ASIA	American Spinal Injury Association
ASR	Achillessehnenreflex
BHS	Blut-Hirn-Schranke
BSG	Blutkörperchensenkungsgeschwindigkeit
BSV	Bandscheibenvorfall
BWS	Brustwirbelsäule
BWK	Brustwirbelkörper
Ca	Karzinom
CK	Kreatinkinase
CO_2	Kohlendioxid
CTA	Computertomografische Angiografie
CRP	C-reaktives Protein
CTS	Karpaltunnelsyndrom
CT	Computertomograf, -grafie, -gramm
DSA	Digitale Subtraktionsangiografie
DESTINY	Decompressive Surgery for the Treatment of Malignant Infarction of the Middle Cerebral Artery
DWI	diffusion-weighted imaging
ECA	A. carotis externa (*engl.* external cerebry artery)
EEG	Elektroenzephalografie, -gramm
EMG	Elektromyografie, -gramm
FLAIR	fluid attenuated inversion recovery
fMRT	funktionelle Magnetresonanztomografie
GCS	Glasgow Coma Scale, Glasgow Coma Score
Hirnnerven	s. N.
Hkt.	Hämatokrit
HWS	Halswirbelsäule
HWK	Halswirbelkörper
ICA	A. cerebri interna (*engl.* internal cerebral artery)
ICB	Intrazerebralblutung
IGF	insulin-like growth factor
ISAT	International Subarachnoid Aneurysm Trial
ISUIA	International Study of Unruptured Intracranial Aneurysms
i.v.	intravenös
KHK	koronare Herzkrankheit
Lig.	Ligamentum
LWK	Lendenwirbelkörper
LWS	Lendenwirbelsäule
M., Mm.	Musculus, Musculi
MCA	A. cerebri media (*engl.* middle cerebral artery)
mmHg	Millimeter Quecksilbersäule
MMS	Mini-Mental-Status(-Test)
MRA	Magnetresonanzangiografie
MR-Spektroskopie	Magnetresonanzspektroskopie
MRT	Magnetresonanztomograf, -grafie, -gramm
MS	multiple Sklerose
N., Nn.	Nervus, Nervi
N. I	N. olfactorius
N. II	N. opticus
N. III	N. oculomotorius
N. IV	N. trochlearis
N. V	N. trigeminus
N. VI	N. abducens
N. VII	N. facialis
N. VIII	N. vestibulocochlearis
N. IX	N. glossopharyngeus
N. X	N. vagus
N. XI	N. accessorius
N. XII	N. hypoglossus
Ncl.	Nucleus
NASCIS	National Acute Spinal Cord Injury Study
NNR	Nebennierenrinde
O_2	Sauerstoff
o.B.	ohne (pathologischen) Befund
OP	Operation, Operationssaal
pAVK	periphere arterielle Verschlusskrankheit
PET	Positronenemissionstomografie
PICA	A. cerebelli posterior inferior (*engl.* posterior inferior cerebellar artery)
PNS	peripheres Nervensystem
PNET	primitive neuroektodermale Tumoren
Proc.	Processus
PSR	Patellarsehnenreflex
rCBF	regionaler zerebraler Blutfluss
RR	Blutdruck nach Riva-Rocci
SAB	Subarachnoidalblutung
SHT	Schädel-Hirn-Trauma
SIADH	Syndrom der inadäquaten ADH-Sekretion
SPORT	Spine Patient Outcomes Research Trial
STICH	Surgical Treatment of Intracerebral Haemorrhage
TCD	transkranielle Dopplersonografie
TIA	transitorisch ischämische Attacke
V., Vv.	Vena, Venae
V.a.	Verdacht auf
VEGF	vascular endothelial growth factor
VHF	Vorhofflimmern
WFNS	World Federation of Neurological Surgeons
Z.n.	Zustand nach
ZNS	Zentralnervensystem

Grundlagen

A Allgemeiner Teil

Neurochirurgische Aufnahmeuntersuchung

Die wesentliche Aufgabe der Studenten in der Neurochirurgie ist die stationäre Aufnahme der Patienten. Dabei sollte man sich ein Muster zurechtlegen, das man anfangs systematisch verfolgt und mit ein wenig Erfahrung modifizieren kann. Anamnese und Untersuchung können nach folgendem Schema aus dem angloamerikanischen Raum verlaufen.

Anamnese

▶ **Chief Complaint** (**CC;** Aufnahmegrund): Was hat der Patient für aktuelle Beschwerden? Bei Schmerzen sollte man **immer** den Schmerz genau charakterisieren. Dabei müssen folgende Punkte abgefragt werden:
– Location (Ort) und Radiation (Ausstrahlung)
– Onset (Anfang) und Progression (Fortschreiten)
– Quality/Quantity (Qualität/Quantität; Beschreibung mit der Intensitätsskala 1–10)
– Frequency (Häufigkeit) und Timing (tageszeitliche Schwankungen: immer, on/off, auch nachts)
– Relieving/Exacerbating Factors (Faktoren, die den Schmerz bessern/verschlimmern)
– Precipitating Events (schmerzauslösende Ereignisse)
▶ **History of Present Ilness** (**HPI;** aktuelle Anamnese): Wie entwickelten sich die Beschwerden? Wie wurde bisher therapiert?
▶ **Review of Systems** (**ROS;** allgemeine Anamnese): Hier werden die Leitsymptome der wichtigsten Organe abgefragt.

Beispiele:
– Allgemeine Hirnfunktion: Kopfschmerz; Sprache, Händigkeit, Visus (reduziert; Doppelbilder), Lagesinn (Schwindel)
– Allgemeine Nervensystemfunktion: Lähmungen, Gefühlsstörungen; Kontinenz; Gehstrecke
– Systemische Zeichen: Fieber, Gewichtsverlust
– Haut: Ausschlag, Schwellung
– Magen/Darm: Übelkeit, Erbrechen; Durchfall, Verstopfung

▶ **Medications** (**M;** Medikation): z. B. blutverdünnende Medikamente. Wichtig ist, wann diese zuletzt eingenommen wurden: Hier darf nichts übersehen werden.
▶ **Allergies** (**A;** Allergien)
▶ **Past Medical History** (**PMH;** Vorerkrankungen): Hypertonie, Diabetes etc.
▶ **Past Surgical History** (**PSH;** bisherige OPs): inbesondere Rücken- oder Kopfoperationen
▶ **Social History** (**Soz;** Sozialanamnese): Beruf, Familienverhältnisse, Rauchen und Alkohol (in der Neurochirurgie für die Diagnosestellung oft nicht direkt relevant; hilft jedoch, den Patienten nicht nur als „Krankheitsträger" zu betrachten)
▶ **Familiy History** (**Fam;** Familiengeschichte)

> Um nichts zu vergessen, sollte man sich vor der Anamneseerhebung ein Musterblatt mit allen abzufragenden Punkten anfertigen (▌ Abb. 1).

Untersuchung

Die Untersuchung der neurochirurgischen Patienten sollte zwar fokussiert verlaufen, aber je nach Zeitrahmen möglichst viele Organsysteme abdecken.
Obwohl die akuten neurologischen Symptome des Patienten im Vordergrund stehen, können sich beispielsweise Befunde

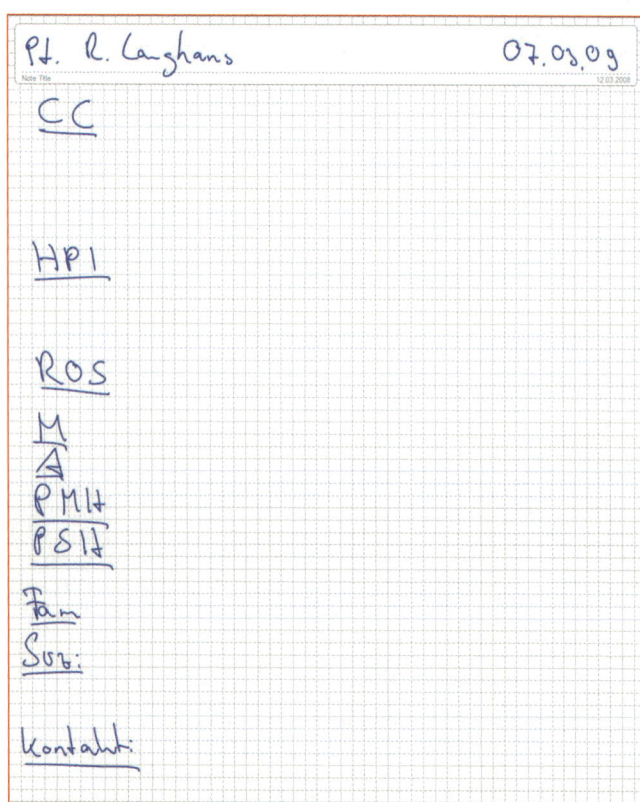

▌ Abb. 1: Muster eines Aufnahmeblatts. [9]

bei Kreislaufparametern als äußerst wichtig herausstellen. (Beispiel: Pulskontrolle bei der Aufnahme: Unregelmäßiger Puls in Kombination mit Schwindel kann auf Vorhofflimmern hindeuten.)

Spezielle Untersuchung

▶ Patienten mit **LWS-Symptomatik:**
– Lasègue-Zeichen (Schmerzempfindung < 60° pathologisch)
– Bragard-Zeichen (umgekehrtes Lasègue-Zeichen; Test auf dem Bauch liegend < 30° pathologisch), Bragard-Zeichen unter manueller Stabilisation des Iliosakralgelenks (Ausschluss einer weiteren Schmerzursache)
▶ Patienten mit **HWS-Symptomatik:**
– Spurling sign (axialer Druck und Biegen des Kopfs zur symptomatischen Seite engt das Foramen intervertebrale ein und verschlimmert die Schmerzen); axiales Ziehen am Kopf erleichtert oft)
– Addson-Test (Ausschluss Skalenussyndrom)
– Phalen-Zeichen (Ausschluss Karpaltunnelsyndrom)
– Armhalteversuch

Kognitive Funktionen

▶ Orientierung (Person, Zeit, Raum)
▶ Krankheitseinsicht (Warum sind Sie hier?)
▶ Aufmerksamkeit (Telefonnummer wiederholen, normal sind 7 – 8 Zahlen)
▶ Mini-Mental-Status

▶ Praxie (Bitte tun Sie so, als würden Sie Brot schneiden.)
▶ Logisches Denken (Serie vervollständigen: AX, BY, C?)
▶ Wahrnehmung (z. B. Neglectabklärung: rechten und linken Arm gleichzeitig berühren und fragen, wo etwas wahrgenommen wurde)
▶ Sprache: Nachsprechen, Benennen (Lautstärke, Quantität, Flüssigkeit, Grammatik)
▶ Stereognosie (mit geschlossenen Augen Schlüssel ertasten lassen)

Beachtenswerte Befunde

Im Folgenden sind einige Untersuchungsbefunde zusammengestellt, die man bei verschiedenen Krankheitsbildern in der Neurochirurgie beachten sollte:

▶ Schmerzausstrahlung: z. B. strahlt der Schmerz bei Druck auf die Wurzel L5 vermehrt in die Wade, bei Druck auf S1 eher zum Malleolus medialis aus.
▶ Veränderung durch Position: vermehrte Schmerzen bei Einengung der Nervenaustrittsstelle, z. B. durch Lordosierung der LWS oder HWS
▶ Positives Pressorzeichen: Verschlimmerung durch Husten; typisch für einen Bandscheibenvorfall
▶ Lhermitte-Zeichen: blitzartige Empfindungen über den Rücken nach kaudal, hervorgerufen durch meningeale Reizung

▶ Gewichtsverlust (Metastasen), Immunsuppression, Steroidtherapie, bakterielle Infekte, Drogenabusus (Abszesse), Depression (psychogen)

> Bei Patienten mit Hypophysenerkrankungen zusätzlich endokrine Ausfallsymptome: Kälteintoleranz, Haarveränderungen, Orthostase, leichte Ermüdbarkeit, Amenorrhö, Libidoverlust.

Traumaanamnese

▶ Unfallhergang
▶ Bewusstseinsstatus, Krämpfe
▶ Übelkeit/Erbrechen (Hirndruck)
▶ Schwindel, Doppelbilder (Hirnnervenverletzung)

Traumauntersuchung

Initial lassen sich mit der **Glasgow Coma Scale** (s. S. 76) die wichtigsten Befunde schnell erheben (Vigilanz, Reaktion auf Schmerzreize, Orientierung). Zusätzlich sollte man prüfen:

▶ **Pupillenstatus:**
– bds. weit (s. S. 82): schlechte Prognose
– einseitig weit: V. a. Massenraumforderung mit transtentorieller Herniation
▶ **Schädelbasisfrakturzeichen** (s. S. 78/80):
– Otohämatorrhö
– Battle's sign

Zusammenfassung

✖ Eine neurochirurgische Untersuchung sollte sich an einem festen Schema orientieren, wobei sich die angloamerikanische Gliederung anbietet.

✖ Man sollte sich zwar weitgehend auf die für die Neurochirurgie wesentlichen Aspekte beschränken, mögliche postoperative Komplikationen aber bedenken.

Computertomogramm verstehen und befunden

Die neue Technologie in Form der computergestützten Radiologie fand große Resonanz zuerst in der Neurochirurgie. Eine Kraniotomie zur Suche nach intrakraniellen pathologischen Befunden ist gefährlich. Daher nahm man diese Technik in der Neurochirurgie schnell und dankbar an.

Heute muss jeder Neurochirurg ein Computertomogramm (CT) schnell und sicher befunden und mit den klinischen Symptomen des Patienten sowie den übrigen Befunden zusammen betrachten und verstehen können.

Propädeutik

> Vor der CT-Befundung sollte man immer zuerst auf das Alter des Patienten und auf das Untersuchungsdatum schauen.

Außerdem wird geprüft, ob das CT richtig aufgenommen wurde, denn die Schnittebenen des CT sind normalerweise nicht parallel oder 90° zum Boden „gefahren", sondern parallel zur Ebene der Schädelbasis. Man spricht von der sog. Frankfurter Horizontalen (auch „Deutsche Horizontale"): Dies ist die Verbindungslinie zwischen dem Unterrand der knöchernen Orbita und dem Oberrand des äußeren Gehörgangs.

> Der zweite Blick beim CT wird auf das sog. Scout-Bild (*engl.* Pfadfinder) gerichtet, um zu prüfen, ob sich die Schnitte in der korrekten Lage befinden.

Für CT-Bilder gilt ganz allgemein: Je **röntgendichter** eine Struktur (Kalk, Knochen) ist, desto **heller** erscheint sie im CT – je **mehr Wasser** die Flüssigkeit enthält, desto **dunkler** (Sonderfall Luft: ganz schwarz) wirkt sie.

Die vier großen Phänomene im CT

Im Nativ-CT sollte man primär vier Phänomene befunden:

▶ Raumforderungen
▶ Blut
▶ Liquoraufstau
▶ Ischämien.

Raumforderungen

Raumforderungen sind im CT entweder daran zu erkennen, dass sie benachbarte Strukturen verschieben oder dass sie Kontrastmittel aufnehmen (nicht im Nativ-CT ohne Kontrastmittel!). Da letzteres meist offensichtlich ist, konzentriert man sich in der systematischen Befundung des CT auf die vier indirekten Zeichen der Raumforderung:

Mittellinienverlagerung:
Dafür zieht man eine Linie von der hinteren Insertion der Falx cerebri zur vorderen Insertion. Eine Mittellinienverlagerung ist bei einem komatösen Patienten ein richtungweisender Befund: Wenn eine ganze Hemisphäre verschoben wird, kommt es durch Druck auf das Zwischenhirn schnell zum Koma. Ab einer Verlagerung von 3 mm können Bewusstseinseinschränkungen auftreten; diese Zahl ist jedoch hochvariabel und hängt insbesondere von der Geschwindigkeit der Verlagerung ab.

Symmetrie der Seitenventrikel:
Existiert in einer Hemisphäre eine Raumforderung, so wird der betroffene Seitenventrikel zuerst verformt und ist damit nicht mehr symmetrisch zu seinem kontralateralen Part. Auch hier ist Vorsicht geboten, denn dieses Phänomen kann durch eine asymmetrische Schnittführung hervorgerufen werden. Man kann sich jedoch an den Ohren des Patienten orientieren. Diese sind meist gut im CT zu sehen: Wenn auf einer Seite das Ohrläppchen noch sichtbar ist, auf der anderen Seite aber seit

mehreren Schichten nicht mehr, dann liegt der Patient schief!

Offenheit der basalen Zisternen:
Basale Zisternen sind die Zisternen, die direkt unterhalb des Großhirns liegen. Die wichtigsten sind die Cisterna ambiens (beidseits lateral des Hirnstamms etwa auf Höhe des Mittelhirns; normalerweise eher eng und schlitzförmig) sowie eine fünfeckige Sternformation, die sog. Pentagonzisterne (▌ Abb. 1), bestehend aus der Cisterna interpeduncularis (hinten), aus der Cisterna chiasmatica und der Cisterna lamina terminalis (vorn) sowie aus den Cisternae Sylvii (seitlich).
Sollte man diese Zisternen teilweise oder gar nicht mehr abgrenzen können, so spricht dies für eine fokale oder globale Raumforderung, ggf. sogar mit transtentorieller Herniation des Uncus hippocampi durch das Tentorium cerebri (▌ Abb. 2).

Sichtbare Gyrierung des Kortex:
Normalerweise kann man in den kranialen Schichten noch Sulci und Gyri abgrenzen (▌ Abb. 3). Dies ist besonders deutlich zu sehen bei älteren Menschen mit atrophischem Kortex. Sollte diese Abgrenzung nicht mehr möglich sein, so sind die Falten durch den intrakraniellen Druck verstrichen. Am schnellsten bemerkbar macht sich dies bei der Sylvi'schen Fissur.

Blut

Frisches Blut ist im Nativ-CT **hyperdens,** d.h. weiß. Auf den Fensterungen,

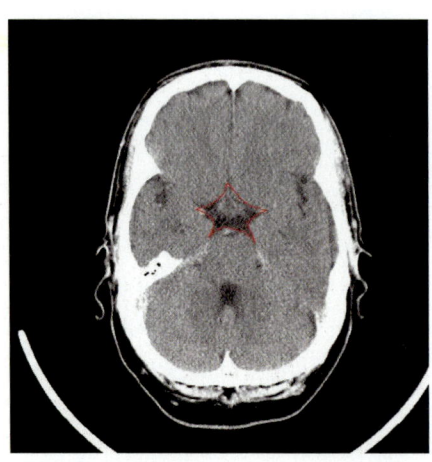

▌ Abb. 1: Normalbefund offener basaler Zisternen im CT („Everybody wants to be a star").
[Mit freundlicher Unterstützung durch Dr. A. Bink, Neuroradiologie, Prof. Zanella, Frankfurt; 5]

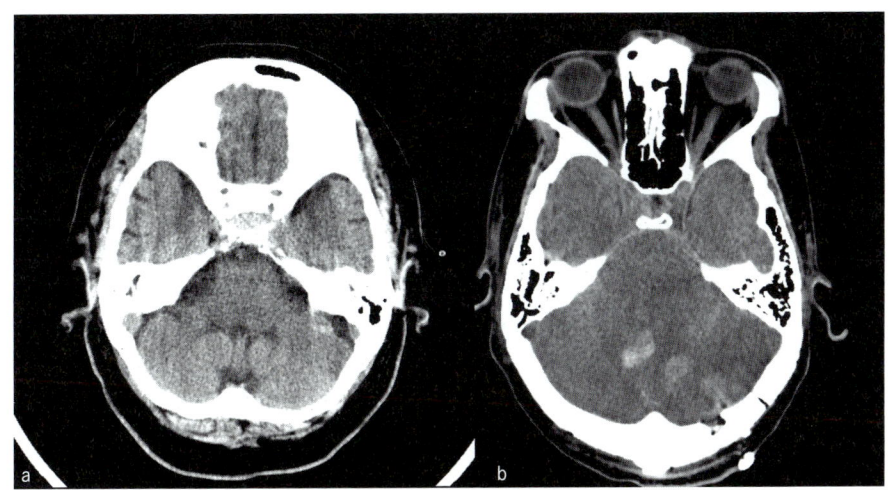

Abb. 2: a) Normalbefund; b) aufgebrauchte prä-
pontine Zisternen. [Mit freundlicher Unterstützung
durch Dr. A. Bink, Neuroradiologie, Prof. Zanella,
Frankfurt; 5]

die der Computer normalerweise für Schädel-CTs darstellt, ist das ein sehr auffälliges Weiß, fast so weiß wie der Knochen der Kalotte oder wie Kalk (oft im Plexus choroideus). Es gibt nur wenige andere Phänomene, die im Nativ-CT auch hyperdens sind, z. B. Metastasen von Melanomen oder Nierenzellkarzinomen, Lymphome, verkalkte Meningeome, Kraniopharyngeome (auch durch die Verkalkung) oder andere verkalkte bzw. sehr zellreiche Tumoren.

Damit kann man Blut schnell und einfach lokalisieren. Gezielt schaut man nach Blut im **Subarachnoidalraum** (vor allem präpontin, in den basalen Zisternen [s. o.] und im Interhemisphärenspalt), im **Parenchym** und in **Epi- und Subduralraum**. Ist das Blut z. B. mit Liquor oder anderen Flüssigkeiten verdünnt – wie manchmal bei Subarachnoidalblutungen oder bei chroni-

schen Subduralhämatomen –, so erscheint es entsprechend dunkler.

Liquoraufstau

Liquoraufstau erkennt man an der **Verformung der Ventrikel;** man sollte sich zuerst die Seitenventrikel anschauen. Deren Temporalhörner sind normalerweise kaum sichtbar, bei Aufstau dagegen treten sie hervor. Anschließend betrachtet man die Frontalhörner, die beim Liquoraufstau oft zusammen mit dem ballonierten III. Ventrikel an eine Micky Maus erinnern.

Wenn der Druck durch den Aufstau hoch genug ist, drückt sich das Wasser durch das Ependym hindurch, und es kommt zu periventrikulären Aufhellungen.

Ischämien

Ischämien sind – nach etwa sechs Stunden Ischämiezeit – daran zu erkennen,

dass sie **hypodens** zum umliegenden Gehirn sind, weil sich ein Ödem bildet, also Wasser ansammelt. Später wird das Parenchym verflüssigt (Kolliquationsnekrose). In der Frühphase sind Ischämien kortikal auch an der Auflösung der Mark-Rinden-Grenze zu erkennen.

Beschreibung

Bei der Beschreibung von Befunden erwähnt man immer zuerst die **Hemisphäre,** auf der der pathologische Befund liegt (auf dem Bild seitenverkehrt!), und dann, in welchem **Hirnlappen** bzw. welcher **Struktur** dieser Befund zu sehen ist.

Zu beachten ist ferner, dass – sollte man etwas Pathologisches gefunden haben – es immer wichtig ist, die benachbarten Schichten anzuschauen. Dadurch wird so mancher Befund im kaudalen Frontallappen zum einfachen Anschittphänomen, z. B. des Orbitadachs oder des Tentorium cerebelli.

Abb. 3: Normalbefund kortikaler Gyrierung im CT: Sulci und Gyri können eindeutig abgegrenzt werden. [Mit freundlicher Unterstützung durch Dr. A. Bink, Neuroradiologie, Prof. Zanella, Frankfurt; 5]

Zusammenfassung

✖ Die Befundung des CT gehört zum wichtigsten „Handwerkszeug" des Neurochirurgen.

✖ Primär lassen sich vier Phänomene beschreiben: Raumforderungen, Blut, Liquoraufstau und Ischämien.

✖ Bei der Befundung sollte man mit den Patientendaten und dem Untersuchungsdatum beginnen.

✖ Bei der Beschreibung des Befunds sind Hemisphäre, Hirnlappen und Nachbarstrukturen anzugeben.

Magnetresonanztomografie verstehen und befunden

Zur genaueren Charakterisierung der meisten Raumforderungen braucht der Neurochirurg eine Magnetresonanztomografie (MRT). Ein MRT ist wesentlich schwieriger als ein CT zu beurteilen, weil man eine Fülle von Informationen bekommt – alle möglicherweise eminent wichtig (CT verhält sich zu MRT wie Halma zu Schach). Es ist nicht einfach, eine Gebrauchsanleitung für das Lesen eines MRT zu geben, weil viele unterschiedliche Bilder vom gleichen Objekt gemacht werden.

Die physikalischen Phänomene, die zu einem Bild des Gehirns in verschiedenen Graustufen führen, sind sehr komplex (s. Lehrbücher der Radiologie). Eine große Rolle spielt der unterschiedliche Wassergehalt der Gewebe. Es gibt mehrere Untersuchungen, sog. **Sequenzen,** die das Gehirn in verschiedenen Graustufen erscheinen lassen.

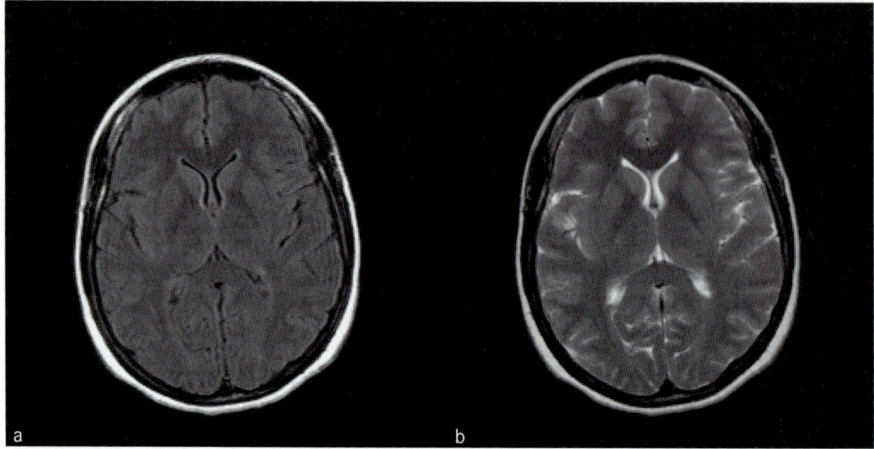

Abb. 1: a) Normalbefund einer FLAIR-Sequenz; b) korrespondierende T2-Sequenz. [Mit freundlicher Unterstützung durch Dr. A. Bink, Neuroradiologie, Prof. Zanella, Frankfurt; 5]

> ▶ **T1-Sequenz:** Fett hell, Wasser/Liquor dunkel – eher spezifisch für pathologische Befunde
> ▶ **T2-Sequenz:** Fett hell, Wasser/Liquor hell – eher sensitiv für pathologische Befunde

Ist die Rinde heller als das Mark und der Liquor noch heller, befindet man sich auf dem T2-Weg; verhalten sich die Phänomene umgekehrt, ist man auf dem T1-Pfad.

Darüber hinaus gibt es **Mischformen** und spezielle Sequenzen, mit denen man bestimmte Gewebe weiter differenzieren kann.

Weitere Sequenzen und Phänomene

FLAIR-Sequenz

In der FLAIR-Sequenz (■ Abb. 1) (*engl.* fluid attenuated inversion recovery), einer T2-ähnlichen Sequenz, erscheint allerdings Wasser, das den gleichen Eiweißgehalt wie Liquor hat, ebenfalls dunkel. So kann man z. B. eine Arachnoidalzyste, die mit Liquor gefüllt ist, von einer Tumorzyste, die eiweißreicher sein sollte, differenzieren.

Diese Sequenz ist die sensitivste, um **Läsionen** wie Tumoren zu entdecken.

DWI-Sequenz

Eine zentrale Rolle in der **Infarktdiagnostik** spielt die DWI-Sequenz (*engl.* diffusion weighted imaging; ■ Abb. 2). Diese sehr grobkörnige, T2-ähnliche Sequenz misst die Diffusion von Wassermolekülen.

Mehr Diffusion bedeutet ein dunkleres Bild. Alle frischen Infarkte erscheinen hell (daran kann man sie leicht erkennen!), weil im Infarktbezirk Wasser schlechter diffundiert.

In der ischämischen Zone brechen die Ionentransporter wegen Energiemangels zusammen; es kommt zum Wassereinstrom in die Zellen **(zytotoxisches Ödem).** Man stellt sich (vereinfacht) vor, dass die Wassermoleküle innerhalb der Zelle weniger frei diffundieren. Somit erscheint das zytotoxische Ödem in der DWI-Sequenz hell. Umgekehrt verhält es sich beim **vasogenen Ödem** durch eine Störung der Blut-Hirn-Schranke, wobei die Wassermoleküle jedoch leichter diffundieren.

Da die DWI aus technischen Gründen der T2-Sequenz ähnelt, kann es sich bei einem hellen Fleck evtl. auch um einfaches Wasser handeln (sog. T2-Shine-through-Effekt), da dieser in der T2-Sequenz auch hell ist. Um zu differenzieren, bedient man sich der sog. ADC-Maps (*engl.* advanced diffusion coefficient; eine Art Negativbild der DWI). Hier ist jedem Voxel auch die Graustufe zugeordnet, die seine Wassermoleküle an Diffusion aufweisen; es gibt keinen Shine-through-Effekt.

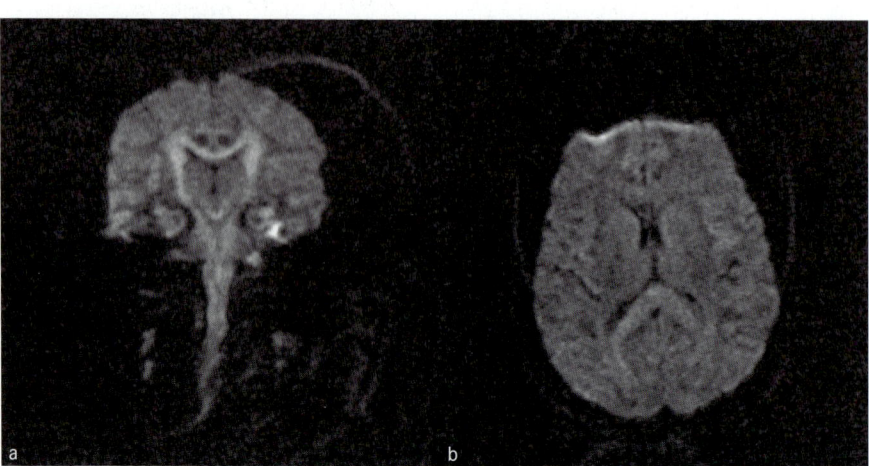

Abb. 2: Normalbefund einer DWI. a) koronare Aufnahme; Pyramidenbahn mit reduzierter Diffusion innerhalb der Nervenfasern; b) axiale Aufnahme. [Mit freundlicher Unterstützung durch Dr. A. Bink, Neuroradiologie, Prof. Zanella, Frankfurt; 5]

Allerdings findet man auch Läsionen mit reduzierter DWI, die nicht einem Schlaganfall entsprechen, z. B. eitrige Abszesse, Tumoren (typisch: Epidermoid leuchtet in der DWI), Herpes und demyelinisierende Erkrankungen.

Flow-void-Phänomen

Als Flow void bezeichnet man das Phänomen, dass im Fluss befindliches Material (z. B. Blut) oft dunkel ist. Dies liegt daran, dass bei der MRT die Wasserstoffteilchen zuerst mit einer bestimmten Frequenz angeregt und dann wieder ausgelesen werden. Um die Lokalisation eines Teilchens zu ermöglichen, wird Teilchen A mit der Frequenz 2 kHz und Teilchen B, das sich weiter rechts befindet, mit der Frequenz 3 kHz angeregt. Wenn die Frequenz 2 kHz ausgelesen wird, aber das Teilchen nicht mehr da ist, weil es mit dem Blutstrom weggeschwemmt wurde, erscheint auf dem Bild ein schwarzer Punkt.

Beurteilung von Blutungen im MRT

Zu den kompliziertesten Feldern in der MRT-Befundung zählt das Verhalten von Blutungen, weil sich die paramagnetischen Eigenschaften einer Blutung ändern, während sie abgebaut wird (❚ Tab. 1).

Präsentation

Will man als Student MRT-Bilder präsentieren, so fängt man beim **Gehirn** mit einer axialen T1-Sequenz mit Kontrastmittelgabe an, auf der die entsprechende Läsion gut abgebildet ist.
Die erste Frage sollte man für sich selbst bereits vor der Präsentation beantwortet haben: Ist die Läsion intra- oder extraaxial, d. h., liegt sie im Gehirnparenchym (z. B. Astrozytom) oder außerhalb (z. B. Meningeom)?
Extraaxiale Läsionen verdrängen das Gehirn und verformen den Kortex, was man an den verschobenen kortikalen Venen erkennen kann. Außerdem kann man oft zwischen Kortex und Läsion einen Spalt sehen, in dem noch Liquor ist.

Stadium der Blutung	Zeitraum	T1	T2
Hyperakut	Bis 3 Stunden	Dunkel	Hell mit dunklem Rand
Akut	Bis 3 Tage	Isointens	Dunkel
Früh subakut	Bis 1 Woche	Hell	Dunkel
Spät subakut	Bis 1 Monat	Hell	Hell mit dunklem Rand
Chronisch	Jahre	Dunkel	Dunkel

❚ Tab. 1: Verhalten von Blut in der MRT.

Präsentiert man MRT-Bilder der **Wirbelsäule,** startet man am besten mit einem sagittalen T2-Bild. Oft gilt es für den Studenten, den Bandscheibenvorfall zu finden und die Höhe richtig zu beschreiben.

Lokalisationstipps

Für Studenten ist es schwierig, zu lokalisieren, in welchem Lappen sich eine Läsion befindet; mitunter ist dies aber für die operative Planung eminent wichtig, wenn der Tumor z. B. bestimmte Grenzen respektiert. Beim Temporallappen sollte man sich immer an der Sylvi'schen Fissur orientieren, die auf den meisten Bildern gut zu erkennen ist.

Lokalisation des Sulcus centralis (❚ Abb. 3):

▶ Der Sulcus frontalis superior endet im Sulcus praecentralis. Der Sulcus centralis liegt direkt dahinter.
▶ Im Gyrus praecentralis sieht man eine knopfförmige Verdickung, die dem Handareal entspricht (*engl.* hand knob), sodass der Sulcus centralis wie ein inverses Omega (*engl.* inverse omega sign) aussieht.
▶ Der präzentrale Gyrus ist dicker als der postzentrale Gyrus.
▶ Der Ramus marginalis des Gyrus cinguli endet kurz hinter dem Sulcus centralis (*engl.* bracket sign)
▶ Der Sulcus frontalis inferior endet im Sulcus praecentralis T-förmig.

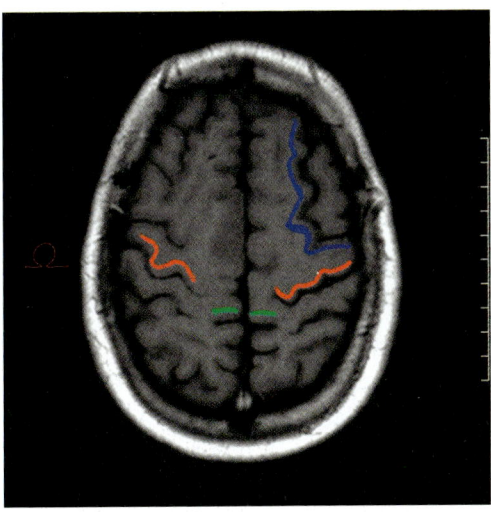

❚ Abb. 3: Lokalisation des Sulcus centralis (rot). Der Sulcus frontalis superior (blau) endet im Sulcus praecentralis. Das Omega-Zeichen (hand knob) ist auf der rechten Seite sichtbar. Hinter dem Sulcus centralis endet der Ramus marginalis des Gyrus cinguli (grün). [9]

Zusammenfassung
✖ Die MRT ist in der Neurochirurgie unverzichtbar.
✖ Standardsequenzen für den Kopf sind T1-gewichtet und mit Kontrastmittel aufgenommen, für die Wirbelsäule T2-gewichtet.
✖ Bei der Präsentation sollte man mit den axialen Bildern (Kopf) oder den sagittalen Bildern (Wirbelsäule) beginnen.

Neurochirurgische Anatomie I

Dieses Kapitel kann als Einstieg in die Neurochirurgie dienen: Die neurochirurgisch besonders relevanten Aspekte aus der Neuroanatomie werden wiederholt und vertieft. Man sollte sich den Verlauf der arteriellen und venösen Gefäße, die der Neurochirurg bei der Operation unbedingt schonen muss, genau anschauen. Außerdem braucht man genaue Kenntnisse über Lage und Begrenzung der inneren und äußeren Liquorräume, die hier weiter unterteilt werden. Darüber hinaus sollte man bestimmte Orientierungspunkte am Schädelknochen kennen.

Oberflächenanatomie des Schädels

In der Neurochirurgie spielen einige Oberflächenmarker des Schädels eine wichtige Rolle (▌ Abb 1):

▶ **Asterion:** Kreuzung der Lambdanaht mit der Sutura parietomastoidea und der Sutura occipitomastoidea; darunter liegt der Übergang von Sinus transversus und Sinus sigmoideus
▶ **Bregma:** Kreuzung aus Sutura coronalis und Sutura sagittalis
▶ **Inion:** am weitesten dorsal gelegener Punkt des Schädels
▶ **Nasion:** Einbuchtung in der Mittellinie an der Sutura frontonasalis.

Zerebrale Arterien

A. carotis

Die A. carotis verläuft nach dem Durchtritt durch das Foramen lacerum anatomisch sehr kompliziert **(Karotissiphon):** Sie zieht durch die Schädelbasis (Pars petrosa) über das Foramen lacerum (neben dem Ganglion Gasseri)

in den Sinus cavernosus, an der Hypophyse vorbei bis unter den Processus clinoideus nahe dem Chiasma opticum. Unter dem Abgang der **A. communicans posterior** zweigt die **A. choroidea anterior** nach dorsal ab. Die A. choroidea anterior versorgt wichtige Strukturen wie den Hippocampus und den Plexus choroideus im Seitenventrikel (▌ Abb. 2).

Die **A. cerebri media** ist die direkte Fortsetzung der A. carotis interna. Sie verläuft als gemeinsamer Stamm lateral des Chiasma opticum unter der Substantia perforata anterior und hinter Tractus olfactorius und Keilbeinflügel bis zu ihrer Bifurkation in der Fissura Sylvii Dort teilt sie sich in einen tiefen und in einen oberflächlichen Ast. Vom proximalen Segment gehen die **Aa. lenticulostriatae** zur Versorgung der Basalganglien ab, die oft zu intrazerebralen Blutungen führen.

Die **A. cerebri anterior** zieht über Chiasma opticum und N. opticus (N. II) mit einer etwas nach dorsal konvex gebogenen Kurve bis zur **A. communicans anterior.** Nach der A. communicans anterior geht die **A. recurrens Heubner** ab; diese verläuft in die Substantia perforata anterior und versorgt im Wesentlichen (variabel) die vordere Spitze des Nucleus caudatus. Im Interhemisphärenspalt läuft die A. cerebri anterior nach ihrer Aufspaltung als A. pericallosa an der dorsalen Fläche des Corpus callosum und am medialen Kortex als A. callosomarginalis entlang.

Aa. vertebrales

Die Aa. vertebrales vereinigen sich nach dem Durchtritt durch die Dura im Foramen magnum zur **A. basilaris.** Der neurochirurgisch wichtigste Abgang der Aa. vertebrales ist die **A. cerebelli posterior inferior (PICA,** posterior inferior cerebellar artery), da hier häufig Aneurysmata lokalisiert sind. Die PICA windet sich um das untere Ende der Olive, über dem N. hypoglossus (N. XII). Dann wendet sie sich nach kaudal und läuft zwischen den Ursprüngen des N. hypoglossus (vorn) und der kaudalen Hirnnervengruppe (Nn. IX, X, XI) in die Fissura cerebellomedullaris.

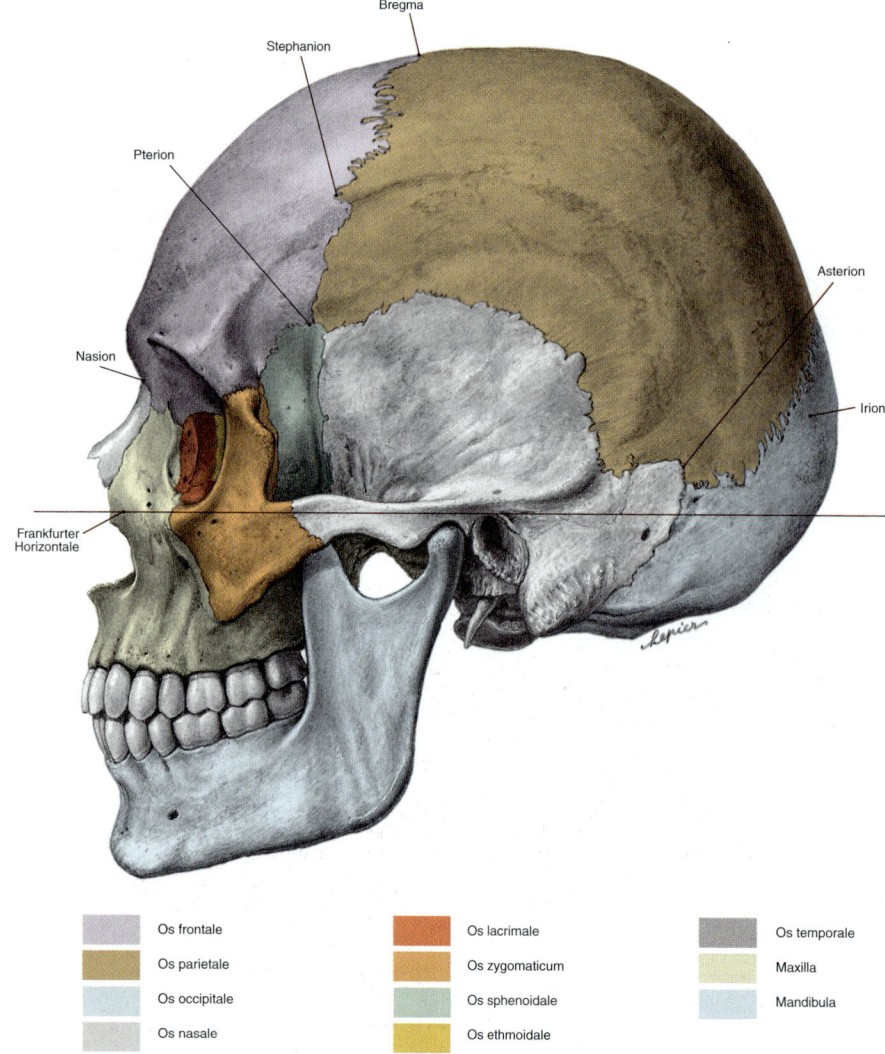

Bregma
Stephanion
Pterion
Nasion
Frankfurter Horizontale
Asterion
Irion

Os frontale	Os lacrimale	Os temporale
Os parietale	Os zygomaticum	Maxilla
Os occipitale	Os sphenoidale	Mandibula
Os nasale	Os ethmoidale	

▌ Abb. 1: Anthropologische Orientierungspunkte am Schädel. [22]

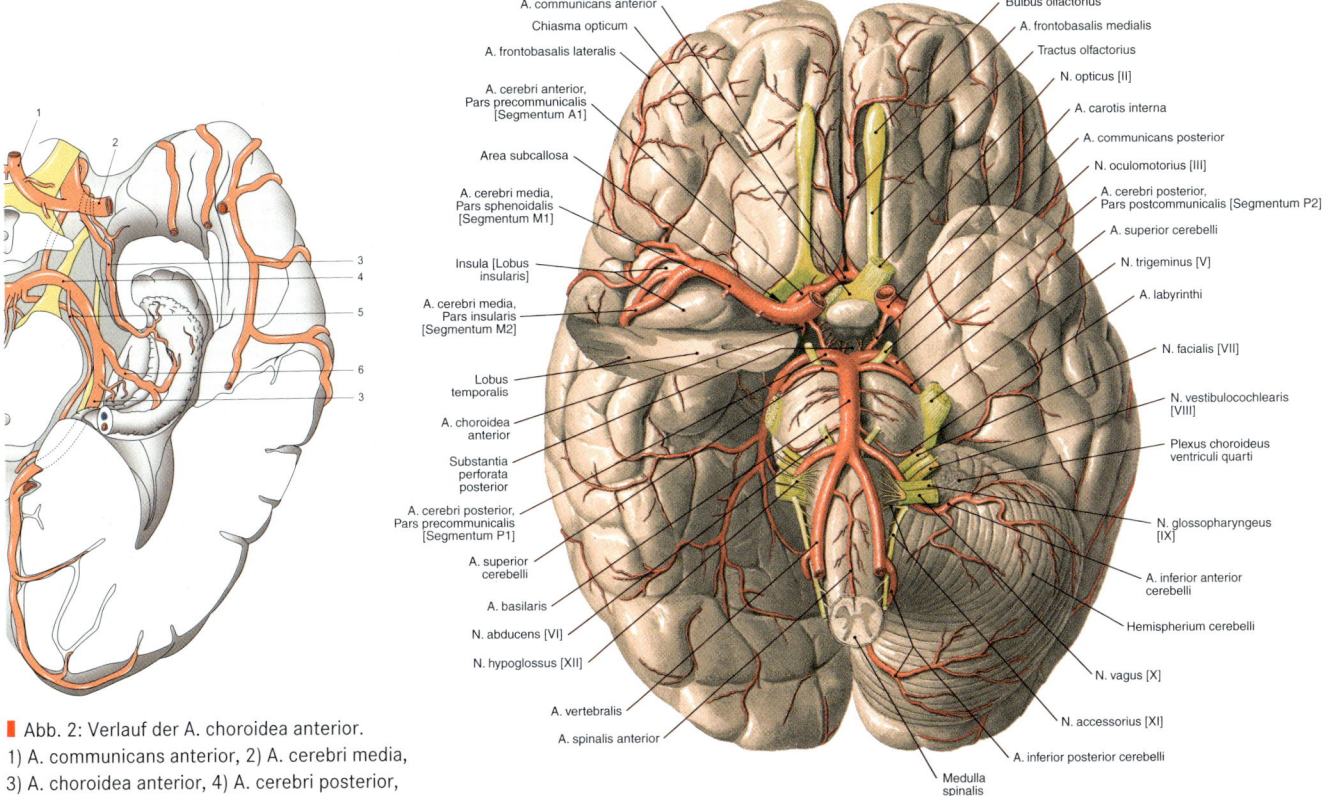

Abb. 2: Verlauf der A. choroidea anterior.
1) A. communicans anterior, 2) A. cerebri media,
3) A. choroidea anterior, 4) A. cerebri posterior,
5) A choroidea posterior medialis, 6) A. choroidea
posterior lateralis. [10, nach 28]

A. communicans anterior
Chiasma opticum
A. frontobasalis lateralis
A. cerebri anterior,
Pars precommunicalis
[Segmentum A1]
Area subcallosa
A. cerebri media,
Pars sphenoidalis
[Segmentum M1]
Insula [Lobus
insularis]
A. cerebri media,
Pars insularis
[Segmentum M2]
Lobus
temporalis
A. choroidea
anterior
Substantia
perforata
posterior
A. cerebri posterior,
Pars precommunicalis
[Segmentum P1]
A. superior
cerebelli
A. basilaris
N. abducens [VI]
N. hypoglossus [XII]
A. vertebralis
A. spinalis anterior
Medulla
spinalis

Bulbus olfactorius
A. frontobasalis medialis
Tractus olfactorius
N. opticus [II]
A. carotis interna
A. communicans posterior
N. oculomotorius [III]
A. cerebri posterior,
Pars postcommunicalis [Segmentum P2]
A. superior cerebelli
N. trigeminus [V]
A. labyrinthi
N. facialis [VII]
N. vestibulocochlearis
[VIII]
Plexus choroideus
ventriculi quarti
N. glossopharyngeus
[IX]
A. inferior anterior
cerebelli
Hemispherium cerebelli
N. vagus [X]
N. accessorius [XI]
A. inferior posterior cerebelli

Abb. 3: Arterien des Gehirns von basal. [22]

Mit einer Schleife nach kaudal um die Kleinhirntonsille und einer Schleife nach vorn vollzieht sie eine 180°-Drehung über dem oberen Pol der Kleinhirntonsille; danach teilt sie sich in ihre Äste auf.

Die A. basilaris verläuft gradlinig über den Pons und gibt rechtwinklig Arterien zur Versorgung des Pons und des Kleinhirns ab; schließlich teilt sie sich in die Aa. cerebri posteriores auf.

Die **A. cerebri posterior** legt sich mit Tractus opticus und Vena basalis Rosenthal um die Pedunculi cerebri bis zum Abgang von Ästen für den inferioren Temporalpol (**Abb 3**); danach teilt sie sich in weitere Segmente auf.

Zerebrale Venen

Die Lage der Hirnsinus und der großen zerebralen Venen sind eminent wichtig. Bei Verletzung der großen Hirnvenen muss man diese koagulieren, woran sich möglicherweise ein durch venösen Rückstau bedingtes Hirnödem oder sogar ein sog. venöser Infarkt anschließen. Sollte man einen Hirnsinus verletzen,

was bei der Trepanation geschehen kann, so ist diese Blutung nur sehr schwer zu stoppen, weil sich das Gefäß nicht zusammenzieht, sondern von der Dura aufgehalten wird.

Zwei oberflächliche Venen sollten bekannt sein: die **Vena Labbé** (Charles Labbé 1851–1889, frz. Chirurg), die die V. media superficialis cerebri auf

der Sylvi'schen Fissur mit dem Sinus transversus verbindet und auf der linken Seite meist etwas größer ist, und die **Vena Trolard** (Paulin Trolard 1842–1910, frz. Anatom), die die V. media superficialis cerebri mit dem Sinus sagittalis superior verbindet (**Abb. 4**).

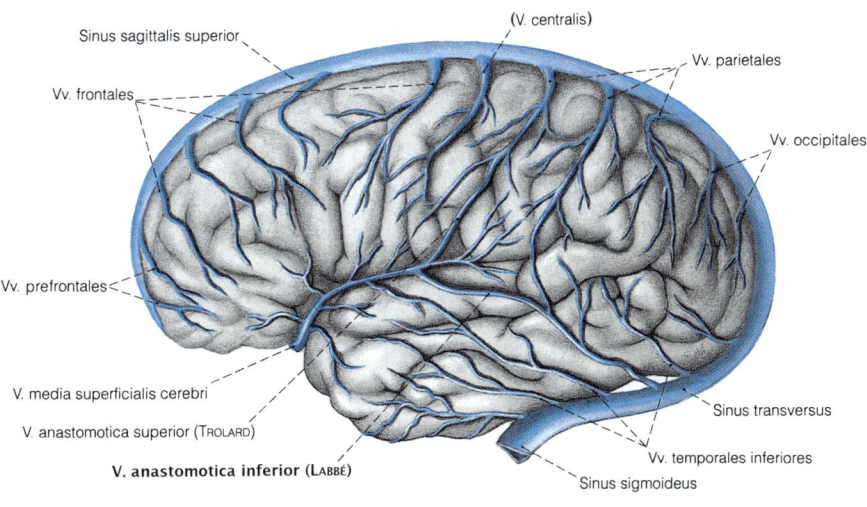

Sinus sagittalis superior
Vv. frontales
Vv. prefrontales
V. media superficialis cerebri
V. anastomotica superior (TROLARD)
V. anastomotica inferior (LABBÉ)
(V. centralis)
Vv. parietales
Vv. occipitales
Sinus transversus
Vv. temporales inferiores
Sinus sigmoideus

Abb. 4: Oberflächliche Hirnvenen: Vena Labbé. [1]

Neurochirurgische Anatomie II

Zerebrale Venen (Fortsetzung)

Darüber hinaus sollte man die **Vena Rosenthal** (Vena basalis; Friedrich Christian Rosenthal 1780–1829, dt. Anatom aus Greifswald) kennen, die um die Pedunculi cerebri verläuft und unter dem Splenium corpus callosum in die **Vena Galen** (Vena magna cerebri; Galenos von Pergamon, um 129–199 [216] n. Chr., griech. Anatom) mündet. Diese kurze, U-förmige Vene wiederum entsteht aus der Vereinigung der Vena Rosenthal und den **Vv. cerebri internae,** umschlingt das Splenium und bildet nach der Vereinigung mit dem Sinus sagittalis inferior den **Sinus rectus.** Der **Sinus cavernosus** stellt sich aus neurochirurgischer Sicht wie ein großer Venenplexus dar. Durch ihn verläuft mittig das prominenteste Gefäß: die A. carotis interna. Weiterhin verlaufen an seinem lateralen Rand von oben nach unten die Hirnnerven N. oculomotorius (N. III), N. trochlearis (N. IV), V_1 (N. ophthalmicus), V_2 (N. maxillaris) und – etwas weiter medial – der N. abducens (N. VI).

Letztlich sei noch die **V. petrosa** erwähnt, die manchmal intraoperativ zum Vorschein kommt. Diese Vene bildet sich aus vielen Zuflüssen im Kleinhirnbrückenwinkel und zieht dann nach vorn und zur Seite unter den N. trigeminus (N. V), um in den Sinus petrosus superior über dem Meatus acusticus zu münden (Abb. 5).

Innere und äußere Liquorräume

Beim Betrachten von CT- und MRT-Bildern ist es oftmals sehr nützlich, sich an den Ventrikeln und ihren Begrenzungen zu orientieren.

Die Balkenstrahlung bildet das Dach und die vordere Begrenzung (Genu) des Vorderhorns eines Seitenventrikels; medial wird es vom Septum pellucidum und lateral vom Caput nuclei caudati begrenzt.

Am Boden des Mittelteils des Seitenventrikels, der vom Zentrum des Thalamus gebildet wird, läuft medial die V. terminalis; lateral wird der jeweilige Seitenventrikel vom Corpus nuclei

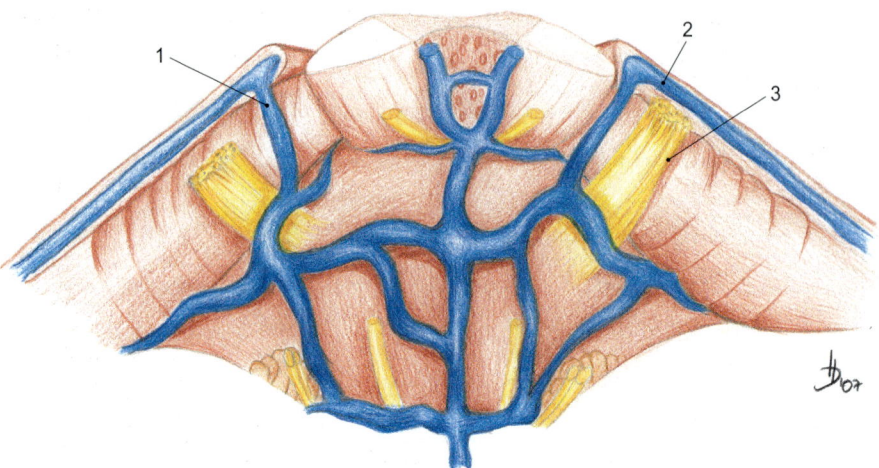

Abb. 5: Skizze des präpontinen Venusplexus. 1: V. petrosa, 2: Sinus petrosus superior, 3: N. trigeminus. [10]

caudati begrenzt, das Dach bildet wiederum der Balken. Der Mittelteil reicht bis zum Splenium corporis callosi, wo er sich in Hinterhorn und Unterhorn gabelt.

Die laterale Wand des Temporalhorns wird z. T. von der Radiatio optica gebildet, was oftmals zu Gesichtsfeldein-

schränkungen bei tumorösen Prozessen in diesem Gebiet führt.

III. Ventrikel

Der III. Ventrikel hat mehrere Ausbuchtungen: den **Recessus opticus** (oberhalb des Chiasma opticum), den **Reces-**

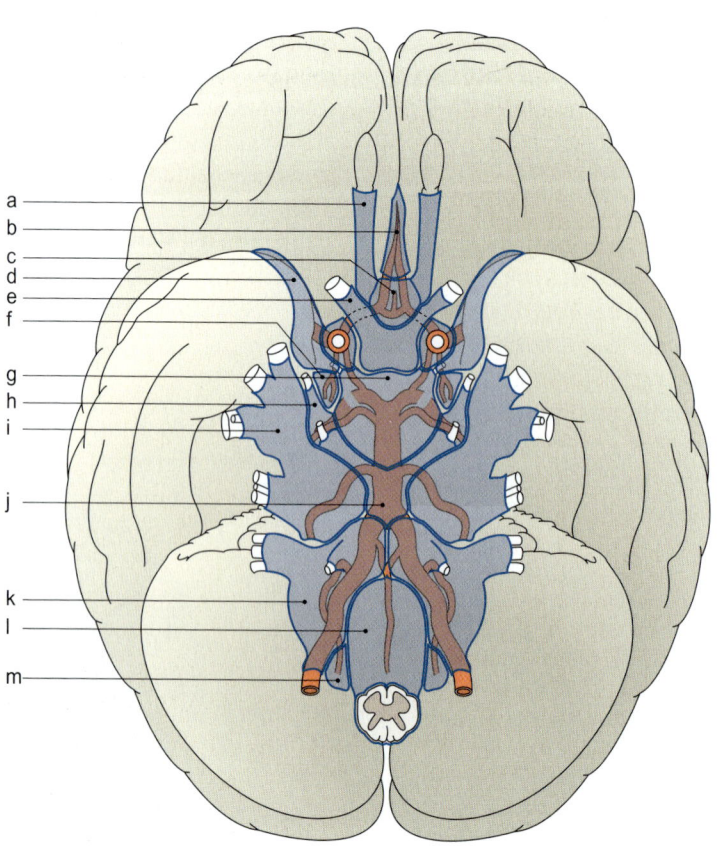

Abb. 6: Basale Zisternen in der Mikrochirurgie. a) Cisterna olfactoria; b) Cisterna callosa; c) Cisterna lamina terminalis; d) Cisterna fissura sylvii; e) Cisterna chiasmatica; f) Cisterna cruralis; g) Cisterna interpeduncularis; h) Cisterna ambiens; i) Cisterna cerebello-pontis superior; j) Cisterna praepontis; k) Cisterna cerebello-pontis inferior; l) Cisterna spinalis anterior; m) Cisterna spinalis posterior. [10, nach 28]

sus infundibuli (im Anfang des Hypophysenstiels), den **Recessus suprapinealis** (oberhalb der Glandula pinealis) sowie den **Recessus pinealis** (am Abgang der Glandula pinealis).

IV. Ventrikel

Der IV. Ventrikel hat die Form eines Zelts. Sein Boden ist die Rautengrube mit Vorwölbungen wichtiger Kerngebiete und Faserstränge. Das Dach wird vom Velum medullare superius und vom Velum medullare inferius, den Kleinhirnstielen und dem Kleinhirn gebildet.

Der IV. Ventrikel kommuniziert mit den externen Liquorräumen über drei Öffnungen: die **Apertura mediana** (Magendie) und die **Aperturae laterales** (Luschka). In diese Richtung können sich z. B. Plexuspapillome ausbreiten und zu einem Hydrocephalus occlusus führen.

Zisternen

Des Weiteren sollte man sich die Lage der wichtigsten Zisternen klarmachen, wobei besonders die basalen Zisternen – die Zisternen, die der Basis des Schädels aufliegen – von Interesse sind. Das neuroanatomische Wissen muss um die

Erkenntnisse aus der Mikroneurochirurgie (Prof. Yaşargil; s. S. 107) erweitert werden:

Die basalen Zisternen hängen nicht zusammen, sondern sind durch sehr feine Septen der Arachnoidea aufgeteilt. Diese werden bei der anatomischen Präparation allerdings oft zerrissen und sind deshalb nicht systematisch in die neuroanatomische Lehre eingegangen. Erst mit der Mikroneurochirurgie erlangten diese Septierungen wieder Bedeutung, da sie eine Barriere für die mikrochirurgische Präparation im Subarachnoidalraum darstellen (Abb. 6).

Liquor

Das ZNS enthält physiologischerweise etwa 150 ml Liquor cerebrospinalis: Dieser befindet sich zur Hälfte im Subarachnoidalraum bzw. Ventrikelsystem des Schädels und zur Hälfte im Spinalkanal. Er wird zu 80% vom Plexus choroideus der Seitenventrikel gebildet. Die restlichen 20% stammen vom Plexus choroideus des IV. Ventrikels und aus dem Interstitium. Pro Tag werden etwa 450 ml Liquor produziert: Der Liquor wird dreimal täglich komplett ausgetauscht. Die Absorption geschieht durch die Granulationes arachnoideae, die in die Sinus durae matris (hauptsächlich in den Sinus sagittalis superior) reichen. Vermutlich wird ein Teil des Liquors aber auch über das Parenchym (entlang der Gefäße) und spinal (entlang der Nervenwurzeln) rückresorbiert.

Für die Differenzialdiagnose in der Neurochirurgie wichtige Liquorbefunde findet man in Tabelle 1.

Differenzial-diagnose	Aussehen	Zellzahl (pro mm³)	Eiweiß (mg/dl)	Glukose (% der Serumglukose)
Normalbefund	Klar	0 – 5 Leukozyten	15 – 45	50
Meningitis	Trüb	15 – 20 000 Leukozyten	100 – 1000	< 20
Subarachnoidal-blutung	Blutig (xanthochrom nach Zentrifugation)	> 100 (Erythrozyten)	50 – 400 (Hb)	50
Blutige Punktion	Erst blutig, dann klar	Reduziert sich von der anfänglichen zur letzten Probe	Um 1 mg / 1000 Erythrozyten erhöht	50

 Tab. 1: Differenzialdiagnostisch wichtige Liquorbefunde. [35]

Zusammenfassung

✖ Neuroanatomisch sollte man die vier Grundlagen für die Neurochirurgie rekapitulieren: die zerebralen Arterien, die zerebralen Venen, die Zisternen und die anthropologischen Orientierungspunkte.

✖ Eine exzellente Vertiefung zum Thema Neurochirurgische Anatomie bieten die Veröffentlichungen von Rhoton (2000; s. Anhang).

Neuropsychologie in der Neurochirurgie

Es ist in der Neurochirurgie eminent wichtig, die topografische Organisation des Neokortex zu kennen, um dessen Ausfallsymptome und ihre Bedeutung für die Patienten zu verstehen. Der kurze Überblick in diesem Kapitel erhebt keinen Anspruch auf Vollständigkeit; er soll nur der Orientierung dienen.

Mit der **dominanten Hemisphäre** meint man die Gehirnhälfte (bei Rechtshändern zu etwa 90% links; bei Linkshändern zu 70% links und zu 15% jeweils links oder bilateral), in der Sprache produziert und ein Großteil der Handlungen geplant werden. Eine Schädigung hat entsprechend drastische Folgen für den Patienten und ist gefürchtet.

Eloquente Areale sind Regionen, deren Ausfall den Patienten stark beeinträchtigen (Areale für Sehen, Hören und Bewegung, nicht jedoch für räumliches Denken).

Kortikale Funktionen

Parietallappen

Der Parietallappen wird anterior durch den Sulcus centralis, nach kaudal durch den Gyrus cinguli und die Sylvi'sche Furche und posterior durch den Sulcus parietooccipitalis begrenzt. Der anteriore Teil beinhaltet den primären somatosensorischen Kortex.

Sein Ausfall hat den Verlust der wahrgenommenen **feinen Sensibilität** auf der kontralateralen Körperseite zur Folge, starke Berührungen und Schmerz können aber noch empfunden werden.

Die Beeinträchtigung des posterioren Teils des Parietallappens macht sich durch unterschiedliche Symptome bemerkbar, die alle mit dem **räumlichen Verständnis** zu tun haben. So führen Schädigungen auf der linken Seite zur sog. **ideomotorischen Apraxie,** bei der die Patienten Bewegungen nicht nachahmen können (Test: z. B. militärischer Gruß).

Weiterhin kann das sog. **Gerstmann-Syndrom** – Rechts-links-Verwechslung, Akalkulie (Unfähigkeit zu rechnen), Fingeranosognosie (Unfähigkeit, seine eigenen Finger zu benennen)

und Agrafie (Unfähigkeit zu schreiben) – auftreten.

Rechtsseitige Schädigungen des Parietallappens führen zur Konstruktionsapraxie, bei der die Betroffenen nicht in der Lage sind, Objekte zusammenzusetzen, aufzubauen oder etwas zu zeichnen (Test: Puzzle). Außerdem tritt bei den Patienten der **kontralaterale Neglect** auf: Sie nehmen in diesem Fall die linke Körperhälfte und alles, was sich von der linken Seite nähert, nicht mehr wahr. (So rasieren sie sich z. B. nur noch auf der rechten Seite.) Ein wichtiges Phänomen ist die **Extinktion,** bei der die Betroffenen zwei gleichzeitig erfolgte Berührungen nicht mehr als zwei Berührungen differenzieren können, sondern als eine Berührung empfinden.

Temporallappen

Die zwei wesentlichen Auswirkungen von Läsionen des Temporallappens – Sprachstörung und Gedächtnisstörung – wurden 1874 von Carl Wernicke (1848 – 1905, dt. Neurologe) und 1899 von Wladimir Bechterew (1857 – 1927, russ. Neurologe) beschrieben. Es lassen sich insgesamt aber weitere wichtige Symptome bei Schädigungen des Temporallappens beobachten:

▶ **Hörstörungen:** Die Patienten haben den Eindruck, man würde zu schnell sprechen.
▶ **Störungen der selektiven Aufmerksamkeit:** Der Patient kann sich nicht auf einzelne Dinge konzentrieren.
▶ **Störungen der visuellen Verarbeitung:** Der Betroffene hat Schwierigkeiten, Gesichter wahrzunehmen.
▶ **Gedächtnisstörungen:** Vor allem Läsionen des inferotemporalen Kortex und des Hippocampus beeinträchtigen spezifisch den bewussten Zugriff auf Gedächtnisinhalte.
▶ **Störungen des Affekts:** Diese lassen sich vor allem bei Patienten mit Temporallappenepilepsie beobachten, weil dort der für Emotionen wichtige Amygdalakomplex lokalisiert ist. Die Betroffenen neigen zur Überbetonung von Trivialitäten und sind sehr egozentrisch und pedantisch, mitunter auch aggressiv.

Frontallappen

Anterior des Sulcus centralis befindet sich der Frontallappen. Er enthält den primär-motorischen, den prämotorischen sowie den supplementär-motorischen Kortex und ist somit entscheidend für die **motorische Funktion.** Ihre Schädigung führt zu erheblichen Beeinträchtigungen der Patienten: Nicht nur die Willkürmotorik der Extremitäten, sondern auch die Augenmotorik, die Sprachmotorik (s. Aphasie) und die willkürliche Blasenkontrolle im vorderen Gyrus cinguli sind betroffen.

Bei Läsionen des **prämotorischen Kortex** kommt es zu einer **spastischen Parese,** weil damit der exzitatorische Einfluss der nicht geschädigten anderen Zentren der extrapyramidalen Motorik überwiegt.

Läsionen im **supplementär-motorischen Kortex** imponieren postoperativ als „gliedkinetische Apraxie" und werden bei flüchtiger Untersuchung oft als vollständige Lähmung verkannt. Dabei können die Patienten meist mit viel Mühe die Bewegung (z. B. Heben der Hand, teilweise Sprechen) doch ausführen. Dies wirkt, als würden sie die Bewegung zum ersten Mal ausführen. Entscheidend ist jedoch die sehr gute Prognose: Ein Patient mit einer sog. SMA-Läsion (supplementär-motorisches Areal) erholt sich nahezu immer, weil der kontralaterale Teil einen Großteil der Funktion übernehmen kann!

Neben den oben angesprochenen motorischen Funktionen kann man dem Frontallappen eine Reihe hochkomplexer psychischer Funktionen zuordnen. So kommt es z. B. bei einer Läsion des **orbitofrontalen Kortex** zu einem Verlust des sog. **divergenten Denkens** – der Fähigkeit, zu einer Frage nicht nur eine, sondern möglichst viele Antworten zu finden. Weiterhin können **disinhibitorisches Verhalten** (vor allem sexuell), schlechtes Urteilsvermögen und emotionale Labilität dazukommen.

Bei Läsionen im Bereich des **dorsolateralen frontalen Kortex** beobachtet man eher **apathisches, indifferentes** Verhalten – evtl. in Kombination mit

	Amnestische Aphasie	Wernicke-Aphasie	Broca-Aphasie	Globale Aphasie
Leitsymptom	Wortfindungsstörungen	Paragrammatismus	Agrammatismus, Telegrammstil	Sprachautomatismen, Recurring utterances
Sprachproduktion	Meist flüssig	Flüssig (Logorrhö)	Nicht flüssig	Nicht flüssig
Sprachverständnis	Nicht bis leicht beeinträchtigt	Stark beeinträchtigt	Leicht beeinträchtigt	Stark beeinträchtigt

Tab. 1: Aphasieformen.

einem beeinträchtigten Kurzzeitgedächtnis sowie Abstraktions- und Assoziationsschwierigkeiten.

Okzipitallappen

Der Okzipitallappen ist das kortikale Zentrum des **Sehens.** Seine Begrenzung nach parietal ist der Sulcus parieto-occipitalis. Nach lateral und tentoriell gibt es keine eindeutigen anatomischen Grenzen.
Im Okzipitallappen werden die visuellen Informationen der jeweils kontralateralen Gesichtsfeldhälfte verarbeitet. Sie werden zuerst in die primäre Sehrinde, die die Wand des Sulcus calcarinus auskleidet, geleitet. Eine einseitige Schädigung dieser Struktur führt zur **Blindheit** auf der **kontralateralen Gesichtsfeldhälfte.** Die weitere Verarbeitung in den sekundären Feldern ist teilweise hierarchisch gegliedert: Es werden z. B. zuerst einfache Muster (z. B. Farben) und später komplexere Muster (z. B. Bewegung) erkannt und verarbeitet. Die weitere visuelle Verarbeitung nimmt zwei verschiedene Richtungen: Eine dorsale Bahn transportiert die visuelle Information zum Parietallappen, wo sie für die Bewegungssteuerung verwendet wird (z. B. Greifen nach einem Messer). Eine ventrale Bahn transportiert die Information in Richtung Temporallappen, in dem vor allem die visuelle Erkennung stattfindet (z. B., ob man das Messer oder die Gabel greift). So können sowohl die Erkennung von Gegenständen als auch ihre räumliche Lokalisation gestört sein.

Aphasie

Aphasie ist eine Störung der sprachlichen Ebenen mit Auswirkungen auf die Kommunikation, die in verschiedenen Formen auftreten kann. Zur Differenzierung der vier Standardsyndrome siehe ▮ Tabelle 1.

Amnestische Aphasie

Patienten mit amnestischer Aphasie zeigen in erster Linie **Wortfindungsstörungen,** die den ansonsten gut erhaltenen Sprachfluss ins Stocken bringen können. Diese werden meist durch Ersatzstrategien – z. B. Umschreibungen (Paraphasien) – kompensiert. Das Sprachverständnis und der Satzaufbau sind nur gering gestört, die Kommunikationsfähigkeit ist i. d. R. gut erhalten. Die Lokalisation der Schädigung ist selten definiert. Sie kann durch temporoparietale Läsionen zustande kommen.

Wernicke-Aphasie

Patienten mit Wernicke-Aphasie (nach Carl Wernicke, s. o.), haben einen gut erhaltenen Sprachfluss mit überschießender Sprachproduktion. Das **Sprachverständnis** ist manchmal so stark gestört, dass eine Kommunikation kaum möglich ist. Die Läsion liegt im Gyrus temporalis superior oder im Gyrus supramarginalis bzw. angularis.

Broca-Aphasie

Patienten mit Broca-Aphasie (Pierre Paul Broca 1824–1880, frz. Arzt) zeigen eine starke **Sprachanstrengung,** ohne vollständige Sätze produzieren zu können. Das Sprachverständnis ist relativ gut erhalten. Hier ist das prämotorische Areal der Sprachproduktion im Gyrus frontalis inferior, Pars opercularis, betroffen. Viele Patienten mit Broca-Aphasie und rechtsseitiger Halbseitenlähmung haben eine sympathische Dyspraxie der linken Hand, weil auch die Kommissurenfasern zum rechten motorischen Assoziationskortex unterbrochen sind: Die nicht gelähmte linke Hand kann Folgebewegungen nicht ausführen.

Globale Aphasie

Bei der globalen Aphasie sind alle expressiven und rezeptiven sprachlichen Funktionen erheblich und etwa gleich schwer beeinträchtigt. **Sprachautomatismen** wie Floskeln und Grußformeln können allerdings erhalten sein; Recurring utterances (z. B. Donnerwetter – Donnerwetter; ach Gott, ach Gott, ach Gott usw.) sind ebenso zu beobachten.

Zusammenfassung

✖ Jeder Neurochirurg sollte sich mit den Grundlagen der Neuropsychologie vertraut machen.

✖ Über die klassischen Attribute Temporallappen – Gedächtnis, Parietallappen – räumliches Verständnis, Frontallappen – Motorik, Okzipitallappen – Visus hinaus sollte man sich der noch sehr viel komplexeren Funktionen bewusst werden.

✖ Aphasien werden in vier Standardsyndrome eingeteilt.

B Spezieller Teil

Subarachnoidalblutung (SAB)

Als Subarachnoidalblutung bezeichnet man eine Blutung in den Subarachnoidalraum. Die Subarachnoidalblutung (SAB) ist ein gefürchtetes Ereignis, da vor allem jüngere Patienten betroffen sind, die – aus völliger Gesundheit heraus – plötzlich lebensbedrohlich erkranken und selten wieder in ihr normales Leben zurückkehren können.

Epidemiologie

10/100 000 Einwohner pro Jahr erleiden eine SAB. Das Verhältnis von Frauen zu Männern beträgt 1,3:1. Die Blutung kann in jedem Alter – auch bei Kindern – auftreten, hat aber ihren Häufigkeitsgipfel zwischen dem 40. und 60. Lebensjahr.

Ätiologie

Bei der gefürchteten spontanen aneurysmatischen SAB handelt es sich um die plötzliche Ruptur eines Hirngefäßaneurysmas. Dabei strömt Blut mit arteriellem Druck in den Subarachnoidalraum. Die Aneurysmata bilden sich meist an den Arterien des Circulus arteriosus Willisii. Selten sind Venen, periphere Arterien oder Malformationen die Blutungsquelle.

Klinik

Die Patienten bekommen **plötzlich heftigste Kopfschmerzen** (Vernichtungskopfschmerz).

Das ausgetretene Blut reizt die Hirnhäute sehr stark. Die meningeale Reizung verursacht meist **Nackensteife,** Übelkeit und Erbrechen sowie Lichtscheu.

Handelt es sich um ein Aneurysma, das vor dem Platzen schnell größer wurde, können die Patienten auch **Hirnnervenausfälle** mit entsprechender Symptomatik haben, z. B. Augenmotilitätsstörungen bei Aneurysmata der A. communicans posterior, die auf den N. oculomotorius (N. III) drücken –

oder plötzliche Gesichtsfelddefekte bei Aneurysmata der A. carotis interna, die auf den N. opticus (N. I) drücken. Mit zunehmendem intrakraniellem Druck durch die Blutung trüben die Patienten ein. Bei einer zusätzlichen intrazerebralen Blutung können fokale Ausfälle (Halbseitenlähmung) im Vordergrund stehen.

Man teilt die Schwere der Erkrankung nach initialem Bewusstseinsgrad und evtl. vorhandenen Zeichen der meningealen Reizung sowie nach dem motorischen Defizit ein. Für diese Graduierung gibt es zwei Skalen, deren Gebrauch von Klinik zu Klinik variiert: Die Hunt-und-Hess-Skala (1968), die vor allem die meningeale Reizung und den Bewusstseinsgrad bewertet, sowie die Skala der World Federation of Neurological Surgeons (WFNS), die sich im Wesentlichen an der Glasgow Come Scale orientiert. Beide Skalen lassen eine Aussage über die Prognose zu (❚ Tab. 1 und 2).

Aufgrund der hohen Letalität durch Rezidivblutungen und erhöhten Hirndruck muss jedes akute Kopfschmerzereignis notfallmäßig durch ein CT diagnostisch abgeklärt werden.

> Es ist ein folgenschwerer Fehler, plötzlich aufgetretene Nackenkopfschmerzen (Reizung der basalen Dura) als rheumatische Beschwerden oder akute Zervikalgie zu diagnostizieren, weil eine SAB und damit eine vitale Gefährdung des Patienten vorliegen könnten.

Diagnostik

Im CT kann man die SAB meist als Blutung (hyperdens!) in den basalen Zisternen erkennen.

Je nach Lokalisation der Blutungsquelle ist es aber möglich, dass nur der Interhemisphärenspalt oder die Sylvi'sche Fissur betroffen ist. Die Ausdehnung der Blutung wird mit der Graduierung nach Fisher bewertet, die eine Aussage über die

Grad nach Hunt und Hess	Symptomatik	Mortalität (%)
I	Asymptomatisch, evtl. leichter Kopfschmerz	1,5
Ia	Neurologisches Defizit (Okulomotoriusparese) ohne meningeale Reizung (Kopfschmerzen, Nackensteife)	1,5
II	Zeichen der meningealen Reizung: schwere Kopfschmerzen, Nackensteife	5
III	Somnolenz, Verwirrtheit oder leichte Hemiparese	20
IV	Sopor, Hemiparese	40
V	Koma, evtl. mit Beugephänomenen	75

❚ Tab. 1: Hunt-und-Hess-Einteilung für Subarachnoidalblutungen. [Nach 36]

WFNS-Grad	GCS	Motorisches Defizit	Mortalität
I	15	Fehlt	5
II	13–14	Fehlt	10
III	13–14	Vorhanden oder Aphasie	20
IV	7–12	Fehlt oder vorhanden	30
V	3–6	Fehlt oder vorhanden	75

❚ Tab. 2: WFNS-Einteilung für Subarachnoidalblutungen. [44]

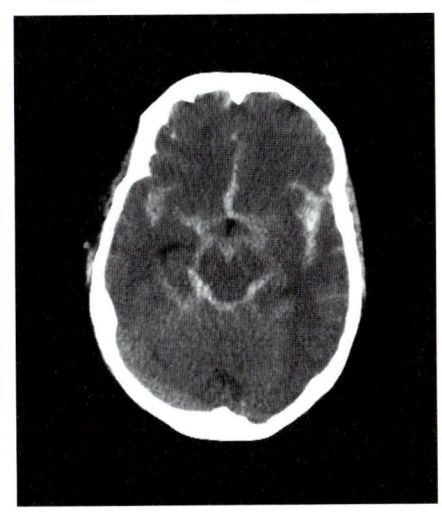

Abb. 1: Subarachnoidalblutung. [Mit freundlicher Unterstützung durch Dr. A. Bink, Neuroradiologie, Prof. Zanella, Frankfurt; 5]

Inzidenz von zerebralen Vasospasmen zulässt (■ Tab. 3).
Erweist sich das CT als unauffällig und hat man trotzdem den dringenden Verdacht auf eine SAB, sollte man den Liquor punktieren, der klassischerweise durch Bilirubin (vom Abbau des Bluts) gelblich (xanthochrom) bis rötlich ist. Dies ist jedoch erst nach 6 – 12 Stunden der Fall. Deshalb sollte man bei dringendem Verdacht auf eine SAB und negativem CT immer 12 Stunden ab dem Kopfschmerzereignis bis zur Punktion verstreichen lassen.
Bei nachgewiesener SAB schließt sich eine Angiografie (DSA, CTA, MRA) zur Lokalisation der Blutungsquelle an.

Therapie

Die Behandlung von Aneurysmata geschieht entweder endovaskulär mithilfe von winzig kleinen Platinspiralen (sog. **Coils**), die in das Aneurysma eingebracht werden, damit es zuthrombosiert, oder offen chirurgisch durch **Clips** oder **Wrapping** (s. S. 19).
Die Verfahren sind gleichwertig. Meist wird zuerst versucht, das Aneurysma zu coilen; wenn dies nicht möglich ist – z. B. bei einem zu weiten Hals des Aneurysmas, aus dem die Coils wieder herausfallen – wird operiert (s. S. 104; ISAT).

Die Blutungsquelle sollte so früh wie möglich – innerhalb der ersten 24 – 48 Stunden – behandelt werden, da die Patienten schon frühzeitig ein hohes Risiko haben, erneut zu bluten (etwa 4 – 10% am ersten Tag!).

Außerdem sollte der erhöhte intrakranielle Druck (der u. a. zu Bewusstlosigkeit führt) durch Anlage einer **Ventrikeldrainage** entlastet werden.
Nach etwa 4 – 7 Tagen setzen in 30 – 70% der Fälle Vasospasmen ein, die u. a. durch das ältere Blut an der Adventitia der Gefäße verursacht werden. Diese führen in etwa 30% der Fälle zu erneutem Auftreten von Vigilanzminderungen oder fokal neurologischen Defiziten, weil das betreffende Hirnareal nicht gut durchblutet wird. Dies kann so weit führen, dass sich letale Hirninfarkte bilden.

Durch prophylaktische orale Gabe von **Nimodipin** (Kalziumantagonist) versucht man, den Vasospasmen sowie der Schädigung der Nervenzellen vorzubeugen (Nimodipin wirkt auch neuroprotektiv). Bei Vasospasmen muss man den Durchfluss durch die Hirngefäße steigern, indem man den systemischen Blutdruck erhöht sowie den Volumenstatus und die rheologischen Eigenschaften des Bluts verbessert (sog. **Triple-H-Therapie:** Hypertonie, Hypervolämie, Hämodilution). Diese Therapie kann man auf der Intensivstation verfolgen.
Weitgehend noch experimentelle Therapien sind die intraarterielle Gabe von Nimodipin oder die mechanische Aufdehnung der Gefäße (Ballondilatation).

Prognose

Die Prognose ist im Allgemeinen schlecht. 50% der Patienten sterben an der Erkrankung; etwa 15% der Betroffenen sterben sogar, bevor sie das Krankenhaus erreichen. Zwei Drittel der überlebenden Patienten können nicht mehr ihr normales Leben wie vor dem Ereignis weiterführen. Allerdings haben einzelne Patienten auch ein sehr gutes Outcome.

Fisher-Grad	CT-Befund	Klinisch signifikante Vasospasmen (%)
1	Kein Blut	20
2	Blut < 1 mm Dicke: nur in einer Schicht im CT sichtbar (sehr selten)	25
3	Blut > 1 mm Dicke	35
4	Intrazerebrale oder intraventrikuläre Blutung und Blut < 1 mm Dicke	30

■ Tab. 3: Fisher-Graduierung für Subarachnoidalblutungen anhand des CT-Befunds. [Nach 34]

Zusammenfassung

✖ Die SAB ist ein schwerwiegendes Ereignis, das meist Patienten zwischen 40 und 60 Jahren trifft.

✖ Es ist wichtig, das plötzliche Kopfschmerzereignis nicht zu verkennen.

✖ Die SAB entsteht fast immer aus Aneurysmata der Hirnarterien.

✖ Die Aneurysmata behandelt man offen chirurgisch oder endovaskulär, damit sie nicht erneut bluten.

✖ Die Prognose ist trotz maximaler Therapie in den meisten Fällen schlecht.

Zerebrale Aneurysmata

Aneurysmata der Hirnarterien sind, wenn sie platzen, für die meisten Subarachnoidalblutungen verantwortlich. Letztere weisen eine hohe Mortalität und Morbidität auf (s. S. 16).

Epidemiologie

> Die Prävalenzrate der Aneurysmata liegt wahrscheinlich bei etwa 2%.

Diese Prävalenzrate wurde in einer 2007 publizierten Studie (Vernooij et al.) bestätigt, bei der man 2000 MRTs u. a. auf inzidentelle Aneurysmata untersuchte. Etwa ein Fünftel der Aneurysmata treten multipel auf. Rupturierte Aneurysmata werden eher entdeckt, weil die zur Diagnose führenden Techniken (MRT und CT) viel breiter eingesetzt werden.
Die meisten Aneurysmata (etwa 50–80%) sind klein und rupturieren nicht.

Ätiologie

Der mechanische Druck, der an **Bifurkationen von Gefäßen** entsteht, spielt eine zentrale Rolle bei der Aneurysmaentstehung, denn ein Großteil der Aneurysmata befindet sich an Stellen, an denen sich Gefäße aufzweigen (▮ Abb. 1). Histologisch findet man meist eine Ausdünnung der Tunica media, der Muskelschicht der Arterien, die zu strukturellen Defekten neigt.
Aneurysmata sind in fast allen Fällen **erworben,** selten findet man **kongenitale** Aneurysmata. Des Weiteren gibt es **prädisponierende** Erkrankungen: zum einen Krankheiten, die mit einer **Bindegewebsschwäche** einhergehen (z. B. Marfan-Syndrom, Ehlers-Danlos-Syndrom), zum anderen **nephrologische** Krankheiten (z. B. polyzystische Nierenerkrankung – ein Fünftel dieser Patienten haben zerebrale Aneurysmata; fibromuskuläre Dysplasie). Auch bei Patienten mit arteriovenösen Malformationen treten Aneurysmata gehäuft auf.
Als Konsequenz aus diesen Daten screent man direkte Verwandte in Familien mit zwei von Aneurysmata betroffenen Mitgliedern sowie Patienten mit polyzystischer Nierenerkrankung mittels Magnetresonanzangiographie (MRA).
Die zwei wesentlichen vermeidbaren **Risikofaktoren** für Aneurysmata sind **Bluthochdruck** und **Rauchen.** Man kann sogar im Tiermodell das Wachstum von Aneurysmata der Hirnarterien erzeugen, indem man über längere Zeit einen artifiziellen Bluthochdruck hervorruft.

Klinik

Einige Aneurysmata verursachen Symptome, die nicht durch eine Subarachnoidalblutung hervorgerufen werden, sondern durch die Raumforderung des Aneurysmas, die zu Hirnnervenausfällen oder Hirnstammkompression führt.

> Eine plötzliche Okulomotoriusparese weist auf ein sich akut vergrößerndes Aneurysma der A. communicans posterior (seltener der A. carotis interna oder A. basilaris) hin.

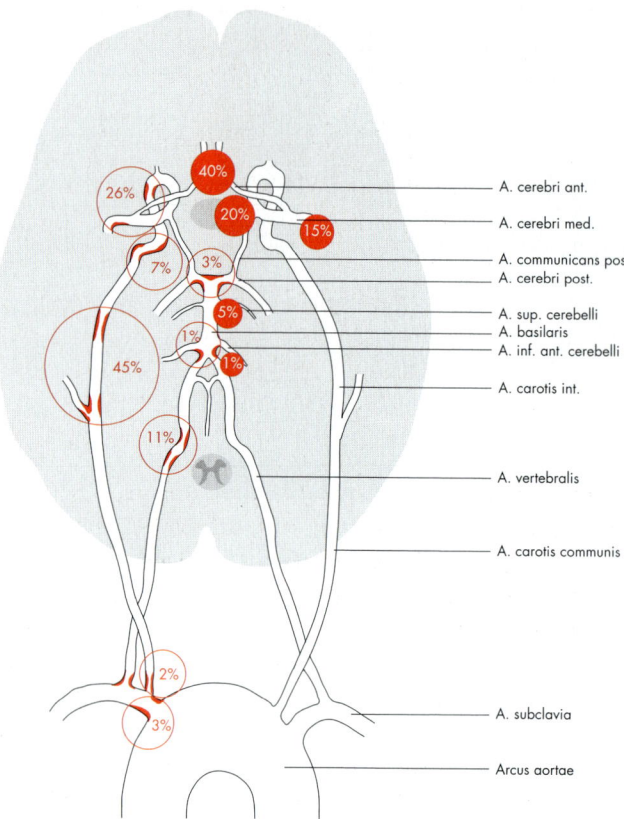

▮ Abb. 1: Rechts: typische Lokalisationen zerebraler Aneurysmata an Gefäßverzweigungen; links: typische Lokalisationen arterieller Stenosen. [23]

Bei Personen mit raumfordernden Effekten besteht ein Blutungsrisiko von ungefähr 5% pro Jahr.

Diagnostik
Siehe Seite 16/17.

Therapie
Die Behandlung nicht rupturierter Aneurysmata wird kontrovers gehandhabt. Seit Mitte der 1990er-Jahre sammelten sich durch zwei große (ISUIA und ISAT für rupturierte Aneurysmata; s. S. 104) und viele kleine Studien Daten an, nach denen man die Therapieentscheidung treffen kann. Durchschnittlich beträgt das Risiko, eine Aneurysmablutung zu erleiden, wenn man ein Aneurysma inzidentell gefunden hat, etwa 0,5–1% pro Jahr. Allerdings hängt die **Rupturrate** auch von der **Größe** des Aneurysmas ab, wie es **anatomisch konfiguriert** und wo es **lokalisiert** ist. Demgegenüber steht das Risiko einer chirurgischen oder endovaskulären Behandlung.

> Für Aneurysmata < 7 mm Durchmesser besteht ein relativ geringes Rupturrisiko.

Findet man bei einer Routineuntersuchung ein Aneurysma kleiner als 7 mm Durchmesser bei einem Patienten, kann man zunächst **abwartend** vorgehen. Die früher oft zitierte „Zeitbombe im Kopf" gilt für Aneurysmata dieser Größe nicht.

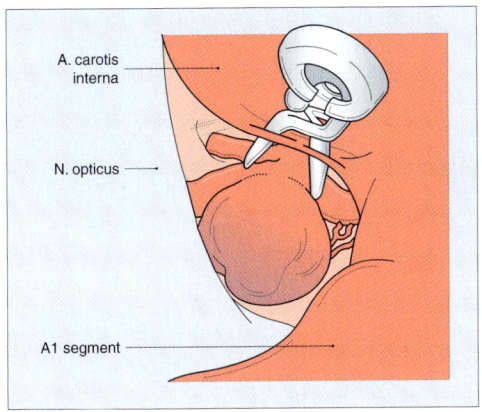

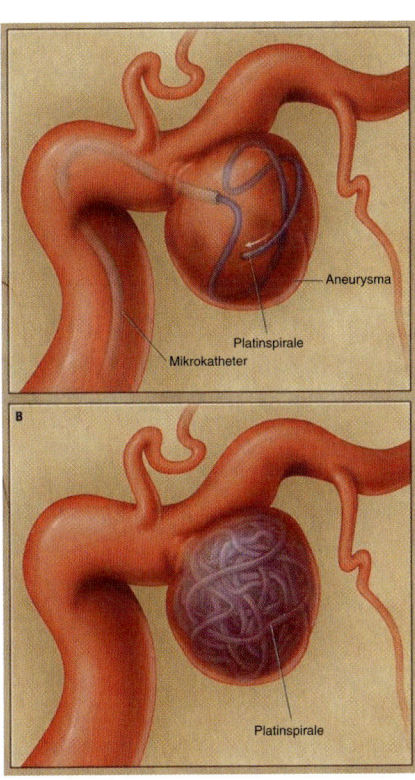

■ Abb. 2: Clip über einem Aneurysma. [19]

■ Abb. 3: Schemazeichnung Coiling. [16]

Allerdings gibt es auch Ausnahmen von dieser Regel: Falls bereits ein anderes Aneurysma (ein Fünftel der Aneurysmaträger hat mehrere Aneurysmata) blutete, sollte man mit dem Patienten zusammen Vor- und Nachteile bzw. Risiken der Behandlung und Rupturgefahr gegeneinander abwägen. Auch bei symptomatischen Aneurysmata (durch Hirnnervenausfälle, nicht durch Kopfschmerzen) und Aneurysmata des hinteren Kreislaufs (z. B. Aneurysmata der A. basilaris) wird eher überlegt zu behandeln.

Das jährliche Rupturrisiko kumuliert mit dem Lebensalter: Bei jungen Patienten kann somit ein kleines Risiko – auf das Leben bezogen – beträchtliche Auswirkungen haben. Deshalb muss man bei jedem Patienten individuell abwägen.

Viele Aneurysmata sind sehr unregelmäßig geformt. Das macht die Messung eines Durchmessers schwierig und die Therapieentscheidung noch komplizierter. Bestimmte Konfigurationen gehen mit einem **höheren Rupturrisiko** einher, z. B., wenn sich kleine **Aussackungen** auf dem Aneurysma geformt haben.

Bei der chirurgischen Behandlung durch **Clipping** schaltet man das Aneurysma mittels eines Clips aus der Zirkulation aus (■ Abb. 2). Ein **Wrapping** ummantelt das Aneurysma nur und verstärkt seine Wand; es bietet aber keinen sicheren Schutz vor einer SAB.

Der operative Zugang führt – mikrochirurgisch – durch die zerebralen Zisternen, ohne das Gehirn zu verletzen. Dies ist die „Königsdisziplin" der Neurochirurgie.

Die perioperative Morbidität und Mortalität hängen zwar stark davon ab, ob die Patienten in spezialisierten Zentren behandelt werden oder nicht, die Morbidität beträgt aber auch in großen Zentren immer noch ca. 5 %.

Alternative Behandlungsmodalitäten sind das **Coiling** und seit Anfang dieses Jahrzehnts auch das **Stenting** der Aneurysmata durch einen endovaskulären Zugang (■ Abb. 3).

Beim Coiling wird der Aneurysmasack mit kleinen Platinspiralen (Coils) ausgefüllt und thrombosiert dadurch zu. Mit der Zeit bildet sich eine neue Intimaschicht (Neointima) im alten Gefäßlumen. Die Komplikationsrate der endovaskulären Behandlung ist etwa gleich hoch (meist durch periprozedurale

Infarkte, Rupturen der Aneurysmata und arterielle Dissektionen).

Prognose
Die Prognose für Patienten mit unrupturierten Aneurysmata ist nach Behandlung (s. o.) ausgezeichnet.

Zusammenfassung

✖ Zerebrale Aneurysmata sind meist die zugrundeliegende Pathologie der Subarachnoidalblutung, die für die Patienten ein schreckliches Ereignis darstellt.

✖ Die Prävalenz in der Bevölkerung beträgt etwa 2 %.

✖ Zerebrale Aneurysmata sind hauptsächlich an den Bifurkationen im vorderen Kreislauf des Circulus arteriosus Willisii lokalisiert.

✖ Die wichtigsten vermeidbaren Risikofaktoren für die Entstehung zerebraler Aneurysmata sind Bluthochdruck und Rauchen.

✖ Unter 7 mm Durchmesser bedürfen zerebrale Aneurysmata – bis auf Ausnahmefälle – keiner Behandlung.

✖ Diese Patienten sollten in jedem Fall spezialisierten Kliniken zur individuellen und interdisziplinären Therapieevaluation vorgestellt werden. Dort kann man die zerebralen Aneurysmata entweder endovaskulär oder chirurgisch mittels Coiling bzw. Clipping behandeln.

Intrazerebralblutung (ICB)

Bei einer Blutung innerhalb des Gehirns werden Nerven- und Gliazellen durch den plötzlichen raumfordernden Effekt zerstört sowie die Blutversorgung im umgebenden Gewebe unterbrochen oder zumindest gemindert. Außerdem wirken die Blutabbauprodukte toxisch auf die verbliebenen Zellen. Durch den lokalen Druck und die Mechanismen der Hämostase kommt es schließlich zum Blutungsstopp.

Epidemiologie

> Etwa jeder 5. Schlaganfallpatient hat eine intrazerebrale Blutung.

Mit etwa 30 Fällen intrazerebraler Blutungen pro Jahr hat die Inzidenz in den letzten Jahrzehnten zugenommen – was zum einen daran liegen kann, dass mehr Blutungen statistisch erfasst werden, zum anderen erfolgt aber auch eine Veränderung in der Alterspyramide.

Ätiologie

Eine Blutung kann mehrere Ursachen haben: Meist platzen **Mikroaneurysmata** der kleinen Arteriolen. Diese entstehen durch sog. Lipohyalinose der Gefäße, also einen ähnlichen Vorgang (wenn nicht denselben), der auch der Arteriosklerose zugrundeliegt. Die Gefäßwand wird durch Einlagerung von Lipiden und Hyaluronsäure geschwächt. An Stellen, wo der Blutstrom rechtwinklig umgeleitet wird, stößt ein Großteil des Stroms immer noch in die ursprüngliche Richtung und damit auf die Wand des kleinen Gefäßes.
Durch diese Beanspruchung kann es zur Ausbildung kleiner Aussackungen kommen **(Charcot-Bouchard-Aneurysmata).**
Ein dauerhaft erhöhter Blutdruck und eine strukturell geschwächte Gefäßwand begünstigen die Ruptur dieser kleinen Aneurysmata. Einschränkend muss gesagt werden, dass diese Theorie nie komplett bewiesen wurde.
Auch wenn die Aneurysmata und die aus ihnen resultierenden Blutungen zunächst sehr klein sind, nimmt man an, dass es zu einem Dominoeffekt kommt, bei dem durch die Gewebeverschiebung weitere benachbarte Blutungen entstehen, die schließlich zusammenlaufen.
Vor allem bei älteren Patienten (ab etwa 75 Jahre) kann man immunhistochemisch an den Gefäßendothelien Amyloid (Proteinabbauprodukt) nachweisen, das vermutlich die Gefäßwand schwächt **(Amyloidangiopathie).** Kommt es dadurch zu Blutungen, sind diese vor allem lobär lokalisiert. Seltenere, aber neurochirurgisch relevante Ursachen einer ICB sind **arteriovenöse Malformationen, Tumoren, Aneurysmata** der Hirnarterien und **Kavernome.** Auch ein ischämischer Schlaganfall kann durch Reperfusion hämorrhagisch transformieren.
Die Hälfte aller spontanen Intrazerebralblutungen ist in den Stammganglien lokalisiert, u.a. weil die Aa. lenticulostriatae rechtwinklig aus der A. cerebri media abgehen (**❚** Abb. 2).
Jeweils weitere 10% der ICB finden sich in Thalamus, Pons, Kleinhirn und Marklager (weiße Substanz).

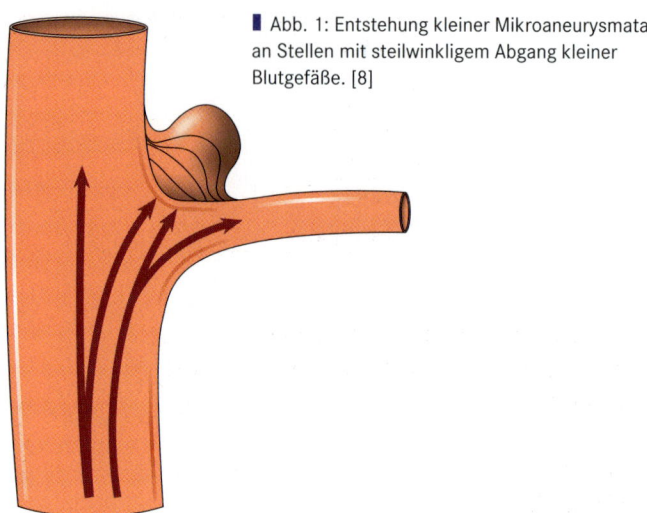

❚ Abb. 1: Entstehung kleiner Mikroaneurysmata an Stellen mit steilwinkligem Abgang kleiner Blutgefäße. [8]

Eine **Marcumartherapie** erhöht das Risiko, eine intrazerebrale Blutung zu erleiden, um das Zwei- bis Fünffache. Weitere Risikofaktoren **❚** Tabelle 1.

Klinik

Die Symptomatik setzt schnell und plötzlich ein („Schlaganfall"). Trotzdem zeigen die Patienten oft eine zunehmende Verschlechterung über die nächsten Minuten bis Stunden oder Tage (Dominoeffekt s. o.; Ödembildung **❚** Abb. 3).
Die Patienten haben klassischerweise eine Halbseitenlähmung (inkomplett oder komplett) und eine Aphasie, da vor allem die Stammganglien (Capsula interna!) betroffen sind.
Bei Kleinhirnblutungen werden die Patienten mit Übelkeit, Erbrechen und schweren Kopfschmerzen mit Bewusstseinsstörungen, die durch den Druck auf den Hirnstamm oder den erhöhten Hirndruck bedingt sind, eingeliefert. Gefährdet sind diese Patienten auch durch einen Hydrozephalus,

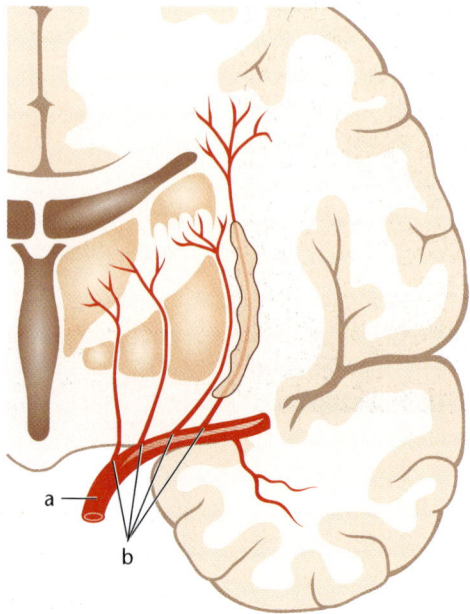

❚ Abb. 2: Aa. lenticulostriatae, die fast rechtwinklig aus der A. cerebri media abgehen. a) A. cerebri media, b) A. lenticulostriatae. [25]

Risikofaktor	Geschätzte Erhöhung des Risikos (Odds Ratio)
Alter	7-fach (über 70 Jahre)
Schlaganfall in der Anamnese	23-fach
Alkoholismus	5-fach
Rauchen	Keine
Arterielle Hypertonie	5-fach

■ Tab. 1: Risikofaktoren einer ICB. [Nach 35]

weil die Raumforderung in der hinteren Schädelgrube den Liquorabfluss behindert.

Diagnostik

Im **Nativ-CT** imponiert die ICB als hyperdense (weiße) intraparenchymale Raumforderung (■ Abb. 3).
Zunächst ist es wichtig zu wissen, welche Ursache die Blutung hatte. Daran gebunden ist die Frage, ob man diese Ursache – z. B. eine arteriovenöse Malformation (AVM; intraventrikuläres Blut weist häufig auf eine AVM hin!) – therapieren und damit eine erneute Blutung verhindern kann. Zur Klärung tragen eine konventionelle **Angiografie** oder eine CT-Angiografie bei.
Bei Patienten über 60 Jahre mit Blutungen in Stammganglien, Thalamus oder Kleinhirn sowie arteriellem Bluthochdruck in der Anamnese würde man keine Angiografie machen.

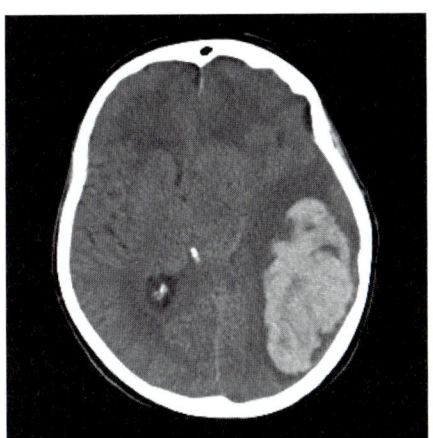

■ Abb. 3: Große parietookzipitale Blutung rechts mit deutlichem Begleitödem. [Mit freundlicher Unterstützung durch Dr. A. Bink, Neuroradiologie, Prof. Zanella, Frankfurt; 5]

Therapie

> Das Volumen, das eine Blutung einnimmt, und ihre Lokalisation bestimmen die weitere Behandlung.

Die Therapie intrazerebraler Blutung wird kontrovers diskutiert. Man würde zwar zunächst annehmen, dass eine Blutung durch Hämatomevakuation und Blutstillung chirurgisch behandelt werden müsste. Studien zeigen aber, dass nur wenige Patienten davon profitieren, weil die größte Schädigung bereits durch die initiale Blutung verursacht wurde. Man kann nur die sekundären Schäden durch die Kompression des umliegenden Gewebes mindern.
Bei **infratentoriellen Blutungen,** z. B. im Kleinhirn, besteht die Gefahr, dass die Blutung und das nachfolgende Ödem Druck auf den Hirnstamm ausüben und damit akut lebensbedrohlich werden. Im Kleinhirn evakuiert man Blutungen bereits ab ca. 3 cm Durchmesser.
Bei **supratentoriellen Blutungen** gibt es keine Studien, die eindeutig für ein operatives Vorgehen sprechen. Dennoch werden Patienten mit diesen Blutungen in vielen Kliniken operiert, vor allem

▶ Patienten, die sich sekundär klinisch verschlechtern,
▶ Patienten mit lobären, d. h. oberflächlich gelegenen Blutungen (da man diese erreicht, ohne einen größeren Schaden zu setzen).

Vielversprechend für die Zukunft sind die sog. **minimalinvasiven Verfahren,** mit denen eine Blutung entfernt werden kann (endoskopische Aspiration, z. T. auch nach Lyse/Verflüssigung des Hämatoms).

Prognose

Durch den initialen neuronalen Schaden ist die Prognose meist schlecht.
Sie hängt vor allem von der Größe und der Lokalisation der Blutung ab.
Die Mortalitätsrate von etwa 45% innerhalb eines Jahres entspricht etwa der der SAB, wobei die Patienten durch ihr höheres Lebensalter ein anderes Risikoprofil aufweisen. Auch die Lokalisation der Blutung ist entscheidend. Patienten mit einer lobären Blutung haben eine wesentlich bessere Prognose als Patienten mit tiefer gelegenen Blutungen in den Stammganglien.

Zusammenfassung

✖ Die ICB ist ein häufiges Krankheitsbild.

✖ Lokalisation und Größe der ICB bestimmen im Wesentlichen die Therapie.

✖ Die Prognose ist durch den initial gesetzten Schaden meist schlecht.

Gefäßfehlbildungen I

Es existieren drei Entitäten von Gefäßfehlbildungen im ZNS, die der Student in der Neurochirurgie kennen sollte: arteriovenöse Malformationen (AVM), Kavernome und durale AV-Fisteln. Auch wenn die Erkrankungen eher selten sind, sind sie doch ein wesentlicher Teil der vaskulären Neurochirurgie und werden mitunter sogar vom IMPP abgefragt (❚ Tab. 1).

Arteriovenöse Malformationen (AVM)

Epidemiologie

Arteriovenöse Malformationen sind relativ selten: Die Prävalenz beträgt etwa 0,15%. Auf jede AVM kommen im Vergleich ca. 10 zerebrale Aneurysmata; die Patienten mit AVM sind im Durchschnitt um 10 Jahre jünger (Durchschnittsalter 33 Jahre). Die meisten AVM befinden sich im supratentoriellen Raum, etwa zu gleich verteilt im Frontal-, Parietal- und Temporallappen.

Ätiologie

Unter arteriovenösen Malformationen versteht man Konvolute von pathologischen Gefäßen, die eine Kurzschlussverbindung zwischen Arterien und Venen darstellen und somit kein Kapillarbett zur Versorgung von Nervenparenchym bilden. In der Embryonalzeit sind Arterien und Venen im ZNS noch ohne Kapillarbett miteinander verbunden, und man vermutet, dass die Persistenz einiger dieser Verbindungen der entscheidende Schritt in der Entstehung arteriovenöser Malformationen ist. Das Gefäßbett besteht aus Gefäßen mit sehr unregelmäßig ausgeformter Wandstruktur. In Kombination mit dem noch relativ hohen arteriellen Druck und dem venösen Rückstau in den Gefäßen macht dies die AVM sehr anfällig für Blutungen.

Klinik

> Arteriovenöse Malformationen werden in erster Linie durch Blutungen symptomatisch.

Die Lokalisation der Blutung ist an atypischer Stelle, d.h. nicht in den Basalganglien oder im Thalamus, sondern z.B. nahe der Kortexoberfläche. Manche AVM manifestieren sich durch epileptische Anfälle, andere durch fokale Defizite (Steal-Phänomen) und Kopfschmerzen.

Diagnostik

> Einer atypisch gelegenen Blutung im **CT** sollte sich immer eine **Angiografie** anschließen (auf der im positiven Fall die AVM deutlich zu erkennen ist; ❚ Abb. 1).

Man teilt die AVM nach Robert F. Spetzler und Neil A. Martin (amerik. Neurochirurgen aus Phoenix, Arizona) ein, wobei die kumulativen Punkte das chirurgische Risiko wiedergeben (❚ Tab. 2).

> Bei Patienten, die zum ersten Mal eine Blutung erleiden, kann eine AVM mittels MRT relativ sicher diagnostiziert werden: Meist fällt eine unregelmäßig geformte Raumforderung mit vielen Flow-void-Signalen auf (❚ Abb. 2).

Therapie

Therapie der Wahl ist die **mikroneurochirurgische** Operation, wenn diese Malformationen ein hohes Risiko haben, erneut zu bluten. Die Operation sollte allerdings – wegen der durch die Blutung verursachten Hirnschwellung – elektiv und nicht notfallmäßig erfolgen. Eine Ausnahme bildet die stark raumfordernde Blutung.

> Bei der Operation legt man die AVM frei und obliteriert zunächst ausschließlich die zuführenden Gefäße.

Erst zuletzt dürfen die venösen, drainierenden Gefäße obliteriert werden. Beachtet man dies nicht und okkludiert die Venen zuerst, dann schwillt die AVM an und die fragilen, pathologischen Gefäße platzen. Das ist ein Worst-case-Szenario: Die Blutstillung ist kaum noch möglich und die Hirnschwellung nimmt immer weiter zu. Das operative Entfernen einer AVM stellt einen der technisch schwierigsten Eingriffe überhaupt dar. Aufgrund dieser Schwierigkeiten operiert man nur AVM bis zu einem Spetzler-Martin-Grad 3 (schwere Defizite bei etwa 5% der Fälle) oder – in Ausnahmefällen – Spetzler-Martin-Grad 4 (schwere Defizite bei etwa 10% der Fälle).

Ein alternatives Verfahren ist die endovaskuläre Obliteration/Embolisation. Diese gelingt allerdings fast nie vollständig, und oft sind für eine Verkleinerung der AVM mehrere Sitzungen nötig. Wichtig zu wissen ist, dass eine teilbehandelte AVM u.U. sogar gefährlicher ist als eine unbehandelte. Endovaskuläre Embolisationen sind ebenfalls Hochrisikoeingriffe.

Eine weitere Alternative ist die hochfokussierte Radiochirurige mit Gammastrahlen (Gamma-Knife). Allerdings kommen dafür nur kleine AVM (< 3 cm) in Frage; die Patienten haben weitere 2–4 Jahre nach dem Eingriff ein erhöhtes Blutungsrisiko.

Entität	Häufigkeit	Leitsymptom	Prognose
AVM	Relativ selten	Blutung	Mäßig
Kavernome	Selten	Krampfanfälle	Gut
Durale AV-Fisteln	Sehr selten	Blutung	Gut

❚ Tab. 1: Zerebrale Gefäßfehlbildungen.

Größe des Angioms	Punkte
< 3 cm	1
3 – 6 cm	2
> 6 cm	3
Eloquenz der Hirnregion	
Gering	0
Hoch (Sprache, Motorik, Sehen; Hirnstamm, Basalganglien, Thalamus)	1
Venöse Drainage	
Oberflächliche Sinus	0
Tiefe Hirnvenen	1
Die kumulative Punktzahl ergibt den Grad der AVM.	

❚ Tab. 2: Einteilung der AVM. [Nach 41]

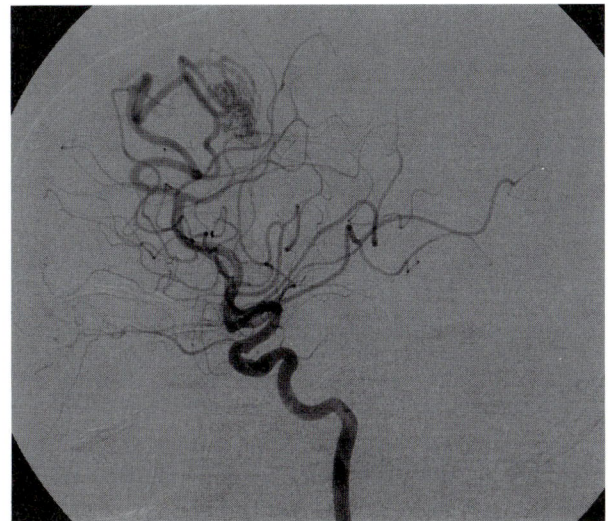

▌ Abb. 1: Angiogramm der linken A. carotis interna bei linksfrontaler AVM. Man erkennt bei etwa 11 Uhr hochfrontal ein unregelmäßiges Gefäßknäuel aus einem Ast der A. cerebri anterior. Unten eine Zeichnung der Arterien, auf den Schädel projiziert. [Links: mit freundlicher Unterstützung durch Dr. A. Bink, Neuroradiologie, Prof. Zanella, Frankfurt, 5; unten: 22]

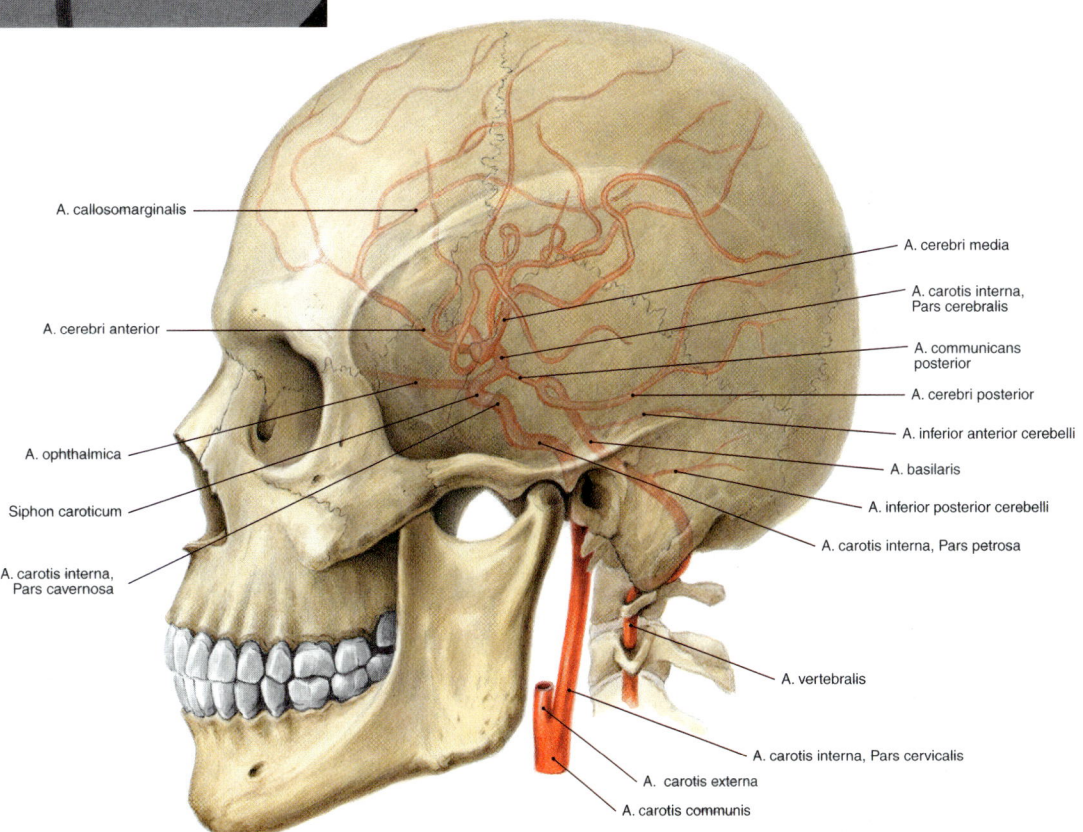

A. callosomarginalis

A. cerebri anterior

A. ophthalmica

Siphon caroticum

A. carotis interna,
Pars cavernosa

A. cerebri media

A. carotis interna,
Pars cerebralis

A. communicans
posterior

A. cerebri posterior

A. inferior anterior cerebelli

A. basilaris

A. inferior posterior cerebelli

A. carotis interna, Pars petrosa

A. vertebralis

A. carotis interna, Pars cervicalis

A. carotis externa

A. carotis communis

Die Behandlung der AVM ist sehr schwierig und risikoreich. Eingriffe an diesen Gefäßfehlbildungen sollten nur in großen interdisziplinären Zentren durchgeführt werden. Aufgrund der hohen Behandlungsrisiken gewinnt die Beobachtung an Bedeutung.

ist risikoreich und mit einer Mortalität von 1 – 10 % und einer Morbidität von bis zu 50 % – je nach Spetzler-Martin-Grad (Nachblutungen, Krampfanfälle, Infarkte) – behaftet.

Prognose

Das jährliche Rupturrisiko der AVM liegt bei 2 – 4 %.
Die durch die Blutung erworbenen neurologischen Defizite sind meist nicht reversibel. Auch die Operation

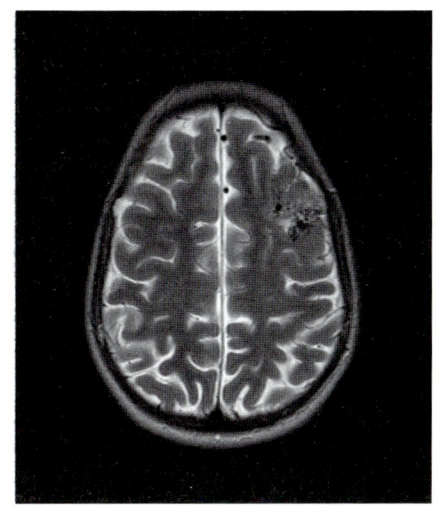

▌ Abb. 2: T2-gewichtetes Bild bei linksfrontaler AVM (▌ Abb. 1). Die zahlreichen schwarzen Punkte linksfrontal entsprechen Flow-void-Signalen. [Mit freundlicher Unterstützung durch Dr. A. Bink, Neuroradiologie, Prof. Zanella, Frankfurt; 5]

Gefäßfehlbildungen II

Kavernome

Unter Kavernomen oder kavernösen Malformationen versteht man Gefäßmalformationen aus sinusoidalen Formationen – ähnlich wie in der Milz –, die nur von Endothel ausgekleidet werden.

Epidemiologie
Die Prävalenz der Kavernome liegt bei ca. 0,5%; davon befinden sich zwei Drittel supratentoriell. Je ein Zehntel treten multipel oder familiär gehäuft auf. Die Patienten werden zwischen 20 und 40 Jahren symptomatisch.

Ätiologie
Da Kavernome keinen arteriellen Zufluss (sog. Feeder) besitzen, sondern nur kapillär gespeist werden, ist der **Druck** innerhalb des Kavernoms **gering** und damit auch das Blutungsrisiko. Dadurch sind sie in der Angiografie nicht sichtbar. Zwischen den Sinusoiden findet man kein Hirngewebe. Da das Blut in den Sinusoiden sehr langsam fließt, kommt es zu einem Phänomen, das man auch bei der chronisch venösen Insuffizienz der Beine kennt. Das aufgrund der Stase durch die Gefäße ausgetretene Hämosiderin wird durch die Langerhans-Zellen in der Haut aufgenommen und gespeichert. Dadurch kommt es zur typischen Verfärbung der Unterschenkel (Purpura jaune d'ocre). Genauso nehmen erstaunlicherweise auch Neuronen und Gliazellen das Hämosiderin, das allerdings bei Kavernomen durch Mikrohämorrhagien austritt, auf und speichern es. Dadurch bildet sich der klassische **Hämosiderinring** um die Kavernome.
Kavernome entstehen vermutlich aus Vorläuferzellen des umgebenden Gliagewebes. Man konnte inzwischen drei Gene identifizieren, die familiären Fällen zugrunde liegen. Bei den Patienten, die größtenteils aus Spanien und Südamerika kommen, vermutet man sogar, dass ein spanischer Urahn ursprünglicher Allelträger ist.

Klinik
Supratentorielle Kavernome werden meist durch Krampfanfälle – ausgelöst vermutlich durch Mikrohämorrhagien – symptomatisch. Infratentorielle Kavernome verursachen, wenn sie bluten, oft gefährliche Hirnstammläsionen.

Diagnostik
Die diagnostische Methode der Wahl ist die **MRT.** Hierbei kann man den oben angesprochenen Hämosiderinring gut als dunklen Hof um das Kavernom erkennen (Methämoglobin ist in allen MRT-Sequenzen dunkel; s. S. 6). Die Kavernome erinnern vor allem in den FLAIR-Sequenzen an kleine Popcornstücke (■ Abb. 3).

Therapie

> Das durchschnittliche Blutungsrisiko liegt bei 0,5 – 1% pro Kavernom pro Jahr. Kavernome im Hirnstamm haben ein deutlich höheres Blutungsrisiko.

Da die Kavernome ein geringes Blutungsrisiko haben, kann man sie zuerst konservativ, z. B. bei Epilepsie mit **Antikonvulsiva,** behandeln. Bei jüngeren Patienten würde man allerdings aufgrund des kumulativen Blutungsrisikos eher eine Operation erwägen. Auch Kavernome, die bereits bluteten, sollte man operieren, da sie ein höheres Risiko aufweisen, erneut zu bluten.
Bei medikamentös nicht beherrschbarer Epilepsie wird das Kavernom mit dem begleitenden Hämosiderinring reseziert.

Prognose
Kavernomblutungen sind meist kleine Blutungen. Sie verlaufen nur in Ausnah-

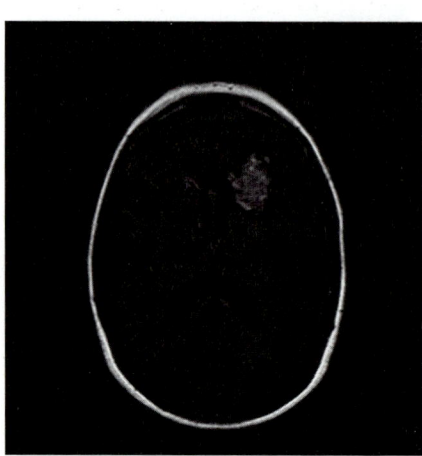

■ Abb. 3: Axiales T2-gewichtetes Bild eines Kavernoms mit popcornartiger Konfiguration. [Mit freundlicher Unterstützung durch Dr. A. Bink, Neuroradiologie, Prof. Zanella, Frankfurt; 5]

mefällen so katastrophal wie z. B. bei den AVM. Eine dieser Ausnahmen stellt das Kavernom des Hirnstamms dar, bei dem auch eine kleine Blutung große Schäden verursachen kann.
Kavernome können chirurgisch gut reseziert werden. Allerdings kommt es – besonders bei Kavernomen im Hirnstamm – vor, dass sich postoperativ die Patienten neurologisch zunächst verschlechtern.

Durale AV-Fisteln (Durale AV-Malformationen)

Bei diesem Gefäßmalformationen handelt es sich um eine durale Kurzschlussverbindung zwischen einer Arterie – oft aus dem Stromgebiet der A. carotis externa – und einer intrakraniellen Vene oder einem Sinus durae matris.

Epidemiologie
Die duralen AV-Fisteln machen ca. 15% aller zerebralen Gefäßfehlbildungen aus.

Ätiologie

> Der venöse Rückstrom aus dem Gehirn in die parenchymatösen Venen wird behindert; dadurch kommt es im Hirnparenchym zu venösem Rückstau.

Die Fisteln entstehen meist auf dem Boden einer Thrombose oder Stenose der Sinus durae matris, bei der durch den venösen Rückstrom embryonale Verbindungen wieder geöffnet werden. Die Carotis-cavernosus-Fisteln entstehen meist posttraumatisch.
Man teilt die Fisteln nach Jonathan A. Borden (amerik. Neuroradiologe aus Boston, Massachusetts) ein (■ Abb. 4). Diese Einteilung orientiert sich im Wesentlichen am Ausmaß des venösen Rückstroms in die normalen Hirnvenen und an der daraus resultierenden Gefahr von Stauungsblutungen.

Klinik
Je nach Lokalisation der Fistel weisen die Patienten unterschiedliche Symptome auf: A.-carotis-Sinus-cavernosus-Fisteln werden klassischerweise durch einen **pulsatilen Exophthalmus** mit **Gefäßinjektion** symptomatisch, die

Typ I

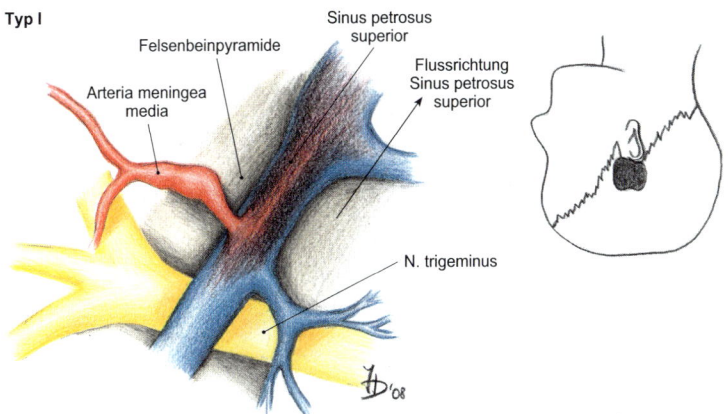

Felsenbeinpyramide

Arteria meningea media

Sinus petrosus superior

Flussrichtung Sinus petrosus superior

N. trigeminus

Typ II

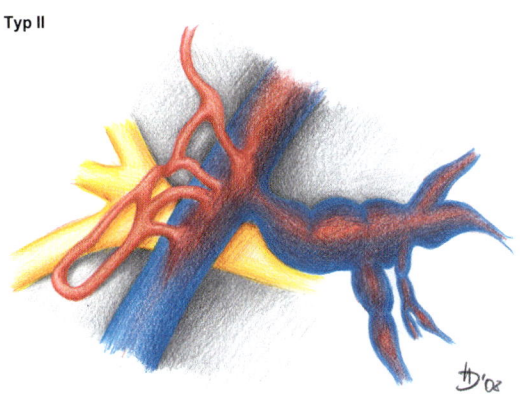

Typ III

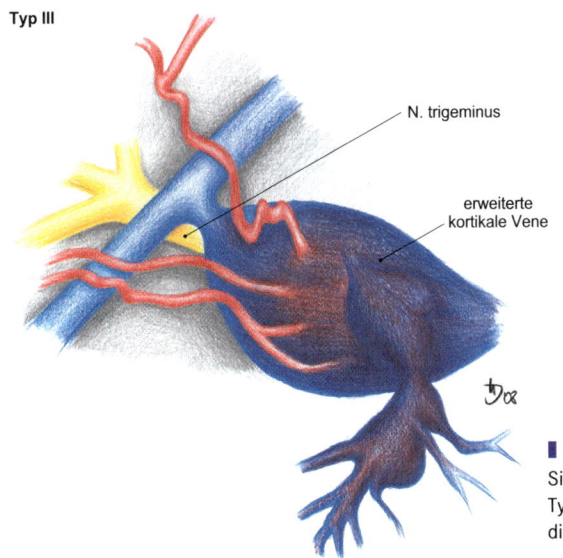

N. trigeminus

erweiterte kortikale Vene

▌ Abb. 4: Durale AV-Fisteln Typ I – III. Fistel zwischen einem Ast der A. meningea und dem Sinus petrosus superior (Tinnitus!). Typ I: anterograder Fluss in den Sinus petrosus superior; Typ II: retrograder Fluss in die Venen, die in den Sinus münden; Typ III: Die Arterie mündet direkt in die zerebrale Vene, die sich „aneurysmatisch" erweitert. [8]

Fisteln im Okzipitalbereich eher mit **Tinnitus.** Die meisten Patienten klagen über **Kopfschmerzen.** Etwa ein Drittel der Patienten erleiden schwere **intrazerebrale** oder **subarachnoidale Blutungen.**

Diagnostik
Die Fisteln können nur in der Angiografie diagnostiziert werden. Alle anderen Modalitäten haben allenfalls hinweisenden Charakter.

Therapie
Fisteln mit Beeinträchtigung des normalen venösen Rückstroms (Cognard-Typ IIa – V) müssen chirurgisch und/oder endovaskulär behandelt werden, da sie ein sehr hohes Risiko für eine **Blutungskomplikation** haben. Eine Ausnahme bildet die Sinus-cavernosus-Fistel, die rein endovaskulär behandelt wird.

Prognose
Die Prognose bei Patienten mit Fisteln mit kortikalem venösem Rückstau ist ungünstig. Sie haben das Risiko, ein schweres neurologisches Defizit zu erleiden (15% pro Jahr) und ein Mortalitätsrisiko von 10% pro Jahr.
Die postoperative Prognose ist dagegen gut: Je nach Lokalisation der Fisteln können 70–90% der Patienten geheilt werden. Über den langfristigen Verlauf ist bisher wenig bekannt.

Zusammenfassung

✖ Man unterscheidet drei Entitäten zerebraler Gefäßfehlbildungen, im Wesentlichen nach Häufigkeit, Blutungsrisiko und Prognose. Einen Überblick gibt ▌ Tabelle 1.

✖ Die Behandlung der AVM ist sehr schwierig und risikoreich.

✖ Kavernome werden vor allem durch Krampfanfälle symptomatisch und haben insbesondere infratentoriell ein gewisses Blutungsrisiko.

✖ Durale AV-Fisteln sind selten, aber gut behandelbar. Sie werden oft erst durch Blutungen symptomatisch.

Ischämische Insulte in der Neurochirurgie

Den Hauptteil der Ischämien in der Neurochirurgie machen die perioperativen Komplikationen aus. Gründe hierfür sind einerseits die Operation selbst, bei der Gefäße direkt durchtrennt werden können, aber auch thrombembolische Ereignisse (Karotisstenosen) – bei allseits bekannten Risikofaktoren – während der Operation oder Diagnostik (hochselektive Angiografie mit weit distalem Vorschieben der Katheter). Dafür sollte der neurochirurgische Student die wesentlichen Aspekte der **Akutdiagnostik** kennen. Für die weitere Differenzierung siehe Lehrbücher der Neurologie.

Maligner Hirninfarkt

Epidemiologie

Die Inzidenz der ischämischen Schlaganfälle wird in Deutschland auf 120 – 160/100 000 Einwohner und Jahr geschätzt. Etwa 5 – 10% dieser Erkrankungen werden durch die massive Hirnschwellung akut lebensbedrohlich.

Ätiologie

Weil Neuronen und Gliazellen aktiv einen osmotischen Gradienten aufrechterhalten, kommt es nach dem Funktionsausfall der Ionenpumpen durch Ischämie zu einem Zusammenbruch dieses Gradienten mit Wassereinstrom in die absterbenden Zellen und konsekutiver Schwellung des infarzierten Gewebes und somit zum **zytotoxischen Hirnödem.** Darüber hinaus entwickelt sich durch Gefäßschädigungen und durch das Versagen der Blut-Hirn-Schranke ein **vasogenes Hirnödem.** Ist das betroffene Gebiet von entsprechender Größe, z. B. das Versorgungsgebiet der A. cerebri media, ist auch die Anschwellung mächtig. Diese führt zum Druck auf das umliegende Hirngewebe, was wiederum eine Herniation (damit würde man den Infarkt als maligne bezeichnen; ▌ Abb. 1) und schließlich den Tod des Patienten zur Folge hat.

Klinik

Die schnellste Methode, eine zerebrale Ischämie zu erkennen, ist das klinische Bild, denn durch den sofortigen Funktionsausfall der Nervenzellen werden die Patienten direkt symptomatisch.

> Charakteristische Symptomatik bei malignem Infarkt:
> ▶ Komplette Hemiplegie (meist)
> ▶ Kopf- und Blickwendung zur kontralateralen Seite der Plegie (da meist das große Mediaterritorium betroffen ist): „Der Patient schaut die Ischämie, nicht die Plegie an."
> ▶ Ateminsuffizienz (teilweise)
> ▶ Langsames Eintrüben.

Diagnostik

Auch hier ist die **CT** die am weitesten verbreitete Untersuchungstechnik und sollte zur Diagnose primär herangezogen werden. Allerdings ist ein Infarkt im CT erst nach sechs Stunden identifizierbar. Eine **MRT** kann den Infarkt früher

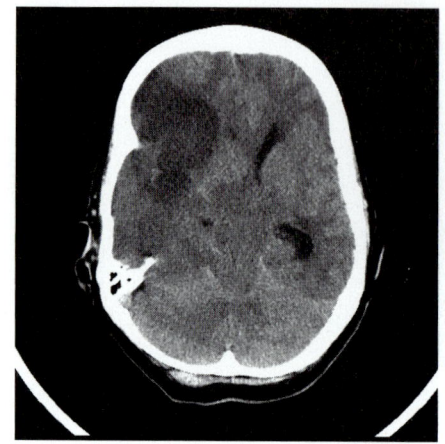

▌ Abb. 1: Maligner Mediainfarkt mit beginnender Herniation. [Mit freundlicher Unterstützung durch Dr. A. Bink, Neuroradiologie, Prof. Zanella, Frankfurt; 5]

(nach 30 Minuten) identifizieren. Wenn absehbar ist, dass es zu einem malignen Infarkt kommen kann, sollte man die Patienten schnellstmöglich in ein neurologisch-neurochirurgisches Zentrum verlegen.

Therapie

Durch eine halbseitige Entfernung des Schädelknochens und eine Duraerweiterungsplastik (▌ Abb. 2) kann der Neurochirurg den Druck des schwellenden Gehirns **entlasten** und den Patienten von der vitalen Gefährdung befreien.
Der Knochendeckel wird entweder tiefgefroren oder in den Bauch eingesetzt, um ihn nach Rückgang der Schwellung wieder zurückzuverpflanzen.
Man muss aber bedenken, dass ein großer Infarkt schwere Defizite verursachen kann. Es profitieren meist nur jüngere Patienten von diesem Eingriff. Gerade bei älteren Patienten führt diese operative Maßnahme nur zum kurzzeitigen Über-

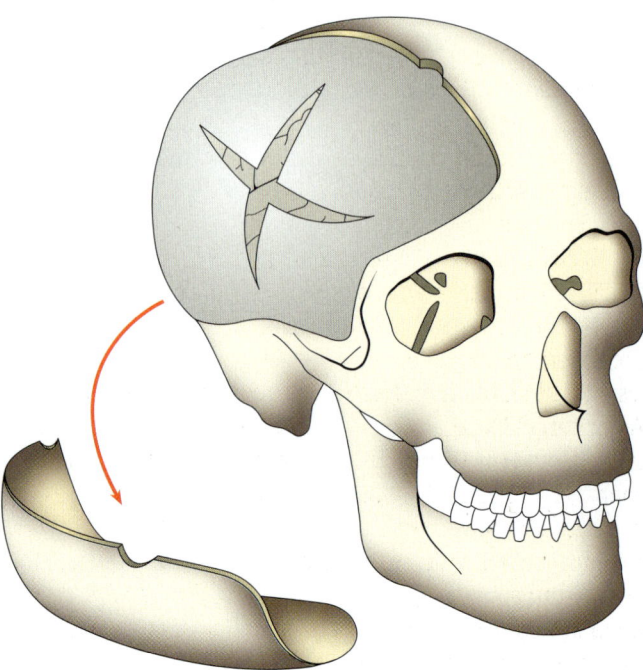

▌ Abb. 2: Schemazeichnung der Entfernung eines Knochendeckels mit Durainzision, um das Hirngewebe zu entlasten. [10]

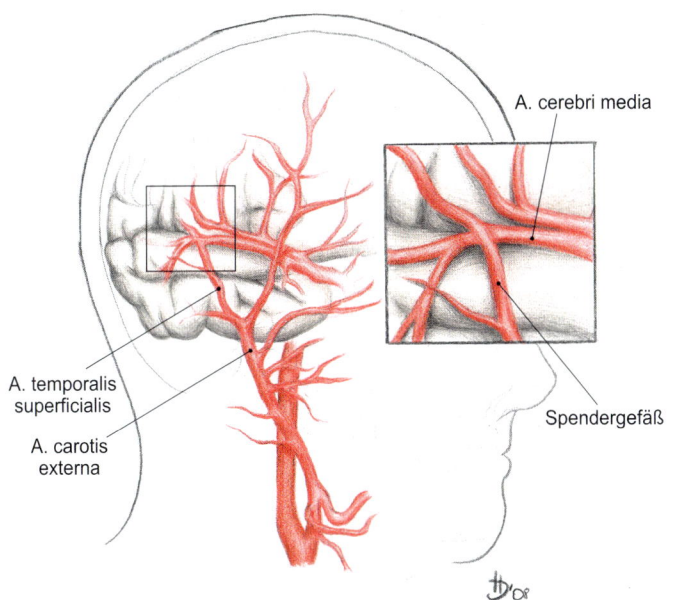

A. cerebri media

A. temporalis superficialis

A. carotis externa

Spendergefäß

leben, leider oft mit schwersten Ausfällen. Diese Problematik macht klar, dass die Indikationsstellung immer auch mit ethischen Fragen verbunden ist. In diesen Fällen sind die Diskussion mit den Angehörigen und der mutmaßliche Wille des Betroffenen besonders wichtig.

> Zur strengen Indikationsstellung schließt man für diesen Eingriff z. B. Patienten unter 60 Jahren mit großen Infarkten, deren Bewusstseinslage sich verschlechtert und die sich vor dem Infarkt noch selbständig versorgen konnten, ein.

Die Hemikraniektomie ist bei jüngeren Patienten (< 60 Jahre) so erfolgreich, dass eine klinische Studie (DESTINY 2007; s. Anhang) wegen nicht vertretbar hoher Letalitätsraten in der konservativen Gruppe abgebrochen werden musste.

Extra-intrakranieller Bypass (EC-IC-Bypass)

Unter einem EC-IC-Bypass versteht man eine operativ geschaffene Verbindung zwischen Ästen der A. carotis externa und der A. carotis interna. Meist benutzt man einen Ast der A. temporalis und anastomosiert diesen End-zu-Seit an die A. cerebri media (▌ Abb. 3).
Ein EC-IC-Bypass ist die Behandlung der Wahl für zerebrale Ischämien, deren Ursache die **hämodynamische Insuffizienz** ist. Patienten mit hämodynamischer Insuffizienz haben **Stenosen** der intrakraniellen Gefäße, die nicht durch manifeste Infarkte, sondern durch **transitorisch ischämische Attacken** (**TIA**) oder kleine **Infarkte** – als Ausdruck einer temporären Unterversorgung – symptomatisch werden. So kann z. B. ein einseitiger Verschluss der A. carotis interna zu vorübergehenden Aphasien führen, wenn die Kollateralversorgung zeitweise nicht mehr ausreicht. Dies liegt daran, dass die Patienten eine zu **geringe zerebrovaskuläre Reservekapazität** besitzen und somit jede Minderdurchblutung eine transiente Ischämie zur Folge hat.
Das Phänomen kann man objektivieren, indem man den regionalen zerebralen Blutfluss (rCBF) der Patienten misst,

z. B. mittels MRT oder Xenon-CT. Man kann durch Versorgung der distalen Abschnitte der A. cerebri media über die A. carotis externa eine verbesserte Durchblutung bei diesen Patienten gewährleisten.
Eine weitere Anwendung hat der Bypass bei der Operationsplanung in der Aneurysma- oder Tumorchirurgie. Muss man präoperativ damit rechnen, dass es intraoperativ zu einer Blutstromunterbrechung kommt, kann man die Folgen durch Anlage eines solchen Bypasses mildern. Dies kann z. B. in der Aneurysmachirurgie zum Einsatz kommen, wenn absehbar ist, dass ein Aneurysma schwierig zu präparieren sein wird, und die nachgeschaltete Strombahn lebenswichtige Gebiete versorgt – das Prinzip des Verfahrens ist aus der Gefäßchirurgie bekannt.

Prognose

Die Prognose von großen territorialen Infarkten ist primär schlecht. Etwa 80% der Patienten würden ohne chirurgischen Eingriff am Hirnödem – trotz maximaler konservativer Therapie – versterben. Mit einer dekompressiven Hemikraniektomie kann man viele Patienten retten; teilweise können diese sogar wieder selbständig leben.

Zusammenfassung

✖ Zerebrale Ischämien werden primär von Neurologen behandelt.

✖ Dennoch sollte der Neurochirurg genaue Kenntnisse der ICB besitzen, da diese häufig als perioperative Komplikationen auftreten; andererseits spielt die Neurochirurgie bei der Behandlung und Prävention der ICB eine entscheidende Rolle.

Glioblastom und anaplastisches Astrozytom

Das Glioblastom gehört zu den bösartigsten Tumoren überhaupt. Es wurde vom National Institute of Health in die Liste der drei Tumoren aufgenommen, deren Genom entschlüsselt wird (die anderen beiden sind das Bronchialkarzinom und das Ovarialkarzinom).

Epidemiologie

Beim Glioblastom kommen etwa sechs Erkrankungen, bei den anaplastischen Astrozytomen etwa zwei bis drei Erkrankungen auf 100 000 Menschen pro Jahr. Dies entspricht ungefähr der Inzidenz des Morbus Crohn (der Herzinfarkt liegt bei 300 : 100 000).

Das mittlere Erkrankungsalter der Patienten mit einem **Glioblastom** liegt bei 56 Jahren – höher als bei Patienten mit anderen hirneigenen Tumoren. Die **anaplastischen Astrozytome** treten hingegen bei etwas jüngeren Patienten auf (mittleres Erkrankungsalter: 46 Jahre).

Ätiologie

Die Tumoren sind größtenteils supratentoriell über dem Tentorium cerebelli – im Großhirn – lokalisiert.

> Das Problem, das sich bei diesem Tumor – wie auch bei den meisten anderen astrozytären Tumoren – stellt, ist die Infiltration in die Tiefe des Hirngewebes.

So findet man maligne Tumorzellen selbst 15 mm hinter der makroskopisch und radiologisch vermuteten Grenze des Tumors. Man kann allerdings hier nicht Hirngewebe mit großem Sicherheitsabstand entfernen, da man sonst fast die ganze Hemisphäre resezieren müsste.

Nach dem WHO-Grading handelt es sich beim Glioblastom um einen Grad-IV-Tumor (höchste Entdifferenzierung), beim anaplastischen Astrozytom um einen Grad-III-Tumor.

Das Glioblastom ist der am weitesten entdifferenzierte astrozytäre Tumor. Von einem Glioblastom spricht man, wenn ein astrozytärer Tumor nekrotische Areale enthält **(Nekrosen)**. Sollten diese Areale fehlen, braucht man die Expertise des Neuropathologen, um eine Abgrenzung zum anaplastischen Astrozytom (WHO-Grad III) zu treffen.

Da sich die Tumorstammzellen sehr schnell teilen, kann man histologisch gut die Charakteristika von malignen Tumoren beobachten. Typisch sind viele kleine Zellen **(Hyperzellularität)**, deren Kerne alle unterschiedlich geformt sind **(Pleomorphismus)**. Charakteristisch sind außerdem **Mitosen**, da sich die Zellen so schnell teilen, und um kleine Gefäße liegende Zellringe, die anzeigen, dass auch das Endothel hier proliferiert **(Endothelproliferation)**.

> Fünf Kriterien (Nekrosen, Hyperzellularität, Pleomorphismus, Mitosen, Endothelproliferation) werden im WHO-Grading zur Klassifikation der Astrozytome benutzt.

Butterflygliome sind Tumoren, die sich z. B. durch den Balken auf die andere Hemisphäre ausgedehnt haben. Weiterhin können sich einzelne Zellen oder Zellhaufen über den Liquor an anderer Stelle ansiedeln. Systemische Metastasen sind eine Rarität.

Als **multifokal** oder **multizentrisch** bezeichnet man **Astrozytome,** wenn sie an mehreren Stellen gleichzeitig auftreten. Dies ist bei etwa 2% der Tumoren der Fall, häufig bei Patienten mit Neurofibromatose oder tuberöser Sklerose.

Klinik

Die klinische Symptomatik ist bei den hirneigenen Tumoren immer von der Lokalisation abhängig.

High-grade-Astrozytome machen sich insbesondere durch vier Symptome bemerkbar (▌ Tab. 1).

Diese Symptome treten durch das rapide Wachstum des Tumors sehr rasch, manchmal sogar schlagartig auf. Beispiels-

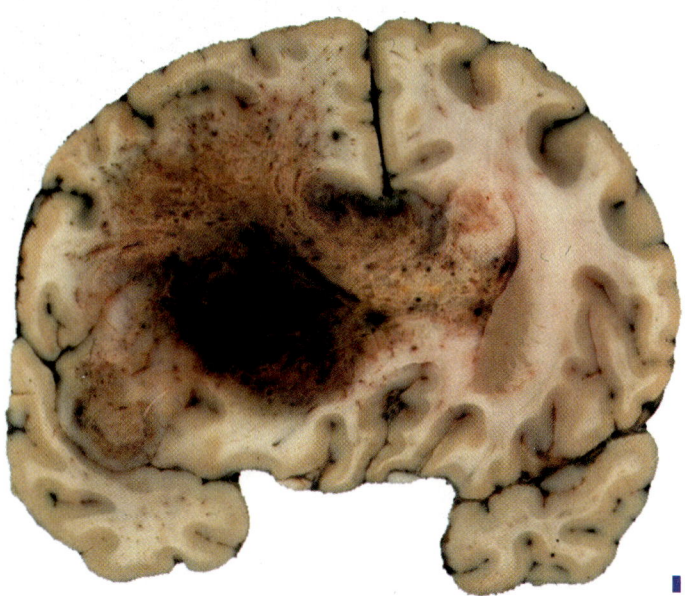

▌ Abb. 1: Makroskopische Ansicht eines Glioblastoms mit Einblutungen. [6]

Symptome von High-grade-Astrozytomen	Häufigkeit (%)
Kopfschmerz	50
Wesensveränderung	40–60
Hemiparese	30–50
Krampfanfälle	15–25

Tab. 1: Typische Symptome von High-grade Astrozytomen. [Nach 31]

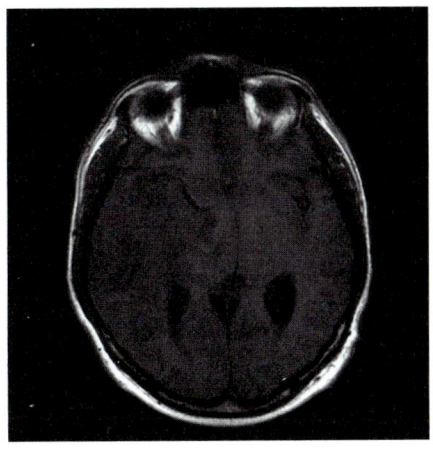

Abb. 2: T1-gewichtete Aufnahme eines rechts-temporalen Glioblastoms mit Verlagerung der Mittellinie und Unregelmäßigkeit im rechten Temporallappen. [Mit freundlicher Unterstützung durch Dr. A. Bink, Neuroradiologie, Prof. Zanella, Frankfurt; 5]

weise Lähmungen oder Sprachstörungen können bei der notfallmäßigen Erstuntersuchung leicht als Schlaganfall verkannt werden.

Oft sind diese Symptome durch das den Tumor umgebende Ödem bedingt, das die Funktion der Zellen im betroffenen Gebiet beeinträchtigt. Die Symptome verbessern sich rapide, nachdem man das Ödem durch Kortikosteroide verringert hat. Deshalb kann es manchmal schwierig sein, einem Patienten die Notwendigkeit einer Operation zu vermitteln, wenn man die Symptome scheinbar auch ohne Operation lindern kann.

Diagnostik

Im **CT** erscheint das Glioblastom als hypodense Raumforderung. Im Zentrum befindet sich nekrotisches Gewebe, während im aktiven Tumorareal die Blut-Hirn-Schranke gestört ist, was zu ring- oder girlandenförmiger Kontrastmittelanreicherung führt. Außerdem bildet sich um den Tumor ein sog. **perifokales Ödem,** das sich im CT als hypodenser Randsaum darstellt. Manchmal kann man auch Einblutungen in den Tumor erkennen.

Das anaplastische Astrozytom ist im CT als hypodense Raumforderung mit Kontrastmittelanreicherung (Blut-Hirn-Schranke gestört) zu sehen, die aber nicht ringförmig ist, da es keine Nekrosen gibt.

Im **MRT** sind beide Tumorentitäten in der T1-Sequenz hypodens und in der T2-Sequenz hyperdens (dies trifft allerdings auf die meisten intrakraniellen Tumoren zu). Charakteristisch für das Glioblastom sind vor allem das **bunte Bild** nach Kontrastmittelgabe und das

perifokale Ödem (hell in der T2-Sequenz). Die meisten Glioblastome stellen sich auch im MRT als ringförmig anreichernde Läsionen dar (Abb. 2–4). Das anaplastische Astrozytom reichert weniger Kontrastmittel an und bildet sich homogener ab.

Etwa 30–40% der nicht kontrastmittelanreichernden Astrozytome sind histologisch bereits Grad-III-Tumoren und nicht – wie früher angenommen – sog. Low-grade-Gliome, d.h. Grad-I- und Grad-II-Tumoren.

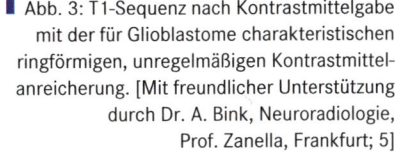

Abb. 3: T1-Sequenz nach Kontrastmittelgabe mit der für Glioblastome charakteristischen ringförmigen, unregelmäßigen Kontrastmittelanreicherung. [Mit freundlicher Unterstützung durch Dr. A. Bink, Neuroradiologie, Prof. Zanella, Frankfurt; 5]

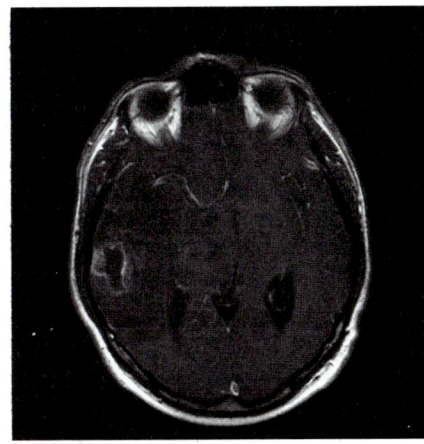

High-grade-Astrozytome II

Diagnostik (Fortsetzung)

Falls man sich zur Resektion eines Glioblastoms oder anaplastischen Astrozytoms in der Nähe eines eloquenten Areals (Sprache, Bewegung) entschließt, kann man das eloquente Areal durch eine fMRT (funktionelle MRT; z. B. für Sprache oder Motorik) abgrenzen.

Therapie

Derzeitiger Standard der Behandlung ist die **Operation plus Bestrahlung plus Chemotherapie** mit Temozolomid (Temodal®), also eine multimodale Therapie.

Wenn man dem Patienten vor der **OP** intravenös 5-Aminolävulinsäure injiziert, wird diese durch die Tumorzellen des Gliobastoms selektiv aufgenommen. Dadurch kann man intraoperativ im Schwarzlicht durch Fluoreszenz besser sehen, welches Gewebe Tumor und welches normales Hirngewebe ist (■ Abb. 5).

Wenn die Tumoren schon eloquente Areale (Sprache, Bewegung) destruierten oder sich über weite Teile des Gehirns ausbreiten, würde man von einer Operation Abstand nehmen, da man die Tumoren nicht kurativ resezieren kann, aber die Lebensqualität der Patienten durch operative Schäden wie Lähmungen oder Sprachstörungen zusätzlich verschlechtert. In diesem Fall biopsiert man stereotaktisch (d. h. nur über ein kleines Loch im Schädel), um die Diagnose zu sichern. Diese Patienten würde man anschließend bestrahlen und mit Temodal® behandeln.

Partielle Resektion, Resektion bei älteren Patienten oder bei Patienten in einem schlechten Allgemeinzustand

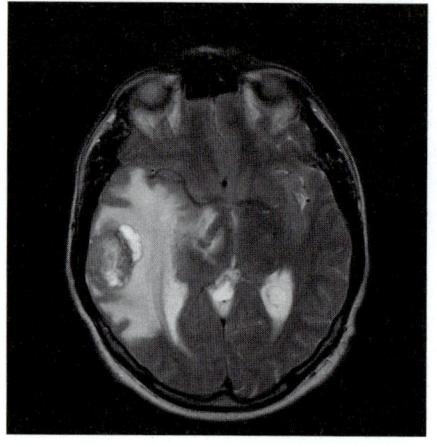

■ Abb. 4: Zur T1-Sequenz in ■ Abbildung 3 korrespondierende T2-Sequenz mit deutlich erkennbarem perifokalem Ödem. [Mit freundlicher Unterstützung durch Dr. A. Bink, Neuroradiologie, Prof. Zanella, Frankfurt; 5]

(Karnofksy-Wert < 70; i. d. R. Patienten, die nicht mehr selbständig leben können) werden in verschiedenen Studien sehr unterschiedlich bewertet.

In der **Strahlentherapie** erhält der Patient eine Gesamtdosis von maximal 60 Gy, was für die Behandlung eines Rezidivs wichtig ist: Wenn ein Patient mit einem Rezidiv diese Gesamtdosis bereits erhielt, wird nicht nochmals bestrahlt.

Auf die **Chemotherapie** mit Alkylanzien sprachen früher etwa 10–20% der Tumoren (also wenige) an und verkleinerten sich, wobei möglicherweise das Ausmaß der chirurgischen Entfernung den Erfolg der Chemotherapie besserte. Seit Kurzem gibt man standardmäßig das orale Alkylans Temozolomid; man kann damit die mediane (nicht die mittlere) Überlebenszeit um zwei Monate – von 12 auf 14 Monate – verlängern.

Prognostisch wichtig scheint, dass die Chemotherapie mit Temozolomid vor allem dann sehr wirksam ist, wenn der **MGMT-Promotor** (Methylguanin-

DNA-Methyltransferase, ein DNA-Reparatur-Gen) der Tumorzellen methyliert und damit inaktiv ist und somit die Wirkung des Temozolomids nicht reduziert werden kann.

Prognose

Maligne Tumoren haben generell eine schlechte Prognose. Das Glioblastom aber hat in dieser Gruppe nochmals eine schlechtere Prognose.

Ohne Therapie sterben die Patienten nach einigen Wochen. Die mediane Überlebensrate der Patienten mit Glioblastom bei maximaler Therapie betrug bisher ca. 14 Monate, d. h., die Hälfte der Patienten leben kürzer, die andere Hälfte länger als 14 Monate. Nach zwei Jahren leben noch ca. 10% der Patienten; nach fünf Jahren lebt fast niemand mehr. Inzwischen versucht man durch neue Therapieoptionen – z. B. durch neue Chemotherapeutika, Antiangiogenesefaktoren oder bestimmte Diätformen (sog. ketogene Diät) –, die

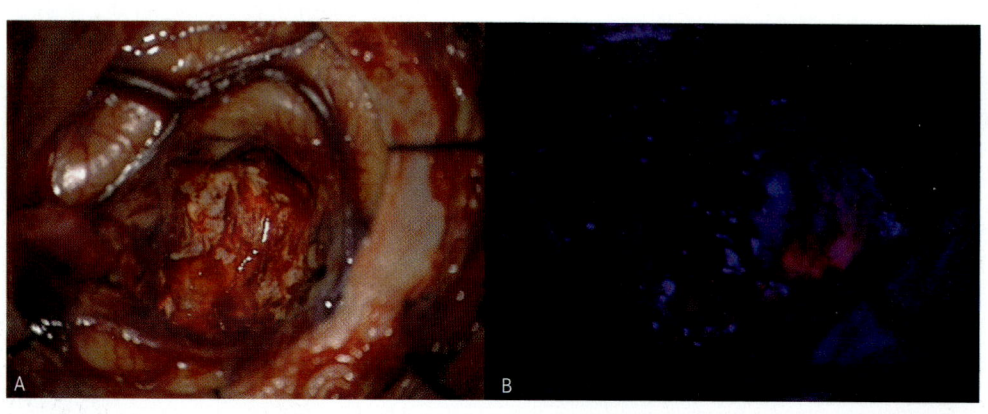

■ Abb. 5: Intraoperatives Bild eines fluoreszierenden Glioblastoms. Im Nativbild (A) ist der Tumor nicht abzugrenzen; im Fluoreszenzlicht (B) leuchtet er rosa auf. [Links: mit freundlicher Genehmigung von Dr. M. Hefty, Neurochirurgie, Prof. Landolt, Aarau, 12; rechts: 9]

Lebenserwartung der Patienten zu erhöhen (∎ Tab. 2).

Für das anaplastische Astrozytom beträgt die mittlere Überlebensrate bei maximaler Therapie 36 Monate; nach zwei Jahren leben noch ca. 45% der Patienten.

> Drei Faktoren sind unabhängig voneinander wichtig für die Prognose: insbesondere das Alter des Patienten, die Histologie des Tumors (Mitoserate etc.) und der Allgemeinzustand des Patienten.

Rezidive

Da man diese Tumoren nicht in toto entfernen kann, bilden sich fast immer Rezidive. Diese befinden sich in 90% aller Fälle an gleicher Stelle wie der Primärtumor und treten daher häufig mit derselben Symptomatik auf.

Auch die **Therapie** der Rezidive sollte **multimodal** erfolgen. Im Durchschnitt verlängert man das Leben der Patienten mit einer erneuten Operation um 36 Wochen – davon 10 Wochen, die man als qualitativ hochwertig bezeichnen könnte. Die Morbidität der Rezidivoperation ist allerdings größer (mehr Infektionen, operative Komplikationen etc.).

Eine weitere Option bei Rezidiven besteht in der operativen Implantation von sog. **Wafern** (Oblate, Scheibe). Diese sind mit einem Chemotherapeutikum (Carmustin in Gliadel® Wafer) beschichtet, das mit hoher lokaler Konzentration (ca. 100-mal höher als bei systemischer Gabe) in das restliche, nicht resezierbare Tumorgewebe appliziert wird. Kleinere Studien lassen vermuten, dass sich die mediane Überlebensrate – die Zeit, in der 50% der Patienten überleben und 50% der Betroffenen sterben – von 20 auf 28 Wochen verlängert.

Weitere mögliche, aber noch nicht etablierte Therapieoptionen sind die Anwendung einer Immunotherapie, bei der z. B. sensibilisierte T-Zellen auf den Tumor angesetzt werden, oder die Therapie mit Antiangiogenesefaktoren. Diese – allerdings kostspieligen – Interventionen könnten sich in Zukunft etablieren. Zur Vertiefung dieses Themas empfiehlt es sich, Fachzeitschriften nach den neuesten Erfolgen oder Misserfolgen bei der Therapie des Glioblastoms zu durchforsten.

Therapie	Monate
Ohne jegliche Therapie	3
Chirurgische Resektion und Strahlentherapie	9
Chirurgische Resektion, Strahlentherapie und Chemotherapie	14
Chirurgische Resektion unter Einsatz von 5-ALA, Strahlentherapie, Chemotherapie, Inhibition des VEGF	?

∎ Tab. 2: Prognostische Faktoren beim Glioblastom.

Zusammenfassung

✖ Als High-grade-Astrozytome bezeichnet man das Glioblastom und das anaplastische Astrozytom.

✖ Beide Tumorentitäten sind rasch progredient und werden schnell symptomatisch.

✖ Therapeutisch muss man stets multimodal vorgehen, wobei selbst bei optimaler Therapie die Prognose stark eingeschränkt ist.

Low-grade-Astrozytome

Astrozyten bilden neben dem Glioblastom noch weitere Tumoren, die sich im Wesentlichen in ihrem Wachstum und ihrer Prognose unterscheiden. Wie beim Glioblastom ist das Problem bei diesen Tumoren, dass sie ins Hirnparenchym infiltrieren und sich somit einer kurativen Resektion entziehen. Als Ausnahme sei hier das juvenile pilozytäre Astrozytom (WHO-Grad I) genannt, das kaum infiltriert und oft kurativ reseziert werden kann. Dieser Tumor tritt meist bei Kindern auf (s. S. 45).

> Bei Mischtumoren mit Low-grade- und High-grade-Anteilen bezeichnet man den Gesamttumor immer mit dem höchsten gefundenen Grad.

Epidemiologie

Es entstehen etwa zwei Low-grade Astrozytome auf 100 000 Einwohner pro Jahr. Die Low-grade-Astrozytome sind die Hirntumorentität, von denen Jugendliche und junge Erwachsene überdurchschnittlich häufig betroffen sind (etwa ein Fall auf 100 000 Einwohner). Low-grade-Astrozytome manifestieren sich etwa 10–20 Jahre früher als High-grade-Gliome.
Das Auftreten folgt einer Verteilung mit zwei Häufigkeitsgipfeln bei ca. 6–12 Jahren und 26–46 Jahren.

Ätiologie

Astrozytome kann man histologisch in fibrillär, protoplasmisch und gemistozytisch (die Astrozyten erscheinen groß und gemästet) unterteilen; die verschiedenen Typen unterscheiden sich allerdings prognostisch kaum voneinander. Man tendiert inzwischen dazu, eine gemistozytische Form und einen Granularzelltumor von klassischen Low-grade-Astrozytomen zu unterscheiden. Die Entstehungsmechanismen sind bisher weitgehend ungeklärt. Einzig konsistent kann man bei mehr als der Hälfte aller Astrozytome eine Mutation des p53-Gens beobachten.

> Bis zu 80% der Astrozytome gehen in ein höhergradiges Astrozytom über. Der Verlauf von Grad-II-Astrozytomen ist somit nicht benigne; vielfach herrscht die Meinung, dass letztlich alle Astrozytome malignisieren.

Klinik

> Die Symptome sind abhängig von der Lokalisation der Tumoren. Allerdings wird ein Großteil der Low-grade-Astrozytome mit fokalen Krampfanfällen symptomatisch (typisch für langsam wachsende Tumoren!).

Das erstmalige Auftreten eines Krampfanfalls bei einem Erwachsenen muss neurologisch immer gründlich abgeklärt werden. Symptomatische Krampfanfälle durch Tumoren findet man bei kortikalen Raumforderungen; bei Tumoren der hinteren Schädelgrube (s. S. 44) werden sie fast nie beobachtet.
Die Patienten klagen außerdem über Kopfschmerzen und weisen zu jeweils 10% Verwirrtheit oder Lähmungen auf.

Diagnostik

Der Neurochirurg ist hier wesentlich an der Diagnostik beteiligt: Er führt die **stereotaktische Biopsie** durch, die zur Diagnosestellung notwendig ist.
Im **CT** erscheinen Low-grade-Astrozytome als hypodense Raumforderungen ohne Kontrastmittelanreicherung, da sie die Blut-Hirn-Schranke nicht beeinträchtigen. Allerdings kann man die Astrozytome manchmal an indirekten Zeichen einer Raumforderung – wie einer Asymmetrie der Ventrikel oder an der Zystenbildung – erkennen.
Im **MRT** stellt sich das Low-grade-Astrozytom charakteristischerweise als diffuse, nicht kontrastmittelaufnehmende Raumforderung dar, die auf T1-Bildern hypointens und (am besten) auf T2-gewichteten oder FLAIR-Aufnahmen zu sehen ist, auf denen es als helle Läsion imponiert.
Typischerweise kann man beobachten, dass der Kortex teilweise infiltriert ist und dass sich kaum peritumorales Ödem ausbildet.
In Zweifelsfällen kann man zur weiteren Abklärung der möglichen Dignität eine MR-Spektroskopie und Perfusionsuntersuchung oder (selten) eine PET durchführen. Diese zeigt die Menge verschiedener komplexer Metaboliten im Schnittbild an, wodurch man Rückschlüsse auf die Entität der fraglichen Raumforderung stellen kann (▌ Abb. 2). Um diese zu befunden, braucht man jedoch einen Experten.

Therapie

Man hat fünf Behandlungsoptionen für die Patienten:

1) Abwarten (ggf. symptomatische Behandlung (Antiepileptika und Schmerzmittel) mit regelmäßigen Kontrollen
2) Mikroneurochirurgische Entfernung
3) Bestrahlung
4) Bestrahlung plus Chemotherapie
5) Teilentfernung mit anschließender interstitieller Bestrahlung.

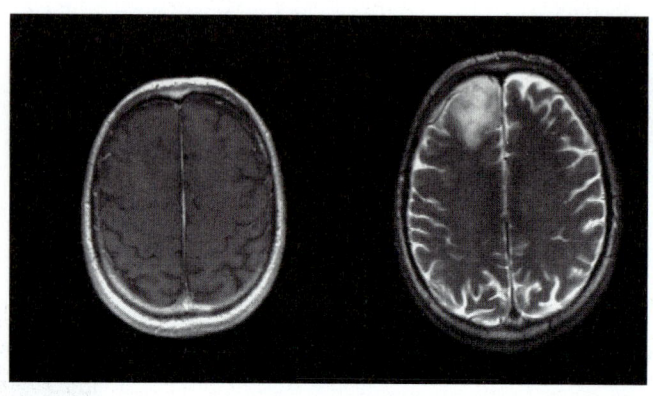

▌ Abb. 1: Rechtsfrontales Astrozytom. Links: keine Kontrastmittelanreicherung im T1-gewichteten Bild mit Kontrastmittel; rechts: deutlich sichtbare Tumorausdehnung im T2-gewichteten Bild. [Mit freundlicher Unterstützung durch Dr. A. Bink, Neuroradiologie, Prof. Zanella, Frankfurt; 5]

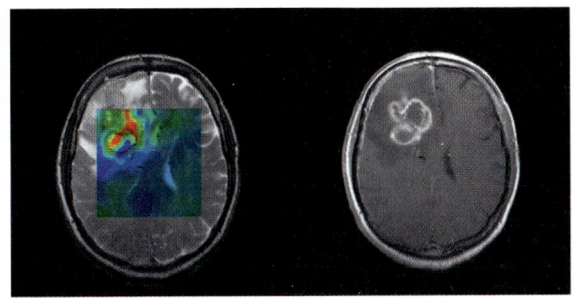

Abb. 2: Links: Spektroskopie des Cholinanteils (der u. a. Malignität anzeigt) bei einem Glioblastom, wobei rot für einen hohen Cholinanteil steht; rechts: T1-gewichtetes Bild mit Kontrastmittel. [Mit freundlicher Unterstützung durch Dr. A. Bink, Neuroradiologie, Prof. Zanella, Frankfurt; 5]

Bisher liegt keine kontrollierte Studie vor, die diese Behandlungsarten nach Ergebnissen miteinander vergleicht.

> Da Low-grade-Astrozytome langsam wachsen und nicht kurativ zu behandeln sind, sollte man die Therapie auf die individuelle Situation des Patienten abstimmen.

Im Rahmen von neuroonkologischen Fallkonferenzen diskutieren Vertreter der jeweiligen Fachdisziplinen die jeweiligen Therapieoptionen für den einzelnen Patienten.

Eine **chirurgische Entfernung** ist besonders in Erwägung zu ziehen, wenn der Tumor in nicht eloquenten Arealen liegt, leicht zugänglich ist und verhältnismäßig schnell zu wachsen scheint oder wenn sich ein raumfordernder Effekt ergibt. Dies kann man anhand der Anamnese oder der Bildgebung erkennen (z. B. bei einer Liquorabflussbehinderung). Ebenso würde man resezieren, wenn die Tumoren aufgrund ihrer Größe (meist durch zusätzliche Zysten) drohen, eine Herniation zu verursachen. Weiterhin spricht für ein chirurgisches Vorgehen, dass man durch Zytoreduk-

tion möglicherweise den Übergang in ein maligneres Stadium verzögert oder eine symptomatische Epilepsie verhindert, die nur sehr schwer mit Medikamenten zu behandeln ist.

Man sollte sich aber klarmachen, dass auch eine unter dem Operationsmikroskop vollständige Entfernung oft nur eine Reduktion der Tumorzellzahl um zwei Zehnerpotenzen bewirkt (von ca. 10^{12} auf 10^{10}). Das Operationsziel besteht somit aus einer reinen Zytoreduktion – unter Vermeidung operationsbedingter Morbidität.

Eine präoperativ durchgeführte **MR-Spektroskopie** identifiziert möglicherweise weiter entdifferenzierte und schneller wachsende Anteile des Tumors, die der Chirurg selektiv entfernen kann.

In dem besonderen Fall, dass sich der Tumor nahe einem eloquenten Areal befindet, überwacht man die Funktion dieses Areals während der Operation „live". So würde man z. B. bei einem Tumor, der nahe der Sprachregion liegt, den Patienten während der Operation aufwachen lassen, um zu überprüfen, ob Areale, die man resezieren möchte, wichtig für die Sprache sind. Das Ge-

hirn ist nicht schmerzempfindlich, und man kann diese Areale durch intraoperative Stimulation ausschalten. Damit kann man während der Operation eine Karte der gefährlichen Areale erstellen **(Mapping)**.

Ob man die Tumoren im Anschluss direkt bestrahlen sollte oder erst, nachdem es zu einem Rezidiv gekommen ist, ist bezüglich des Überlebens zurzeit nicht geklärt. Wohl aber sind die Patienten mit **postoperativer Bestrahlung** nach einem Jahr vermehrt anfallsfrei, und die Zeit bis zur Progression zu einem Grad-III-Tumor wird verlängert.

Prognose
Die mittlere Überlebensrate nach Diagnose eines Astrozytoms beträgt ca. 5–10 Jahre. Die Patienten sterben meist, weil sich die Tumoren weiter entdifferenzieren. Die Prognose eines Low-grade-Astrozytoms wird durch seinen bösartigsten Anteil bestimmt. Sobald sich der Tumor entdifferenziert hat, leben die Patienten noch 2–3 Jahre. Die Prognose wird vor allem durch das Alter der Patienten, die Histologie und die Tumorgröße bestimmt.

Zusammenfassung
- ✖ Low-grade-Astrozytome (WHO-Grad II) sind gekennzeichnet durch langsames, aber infiltratives Wachstum.
- ✖ Low-grade-Astrozytome werden oft durch Krampfanfälle symptomatisch und reichern in der Schnittbildgebung kein Kontrastmittel an.
- ✖ Die Behandlung ist nicht klar definiert und reicht von (beobachtendem) Abwarten bis zur Operation.
- ✖ Low-grade-Astrozytome sind nicht heilbar und entdifferenzieren sich über Jahre.

Oligodendrogliome

Für die Entwicklung des zentralen Nervensystems (ZNS) sind auch die Oligodendrozyten wichtig. Die Zellen, die in der Entwicklung eines Organsystems eine bedeutende Rolle spielen, aktivieren meist viele Gene, die den Zellzyklus regulieren. Dadurch haben diese Zelltypen ein höheres Risiko zu entarten. Diese Regel gilt auch für Oligodendrogliome.

Epidemiologie

Die Inzidenz von Oligodendrogliomen beträgt statistisch gesehen etwa 0,5 – 1 Betroffene pro 100 000 Einwohner pro Jahr. Sie treten meist im mittleren Erwachsenenalter auf (Durchschnittsalter 40 Jahre). 90% der Tumoren wachsen supratentoriell; der frontale und der temporale Hirnabschnitt sind am häufigsten betroffen. Oligodendrogliome machen etwa 10% aller hirneigenen Tumoren aus.

Ätiologie

Oligodendrogliome sind Tumoren der Oligodendroglia. Bei einem Drittel der Oligodendrogliome kann man auch entartete Zellen astrozytären Ursprungs finden. Ob diese durch Faktoren des Tumors beeinflusst (angesteckt) wurden oder aus den gleichen Tumorstammzellen entstehen, sich aber unterschiedlich differenzieren, ist bisher unklar. Man unterteilt Oligodendrogliome – wie Astrozytome – in **Low-grade-Tumoren** (WHO-Grad II) und **High-grade-Tumoren** (WHO-Grade III und IV). Auch die diffuse Ausbreitung ist ähnlich wie bei Astrozytomen.

Klinik

Oligodendrogliome liegen häufig kortikal. Etwa zwei Drittel der Tumoren machen sich durch neu auftretende **Krampfanfälle** bemerkbar, weitere 20% durch Kopfschmerz und 10% durch neuropsychologische Veränderungen (Persönlichkeits-, Gedächtnisstörungen etc.). Typisch sind längere Verlaufszeiten der Symptome.

Diagnostik

> In 50% der Fälle finden sich Verkalkungen der Oligodendrogliome, die man am sichersten im CT nachweisen kann (▌ Abb. 1).

Wie die meisten anderen intraaxialen hirneigenen Tumoren erscheinen Oligodendrogliome typischerweise im MRT in der T1-Sequenz dunkel und in der T2-Sequenz hell. Da sie häufig astrozytäre Komponente besitzen, sind sie im Allgemeinen sehr heterogen mit Zysten und Einblutungen. Charakteristisch ist ein relativ geringes perifokales Ödem. Bei anderen Tumoren bildet sich das perifokale Ödem zwischen den Oligodendrozyten aus. Möglicherweise verhindern beim Oligodendrogliom spezielle Tumorfaktoren die Ausbreitung dieses Ödems.

> Oligodendrogliome verkalken und sind in der Bildgebung oft heterogen. Die spärliche Ausbildung eines perifokalen Ödems ist ein Charakteristikum. Häufig sind sie kortikal im Frontal- oder Temporallappen lokalisiert.

Therapie

Wenn möglich, wird der Tumor **operativ** entfernt, was aber – bei hirneigenen Tumoren – selten vollständig gelingt. Anschließend wird bei anaplastischen Oligodendrogliomen eine Bestrahlung durchgeführt. Normalerweise sind hirneigene Tumoren nicht strahlen- und chemosensibel. Oligodendrogliome bilden hier eine Ausnahme. Manche Zentren ziehen sogar eine **Chemo- und Strahlentherapie** der Operation vor.

> Das anaplastische Oligodendrogliom spricht als einer der wenigen Tumoren des ZNS gut auf eine Chemotherapie an (▌ Abb. 2).

Wie gut das Oligodendrogliom auf Chemotherapie anspricht, hängt u. a. vom WHO-Grad (je höher, desto größer ist die Blut-Hirn-Schranken-Störung und desto besser der Zugang des Agens), vom verwendeten Schema und von der Tumorentität ab. Seit Ende der 1990er-Jahre etablierte sich zur operativen Therapie die zusätzliche Chemotherapie nach dem PCV-Schema (Procarbazin, Lomustin, Vincristin) bei anaplastischen Oligodendrogliomen. Demnächst wird möglicherweise die Chemotherapie mit Temozolomid ergänzt.

Prognose

Reine Oligodendrogliome haben eine bessere Prognose als Oligodendrogliome mit astrozytärer Komponente; diese wiederum haben eine bessere Prognose als Astrozytome. Dies ist zwar interessant für den Neurochirurgen, aber nicht für den betroffenen Patienten, da es um sein persönliches Schicksal geht und er sich nicht mit anderen Patienten vergleichen kann.

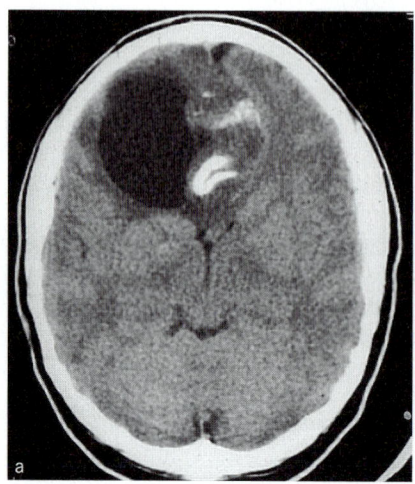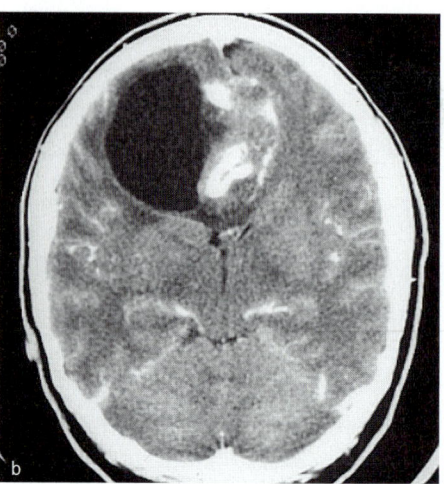

▌ Abb. 1: Oligodendrogliom im rechten Frontallappen, assoziiert mit großer Zyste. a) Nativbild: kurvenförmige Kalzifizierung; b) nach Kontrastmittelgabe: kontrastierender medialer Anteil des Tumors. [14]

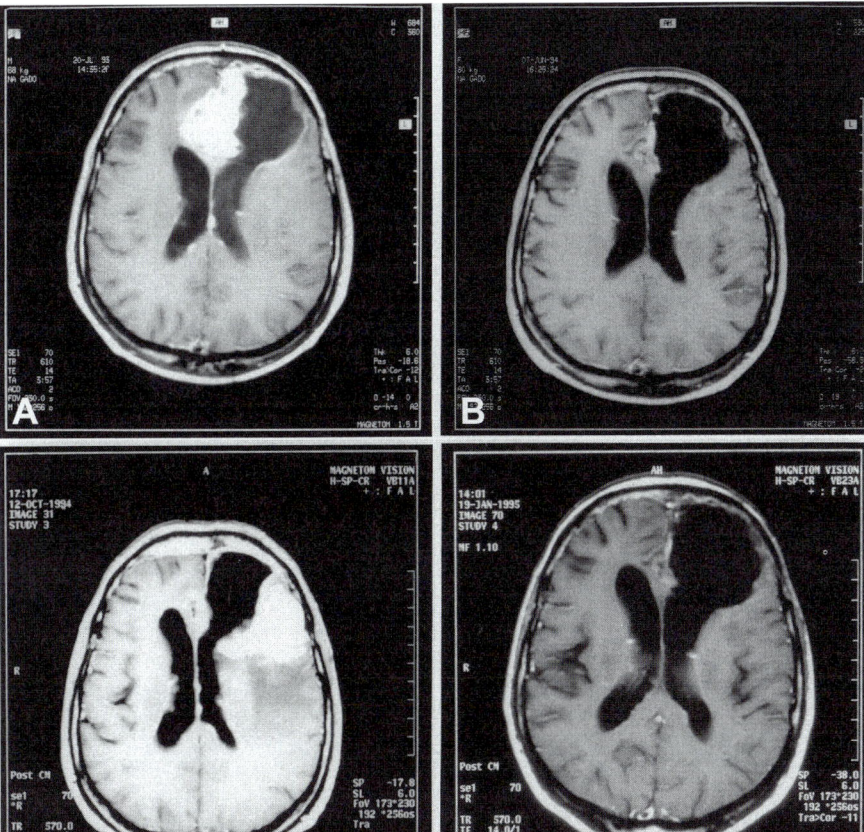

▌ Abb. 2: MRT, T1-gewichtet nach Kontrastmittelgabe. Rezidiv eines frontalen anaplastischen Oligo-
dendroglioms (A), das nach Chemotherapie fast
vollständig regredient war (B); Rezidiv (C), das wiederum auf Chemotherapie ansprach (D). [4]

Generell gilt, dass man Oligodendrogliome nicht kurativ
behandeln kann, da sie wie Astrozytome infiltrativ wachsen.
Die Hälfte der Patienten leben länger als drei Jahre nach
der Operation, manche Patienten leben deutlich länger.
Die durchschnittliche Überlebenszeit liegt bei viereinhalb
Jahren nach der Operation. Je radikaler operiert werden
kann, desto besser ist die Prognose.
In den 1990er-Jahren leistete die molekulargenetische
Diagnostik einen wichtigen Beitrag zur Präzision der
Prognose bezüglich Veränderungen an den Chromosomen
1 und 19.

Stellt man in den Tumorzellen den Verlust der Chromosomenarme
1p oder 19q fest, ist die Wahrscheinlichkeit sehr hoch, dass die
Tumoren gut auf eine Chemotherapie ansprechen; die Prognose
verbessert sich.

Patienten, deren Tumoren den Verlust eines Chromosomen-
arms aufwiesen, überlebten nach einigen Studien etwa sechs
Jahre, bei Verlust beider Chromosomenarme zehn Jahre und
mehr. Nicht bekannt ist allerdings, wie viele Tumoren insgesamt diese Mutation aufwiesen.

Zusammenfassung

✖ Oligodendrogliome sind relativ häufige hirneigene Tumoren. Es existieren
auch Mischtumoren, sog. Oligoastrozytome.

✖ Oligodendrogliome werden oft durch Krampfanfälle symptomatisch.

✖ Bei der Hälfte der Fälle kann man Verkalkungen in der Bildgebung
erkennen.

✖ Therapeutisch spielt neben der Operation die Radiochemotherapie eine
große Rolle.

✖ Die Lebenserwartung beträgt im Durchschnitt viereinhalb Jahre.

Meningeome

Meningeome infiltrieren meist nicht, können also ausnahmsweise kurativ behandelt werden. Deshalb nehmen viele Neurochirurgen die technische Herausforderung, die diese Operationen oft darstellen, gern an.

Epidemiologie
Die Inzidenz beträgt etwa 5 pro 100 000 Einwohner pro Jahr, die Prävalenz ca. 1 %.

> Auf neurochirurgischen Stationen sieht man häufig Patienten mit Meningeomen. Etwa 15–30 % aller intrakraniellen Tumoren sind Meningeome. Frauen sind doppelt so oft betroffen wie Männer.

Ätiologie
Meningeome wachsen aus **arachnoidalen Deckzellen**. Diese sind überall dort, wo sich Dura mater befindet. Aber auch in der Ventrikelauskleidung kommen diese Zellen vor. Die Tumoren wachsen meist sehr langsam und fallen deshalb erst relativ spät auf.
Genetisch kann man bei 50 % der Meningeome Abnormalitäten auf **Chromosom 22** finden. Dort befindet sich auch das Gen **NF2** (Neurofibromatosis 2), ein Tumorsuppressorgen, das sowohl bei einem Teil der Meningeome als auch bei Schwannomen deletiert ist. Manche Meningeome entstehen nach einer Bestrahlung des Schädels, die z. B. in der Kindheit aufgrund einer hämatologischen Erkrankung durchgeführt wurde.

Klinik
Die klinischen Symptome und die technischen Schwierigkeiten bei der operativen Entfernung variieren je nach Lokalisation ganz erheblich. So ist z. B. ein Konvexitätsmeningeom oft einfach, vollständig und ohne postoperative Defizite zu resezieren, dagegen stellt die operative Entfernung eines petroklivalen Meningeoms eine der schwierigsten und anspruchsvollsten Operationen dar. Die jeweils typische klinische Symptomatik ist in ∎ Tabelle 1 aufgeführt.
Kopfschmerzen und Hirnnervenausfälle sind die häufigsten Symptome. Aller-

dings ist ein Großteil der Meningeome auch völlig asymptomatisch. Bis zu ein Drittel der Meningeome werden inzidentell entdeckt.

Diagnostik
Im **CT** erscheinen Meningeome als homogene Raumforderungen, die sehr gut Kontrastmittel aufnehmen. Im Knochenfenster zu beobachten ist die **Hyperostose,** die häufig den angrenzenden Knochen betrifft.

> Im MRT erscheinen Meningeome in der T1-Sequenz iso- bis hypointens zur grauen Substanz und in der T2-Sequenz etwas hyperintens zur grauen Substanz. Auch hier ist die homogene Kontrastmittelanreicherung charakteristisch (∎ Abb. 1).

Die **Angiografie** kann bei der Operationsplanung helfen: Man kann erkennen, welche Gefäße zuerst unterbunden werden sollten, um einen intraoperativen Blutverlust zu vermeiden. Darüber hinaus kann man mittels Embolisation die Blutversorgung des Meningeoms präoperativ deutlich verringern.

Therapie
Therapie der Wahl für symptomatische Meningeome ist die **Exstirpation,** die komplette Resektion.

> Da die meisten Meningeome sehr langsam wachsen, muss man bei asymptomatischen Patienten das operative Risiko gegen den natürlichen Verlauf der Krankheit abwägen.

Da nicht alle inzidentellen Meningeome wachsen bzw. das Wachstum sehr langsam sein kann, ist möglicherweise ein anfänglich abwartendes Management mit einer kurzfristigen Verlaufs-MRT (nach sechs Monaten) hilfreich. Zur Klassifikation des Resektionsausmaßes, das in etwa mit der Rezidivhäufigkeit korreliert, dient die **Graduierung nach Simpson** (∎ Tab. 2). Allerdings ist die Rezidivhäufigkeit auch von der Lokalisation der Meningeome abhängig (höchste Rezidivrate am Keilbeinflügel).
Falls eine Exstirpation nicht ohne das erhöhte Risiko eines postoperativen Defizits zu erreichen ist, weil der Tumor z. B. in den Sinus cavernosus einge-

Lokalisation	Typischer klinischer Befund
Parasagittal (mittleres Drittel des Sinus)	Beginn mit Parese der kontralateralen unteren Extremität, häufig Fußheberparese (motorischer Kortex); fokale Anfälle; bei Sitz etwas weiter dorsal auch sensible Anfälle
Parasagittal (hinteres und vorderes Drittel des Sinus)	Kopfschmerz, Schwindel, Übelkeit (erhöhter Hirndruck!), erst spät symptomatisch; bei Sitz im hinteren Drittel der Hemisphäre späte homonyme Hemianopsie
Konvexität	Fokale Anfälle; Paresen; Sprachstörungen (je nach genauer Lokalisation)
Olfaktoriusrinne	Psychische Veränderungen (Frontalhirnsyndrom, s. S. 12); Hyposmie; manchmal Foster-Kennedy-Syndrom: Anosmie, ipsilaterale Atrophie des N. opticus und kontralaterales Papillenödem
Keilbeinflügel	Visusverschlechterung (Chiasma opticum)
Petroklival (an Clivus und Felsenbein, medial zum N. trigeminus)	Nacken-, Hinterkopfschmerz; Gang-, Hörstörungen (N. vestibulocochlearis); Sehstörungen (Doppelbilder; N. abducens)

∎ Tab. 1: Typische klinische Symptomatik von Meningeomen in Abhängigkeit von ihrer Lokalisation. [Nach 41]

Simpson-Grad	Resektion
I	Komplette Resektion mit Duraexzision
II	Komplette Resektion mit Koagulation der Dura
III	Komplette Resektion ohne Durakoagulation
IV	Inkomplette Resektion
V	Keine Resektion; reine Biopsie

∎ Tab. 2: Simpson-Graduierung für Meningeome. [Nach 40]

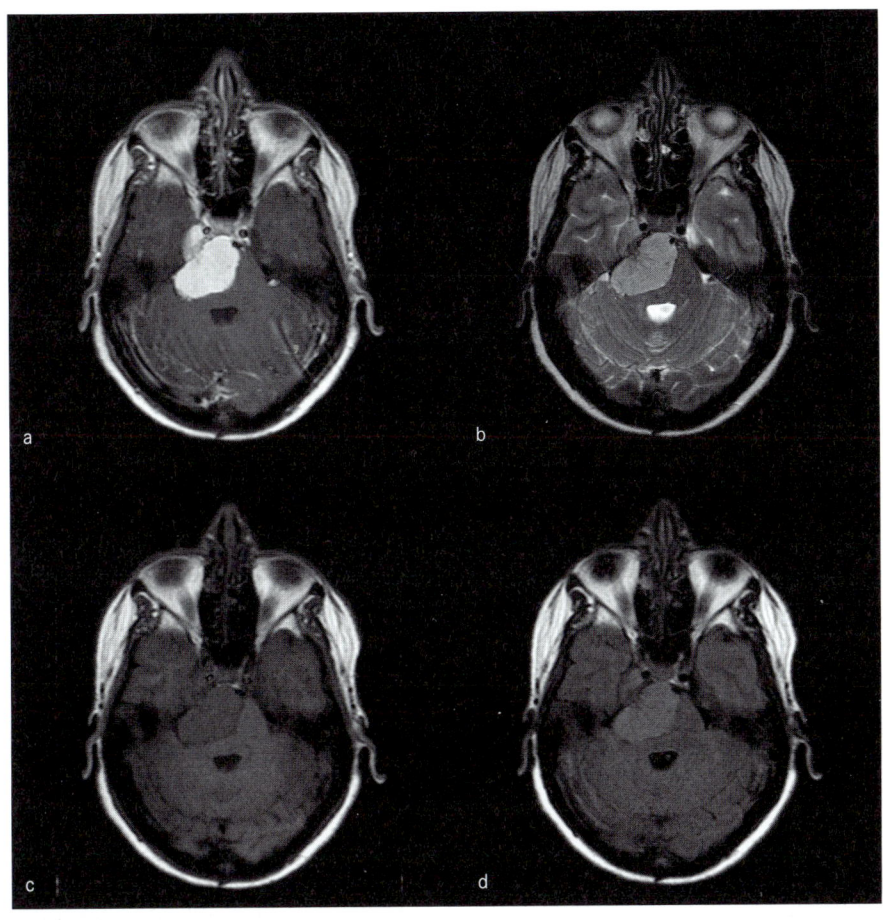

Abb. 1: Petroklivales Meningeom.
a) T1-Sequenz; b) T1-Sequenz mit Kontrastmittel
(homogene Anfärbung!); c) T2-Sequenz,
d) FLAIR-Sequenz. [Mit freundlicher Unterstützung
durch Dr. A. Bink, Neuroradiologie, Prof. Zanella,
Frankfurt; 5]

wachsen ist oder weil man eine um-
wachsene A. carotis interna nicht resezieren kann, würde man dem Patienten
eine Strahlentherapie oder eine Gamma-
Knife-Behandlung (s. S. 42) empfehlen.
Bei vielen Meningeomen der Schädelbasis ist es mittlerweile Vorgehen der
Wahl, den Tumor operativ so weit wie
möglich zu verkleinern und die Tumor-
reste, z. B. im Sinus cavernosus, zunächst abwartend zu beobachten und
ggf. radiochirurgisch oder strahlenthe-
rapeutisch zu behandeln.

Bei inkompletter Resektion sollte man
den **Östrogen-** und **Progesteronre-
zeptorstatus** des Tumors bestimmen.
Sollte eine Patientin hochdosierte Kon-
trazeptiva oder Hormonersatzpräparate
nehmen, können die Tumoren hierdurch schneller wachsen.

> Problematisch ist bei Meningeomen
> nicht die Malignisierung wie z. B. bei
> Astrozytomen, sondern das Auftreten
> von Rezidiven.

Rezidive sind schwieriger zu operieren;
darüber hinaus kann man nicht beliebig
oft bestrahlen. Um Rezidive frühzeitig
zu erkennen, beobachtet man die
Patienten postoperativ engmaschig
(halbjährliche MRT-Kontrolle).

Prognose
Die 5-Jahres-Überlebensrate liegt bei
90%.
Die Rezidivrate liegt bei makroskopisch
kompletter Entfernung um 10%, bei inkompletter Resektion um 30%.

Zusammenfassung

✖ Meningeome sind häufige intrakranielle Tumoren.

✖ Meningeome verursachen charakteristische, lokalisationsabhängige
Symptome und können kurativ behandelt werden.

✖ Die Operation ist oft eine chirurgische Herausforderung, die Prognose
aber insgesamt gut.

✖ Kann man nicht komplett resezieren, ohne dem Patienten zu schaden,
schließt sich oft eine Strahlentherapie an.

Primäres ZNS-Lymphom

Man unterteilt ZNS-Lymphome in primäre und sekundäre Lymphome. Sekundäre Lymphome sieht man in der Neurochirurgie seltener, da die Patienten oft zuvor von Onkologen wegen weiterer Lymphome versorgt wurden. Primäre Lymphome werden in der Neurochirurgie unter bestimmten Umständen zur Diagnosesicherung einer neuen Raumforderung im ZNS biopsiert. Als primäres ZNS-Lymphom bezeichnet man ein Lymphom, das zuerst im ZNS auftritt.

Epidemiologie

Die Inzidenz beträgt etwa 0,3 pro 100 000 Einwohner. Sie ist in den letzten Jahrzehnten stark gestiegen: Anfang der 1980er-Jahre kamen etwa vier Fälle auf eine Mio. Einwohner, Anfang der 1990er-Jahre bereits 28. Männer sind etwa zu 50% häufiger betroffen als Frauen.

Die Inzidenz dieser Erkrankung steigt, da Immunsuppression ihr Risiko stark erhöht. Sie ist mit der Zahl der Transplantationen und der Manifestationen von AIDS gestiegen. Zurzeit ist das primäre ZNS-Lymphom der häufigste Tumor bei AIDS-Patienten; dagegen reduzierte die Einführung effektiver AIDS-Therapien seit 1995 die Anzahl an Non-Hodgkin-Lymphomen. AIDS-Patienten haben ein 3600-fach höheres Risiko, ein ZNS-Lymphom zu entwickeln: Das Lifetime risk erreicht etwa 20%.

Ätiologie

Die drei wichtigsten Risikofaktoren, ein ZNS-Lymphom zu entwickeln, sind: **Immunsuppression,** Erkrankungen des **rheumatischen Formenkreises** (Rheuma, SLE etc.) und eine **EBV-Infektion.**

> Bei Patienten, die aufgrund einer Organtransplantation immunsupprimiert sind, spielt das Epstein-Barr-Virus in der Lymphomgenese eine große Rolle.

Klinik

Patienten mit primärem ZNS-Lymphom haben oft multifokale, diffus verteilte Raumforderungen. Durch das begleitende Ödem zeigen die Patienten eine Symptomatik aus kognitiven Störungen, psychomotorischer Verlangsamung, Persönlichkeitsstörungen und Desorientiertheit.

Weitere Varianten und Symptome der Lymphome, die das ZNS betreffen können, sind im Folgenden aufgezählt:

▶ Meningitis, durch lymphomatöse Infiltration der Meningen
▶ Spinaler, radikulärer Befall (Schmerzen und neurologische Ausfälle im Bereich einer Nervenwurzel) durch Invasion in Wurzel oder Plexus
▶ Schlaganfälle durch Festsetzen von Zellen in den Gefäßwänden der zerebralen Arterien mit konsekutiver Ischämie.

Darüber hinaus findet man fokale Zeichen wie Hemiparese, Hemiästhesie, Aphasie oder Gesichtsfeldausfälle. Die Hälfte der Patienten entwickeln Hirndruck und die klassische Symptomatik mit Übelkeit und Erbrechen. In 30% der Fälle

verursachen die Lymphome auch Krämpfe, vor allem wenn der mediale Temporallappen betroffen ist.

Bei etwas mehr als 5% der primären ZNS-Lymphome kann man einen systemischen Fokus finden (Tendenz steigend).

Diagnostik

Die Diagnose eines primären ZNS-Lymphoms kann letztlich nur durch eine **stereotaktische Biopsie** gesichert werden. Im CT erscheint das Lymphom meist hypodens gegenüber dem Gehirn und gleichförmig kontrastmittelaufnehmend mit einem relativ geringen perifokalen Ödem (■ Abb. 1).

Bei AIDS- und immunkomprimierten Patienten erscheint das Lymphom hypodens mit ringförmiger Kontrastmittelanreicherung (durch Nekrose), die genauso auch bei Toxoplasmose, einer wichtigen Differenzialdiagnose bei diesen Patienten, auftreten kann.

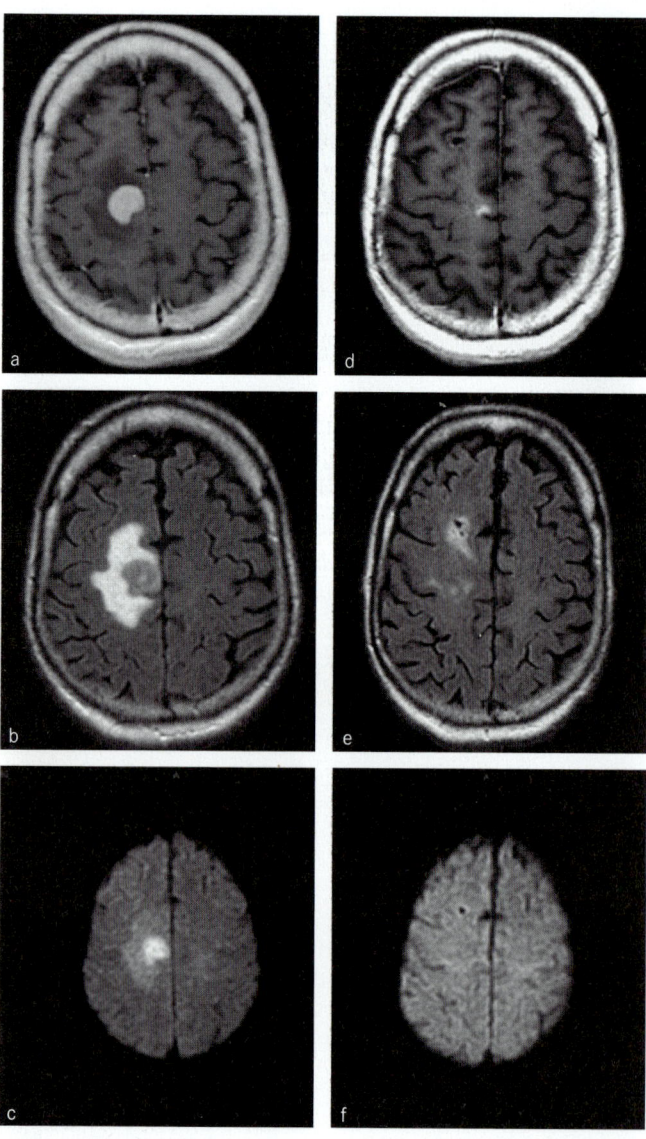

■ Abb. 1: a) T1-gewichtetes Bild mit Kontrastmittel; b) und c) FLAIR- und DWI-Bild vor und nach Chemotherapie bei primärem ZNS-Lymphom (homogene Kontrastmittelanreicherung!); d) – f) korrespondierende Bilder nach Chemotherapie. [21]

Die **MRT** ist bezüglich der Bildgebung die Methode der Wahl. Hier zeigen sich neben dem Hauptbefund noch eine Reihe weiterer kleiner Befunde, die oft multifokalen Herden entsprechen. Darüber hinaus kann man häufig beobachten, dass die Tumoren direkt an den Meningen liegen.
Weiterhin sollte man diagnostisch veranlassen:

▶ Augenärztliche Untersuchung wegen der möglichen intraokulären Ausbreitung
▶ CT von Thorax und Abdomen: Ausschluss eines systemischen Lymphoms mit ZNS-Beteiligung
▶ Knochenmarkdiagnostik
▶ HIV-Test.

> Initiales Ansprechen auf Steroide ist typisch für primäre ZNS-Lymphome. Die Tumoren verkleinern sich rapide nach Gabe von Steroiden, was allerdings nicht mit einer Heilung gleichzusetzen ist.

Diese Regression ist jedoch nicht spezifisch, da auch MS-Läsionen und Granulome einer Sarkoidose, die ein ähnliches MRT-Bild zeigen, nach Steroidgabe zurückgehen.

> Eine stereotaktische Biopsie unter Steroidtherapie liefert kein verwertbares Ergebnis.

Therapie
Wie bei den meisten anderen Lymphomen ruht die Therapie auf zwei Säulen: **Chemotherapie** und **Bestrahlung**.

Allerdings ist nicht endgültig bekannt, ob eine reine Chemotherapie einer kombinierten Radiochemotherapie überlegen ist.
Deshalb sollten die Patienten möglichst in eine der laufenden Studien eingeschlossen werden. Darüber hinaus sollte man aktuelle Veröffentlichungen zu diesem Thema verfolgen.
Die Dosis der Bestrahlung ist im Allgemeinen niedriger als die für andere primäre Hirntumoren (40–50 Gy). Die Chemotherapie mit Methotrexat (MTX) appliziert man intrathekal durch Lumpalpunktion oder intraventrikulär mithilfe eines sog. Ommaya-Reservoirs (▌ Abb. 2), das von Neurochirurgen implantiert wird.
AIDS-Patienten profitieren nicht von einer Chemotherapie. Hier führt man palliativ eine Ganzhirnbestrahlung durch. Bei **immunkomprimierten Patienten** wird die Immunsuppression durch niedrigdosiertes MTX und Kortikosteroide ersetzt.

Prognose
Die Prognose hat sich seit den 1980er-Jahren wesentlich gebessert: 50% der betroffenen Patienten leben länger als vier Jahre nach Diagnosestellung bei primärem ZNS-Lymphom. Ein Großteil der Patienten unter 60 Jahren kann sogar durch eine Hochdosis-Chemotherapie geheilt werden. Patienten über 60 Jahre in schlechtem Allgemeinzustand leiden vermehrt unter Nebenwirkungen der Therapie wie Demenz und kognitiven Beeinträchtigungen.
50% der AIDS-Patienten mit primärem ZNS-Lymphom sterben allerdings schon nach fünf Monaten.

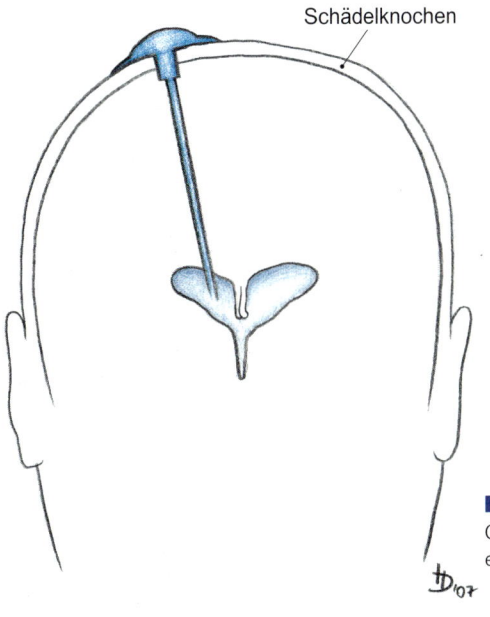

Schädelknochen

▌ Abb. 2: Schematische Darstellung eines Ommaya-Resevoirs, das subkutan liegt und einem thorakalen venösen Port ähnelt. [8]

Zusammenfassung
✖ Vor allem das primäre ZNS-Lymphom begegnet dem Studenten in der Neurochirurgie.
✖ Die Rolle der Neurochirurgie ist beim primären ZNS-Lymphom auf die Diagnosestellung durch stereotaktische Biopsie beschränkt.
✖ Charakteristisch ist das gute Ansprechen des Tumors auf Steroidtherapie.

Tumoren des Kleinhirnbrückenwinkels

Vestibularisschwannome/ Akustikusneurinome

Die Vestibularisschwannome wurden früher fälschlicherweise für Neurinome des auditorischen (N. cochlearis) Anteils des N. vestibulocochlearis (N. VIII) gehalten. Die meisten Tumoren gehen allerdings vom vestibulären Anteil aus und sind Wucherungen der Schwann-Zellen.

Epidemiologie

Die Inzidenz liegt bei einem Fall auf 100 000 Einwohner pro Jahr. Diese Tumoren sind also relativ häufig. Fast alle (95% der Fälle) sind unilateral und treten bei Menschen über 30 Jahre auf. Bei Patienten mit bilateralen Tumoren ist der dringende Verdacht auf die Neurofibromatose Typ 2 zu stellen.

Ätiologie

Man kann die Vestibularisschwannome in vier Stadien einteilen:
T1: rein intrameatal (im Meatus acusticus internus)
T2: intrameatal mit extrameatalen Anteilen
T3: Zisterne des Kleinhirnbrückenwinkels ausgefüllt
T4: Verlagerung des Hirnstamms.
Die Tumoren wachsen bis zu 10 mm im Durchmesser pro Jahr. Sie sind histologisch gutartig und mikrochirurgisch vollständig entfernbar.

Klinik

> Abhängig von der Größe des Tumors klagen die meisten Patienten initial über einseitigen Hörverlust. Dazu kommen oft Tinnitus und Gleichgewichtsstörungen, die mit dem Hörverlust die charakteristische Trias einer Vestibulocochlearis-Schädigung bilden.

Wenn der Tumor an Größe zunimmt, kommen Symptome durch Schädigung des N. facialis (Spasmen, Lähmungen, Ohrenschmerzen) und des N. trigeminus (Sensibilitätsausfälle, Ohrenschmerzen) sowie Vagusstörungen hinzu.
Das **Hitselsberger-Zeichen** beschreibt Otalgien im hinteren Anteils des Gehörgangs, da dieses Areal von der Pars intermedius des N. facialis innerviert wird.

Diagnostik

Da die Patienten in der Regel aufgrund der Symptomatik bereits beim HNO-Arzt waren, kann man davon ausgehen, dass der Hörverlust bereits abgeklärt wurde. Man findet z. B. in der Audiometrie eine klassische **Hochtonsenke** und **pathologisch veränderte akustisch evozierte Potenziale (AEP)**.
Im **MRT** zeigen sich vestibuläre Schwannome als runde bis ovale isointense Raumforderungen an charakteristischer Stelle (❙ Abb. 1), die gut Kontrastmittel anreichern.
Wichtig ist hier vor allem das Dünnschicht-MRT des inneren Gehörgangs, das eine charakteristische Aufweitung aufweist.
Die CT ist für die Primärdiagnostik nur zweite Wahl, da es durch die knochenreiche Felsenbeinpyramide zu zahlreichen Artefakten kommt. Allerdings kann eine **präoperative Dünnschicht-CT** hilfreich sein, um die lokale knöcherne Anatomie darzustellen. Intraoperativ fürchtet man eine Eröffnung der Bogengänge, die der Hinterwand des Gehörgangs anliegen, oder die Bildung einer Liquorfistel ins Felsenbein, falls dieses entsprechend pneumatisiert ist. Zu den wichtigsten **Differenzialdiagnosen** von Tumoren im Kleinhirnbrückenwinkel zählen Meningeome (s. S. 36) und Epidermoide. Meningeome besitzen im Gegensatz zu Schwannomen oft den sog. „dural tail" (Grenze nach lateral rampenartig auslaufend, kein abruptes Ende), bewirken eine Knochenveränderung und reichern Kontrastmittel eher uniform an.

Therapie

Therapeutisch gibt es zwei in Konkurrenz stehende Optionen: chirurgisch oder strahlen- bzw. radiochirurgisch. Hier findet allerdings die besonders konzentrierte Strahlentherapie ihre Anwendung, das sog. **Gamma-Knife** (❙ Abb. 2 und 3).
Beide Therapieoptionen messen sich daran, inwieweit sie das Tumorwachstum kontrollieren und den Patienten dauerhaft von Symptomen befreien können – und wie hoch ihre Komplikationsrate (vor allem Hörverlust und Fazialisschaden) ist. Im Vergleich ist die Chirurgie noch überlegen. Allerdings ist die Radiochirurgie bei kleinen Tumoren durchaus eine Therapieoption. Zunehmend wird eine frühzeitige Operationsindikation (Tumoren der Stadien 1 und 2) gestellt, da in diesen Stadien eine höhere Chance besteht, das Hörvermögen zu erhalten.
Bei entsprechender Tumorgröße (klein) und Symptomenkombination (keine starke Beeinträchtigung im Alltag) kann man Patienten in schlechtem Allgemeinzustand auch vorschlagen, unter Kontrolle abzuwarten.

Prognose

Nach Literaturangaben können 95% der Tumoren komplett entfernt werden. Je nach Tumorgröße sind der N. facialis (N. VII) sowie der N. vestibulocochlearis (N. VIII) postoperativ ohne Funktionseinbußen. Bei kleinen Tumoren (< 1 cm Durchmesser) kann man den N. facialis zu 95% und den N. vestibulocochlearis zu ca. 50%, bei größeren Tumoren (ab 2 cm Durchmesser) den N. facialis mindestens zu 75%, den N. vestibulocochlearis allerdings nur noch zu 5% erhalten. Beim N. facialis ist dies sehr wichtig, da dessen Verletzung zu weiteren Schäden, wie z. B. Hornhautschäden durch inkompletten Lidschluss, führen kann.

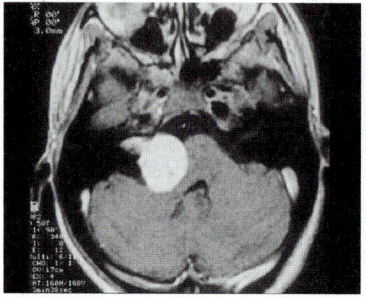
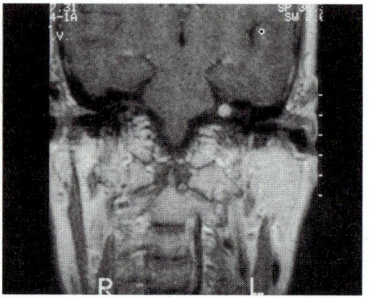

❙ Abb. 1: Vestibularisschwannom an charakteristischer Stelle im Kleinhirnbrückenwinkel. [4]

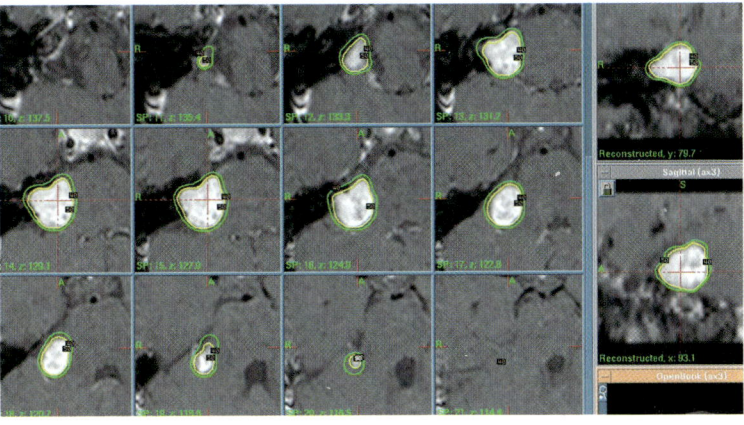

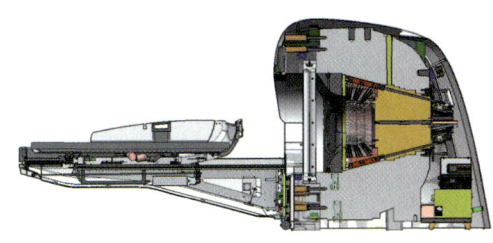

▌ Abb. 2: Rechts: Gamma-Knife-Gerät. Man legt den Patienten in den Strahlapparat, bei dem die Strahlung aus vielen verschiedenen Richtungen kommt. Links: präinterventionelle Planung mit dem Gamma-Knife-Gerät. An dem kleinen Volumen, auf das sich der größte Teil der Strahlung beschränkt, erkennt man, dass die Strahlung sehr konzentriert appliziert wird. [9]

Epidermoide

Epidermoide gehören neben Vestibularisschwannomen und Meningeomen zu den drei wichtigsten Tumorentitäten bei Raumforderungen im Kleinhirnbrückenwinkel.

Epidemiologie

Epidermoide sind relativ selten. Frauen und Männer sind etwa gleich häufig betroffen. Die Mehrzahl der Patienten erkrankt zwischen 20 und 40 Jahren.

Ätiologie

Diese Raumforderungen sind nicht unbedingt Neoplasien im engeren Sinne, da es sich wahrscheinlich um Anwachsungen versprengter epidermaler Zellen handelt. Außerdem zeigen sie ein lineares und kein exponentielles Wachstum wie die klassischen Neoplasien.

Klinik

Die Patienten weisen typische Lokalsymptome auf, z. B. **Trigeminusneuralgie, Fazialisparesen** oder Hörstörungen.

Diagnostik

Im **CT** erscheinen die Epidermoide hypodens und nicht kontrastmittelaufnehmend. Sie können das umliegende Hirngewebe umwachsen.
Da Epidermoide in der MRT fast die gleiche Signalintensität wie Liquor aufweisen (▌ Abb. 3), kann man ein Epidermoid im Kleinhirnbrückenwinkel

evtl. mit einer vergrößerten präpontinen Zisterne verwechseln.
Zur **Differenzialdiagnose** kann die DWI-Sequenz herangezogen werden, in der **Liquor** dunkel, das **Epidermoid** hingegen hell erscheint.

Therapie

Therapie der Wahl ist die Exstirpation, bei der man darauf achtet, dass evtl. vorhandene Tumorzysten nicht ruptu-

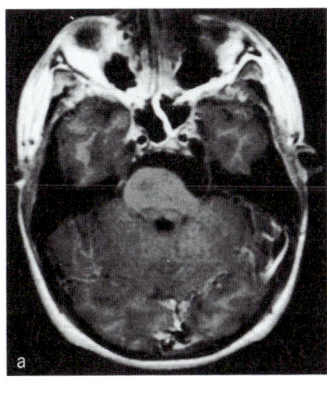

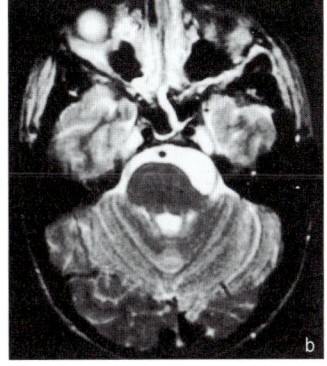

rieren. Diese Komplikation könnte postoperativ zu einer Meningitis führen **(Mollaret-Meningitis).**
Die Resektion gelingt in etwa 80% der Fälle, wobei teilweise die Tumorkapsel belassen werden muss, da sie sehr adhärent am Hirnstamm liegt.

Prognose

Fast alle Patienten können geheilt werden.

▌ Abb. 3: Epidermoid: a) in der T1-Sequenz dunkel; b) in der T2-Sequenz hell. [4]

Zusammenfassung

✖ Die Vestibularisschwannome sind relativ häufige Tumoren und die Leittumoren des Kleinhirnbrückenwinkels.

✖ Sie führen zu Hörverlust und Gleichgewichtsstörungen.

✖ In Abwägung des operativen Risikos sollte therapeutisch zwischen Mikrochirurgie und Gamma-Knife-Bestrahlung gewählt werden.

✖ Prognostisch wichtig sind die Tumorgröße und vor allem der Erhalt des N. facialis.

✖ Epidermoide kommen ebenfalls im Kleinhirnbrückenwinkel vor; sie wachsen i. d. R. nicht exponentiell und können gut geheilt werden.

Metastasen

Eine **solitäre** Metastase ist die einzige Metastase im Körper; weitere Metastasen sind systemisch nicht vorhanden. Eine **singuläre** Metastase ist die einzige Metastase im Gehirn, wobei synchron weitere Metastasen im Körper vorhanden sind.

Epidemiologie

Mit einer Inzidenz von ca. 10 Fällen pro 100 000 Einwohner gehören Metastasen zu den häufigsten intrakraniellen Tumoren. (Im Vergleich dazu liegt die Inzidenz von Lungenkarzinomen bei 80 Fällen pro 100 000 Einwohner und von Kolorektalkarzinomen bei 50 Fällen pro 100 000 Einwohner.)

Ätiologie

Etwa ein Viertel aller Tumoren streuen auch ins ZNS. Metastasen treten dort vorwiegend supratentoriell auf. 15% der Patienten werden mit einer Hirnmetastase als erster Manifestation eines Karzinoms vorstellig. Von diesen Patienten zeigen ca. 50% ein abnormes Thorax-Röntgenbild (entweder durch den Primärtumor oder weitere Metastasen). Diese Tatsache (bronchiale Mitbeteiligung) spiegelt auch die Häufigkeit der Quelltumoren/Primärtumoren der Metastasen wider (▌ Tab. 1). Andere seltenere Karzinome metastasieren häufiger in das ZNS.

> Insbesondere Melanome und Nierenzellkarzinome metastasieren häufig ins ZNS. Metastasen von Melanom- und Chorionkarzinomen bluten oft ein.

Vor allem bei Melanomen gestaltet sich die Suche nach dem Primärtumor schwierig. Das kann zum einen daran liegen, dass Melanome nicht selten übersehen werden, und zum anderen, dass diese besonders immunogen sind und der Primärtumor schon vom Immunsystem verkleinert wurde, bevor er streute.

Das Prostatakarzinom bildet nur sehr selten Metastasen im Gehirn, aber sehr häufig in der Wirbelsäule mit Kompression des Rückenmarks oder der Cauda equina; diese Patienten kommen mit einem Querschnittssyndrom in die Neurochirurgie.

Klinik

Meist werden die Patienten durch Kopfschmerzen mit oder ohne Übelkeit/Erbrechen (Hirndruck) oder sich langsam anbahnende, fokale neurologische Defizite auffällig, weil die Metastasen oft in der hinteren Schädelgrube liegen. Bei einem Viertel der Patienten treten zuerst plötzlich **Krampfanfälle** auf. Dies sollte bei Tumorpatienten als Alarmzeichen gewertet und dringend mittels MRT (notfalls CT) abgeklärt werden.

Diagnostik

Im **CT** zeigt sich eine hypodense Raumforderung, die Kontrastmittel entweder ganz oder ringförmig (Nekrosen) anreichert (zur Differenzialdiagnose ringförmig anreichernder Läsionen siehe ▌ Tabelle 2).

> MAGIC DR (Merkwort für ringförmig kontrastmittelanreichernde Raumforderungen: **m**etastases [häufig], **a**bscess [häufig], **g**lioblastoma [häufig], **i**schemia [selten], **c**lot [Hämatom; selten], **d**emyelination [selten, z. B. bei MS], **r**adiation necrosis).

Charakteristisch für Metastasen ist das deutlich ausgeprägte Ödem, das auch im CT sichtbar ist. Weitere Hinweise auf das Vorliegen von Metastasen gibt das Vorhandensein multipler Läsionen (▌ Abb. 3).

Im **MRT** kann man Metastasen im T1-gewichteten Bild (mit Kontrastmittel) als ringförmig anreichernde oder solide Raumforderung identifizieren (▌ Abb. 1). Die Ausdehnung des perifokalen Ödems ist im T2-gewichteten Bild besonders gut sichtbar (▌ Abb. 2). Für die Identifizierung weiterer kleiner Metastasen eignet sich besonders die FLAIR-Sequenz. Häufig liegen Metastasen kortikal oder an der Mark-Rinden-Grenze.

Therapie

Inwieweit man Metastasen operativ angeht, wird uneinheitlich durchgeführt und kontrovers diskutiert. Grundsätzlich kann man Metastasen nicht kurativ behandeln. Die Entscheidung für einen operativen Eingriff sollte immer im Hinblick auf den Allgemeinzustand des Patienten und die Grunderkrankung (Lebenserwartung!) getroffen werden. Es gibt mehrere Therapieoptionen:

1) **Resektion** und anschließende Bestrahlung in Form von **Ganzhirnbestrahlung** mit ca. 30 – 60 Gy (zur Elimination kleiner weiterer zellulärer Metastasen und Rezidivprophylaxe) oder **lokale Nachbestrahlung** (zur Elimination von Restzellen in der Resektionshöhle) mittels Gamma-Knife oder X/Cyber-Knife (das Gamma-Knife ist für den Kopf besser geeignet, aber nicht überall verfügbar).

Primärtumor	Häufigkeit zerebraler Metastasen (%)
Bronchialkarzinom	45
Mammakarzinom	10
Nierenzellkarzinom	7
Karzinom des Gastrointestinaltrakts	6
Malignes Melanom	5

▌ Tab. 1: Quellen zerebraler Metastasen. [35]

Entität	Besonderheit
Glioblastom/Astrozytom (WHO-Grad III)	Ring irregulär breit
Metastasen	Primärtumor bekannt, massives Ödem
Abszess	Ring schmal und glatt begrenzt
Altes Hämatom (10 – 20 Tage)	Im CT Hypodensität um die Blutung
Strahlennekrose/postoperative reaktive Veränderungen	

▌ Tab. 2: Differenzialdiagnose ringförmig kontrastmittelanreichernder Läsionen.

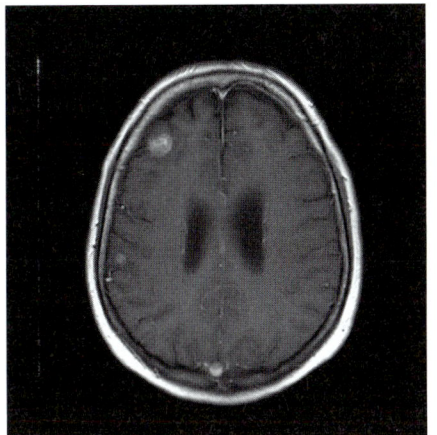

■ Abb. 1: T1-Aufnahme mit Kontrastmittel. Links-frontale Metastase an der Mark-Rinden-Grenze. [Mit freundlicher Unterstützung durch Dr. A. Bink, Neuroradiologie, Prof. Zanella, Frankfurt; 5]

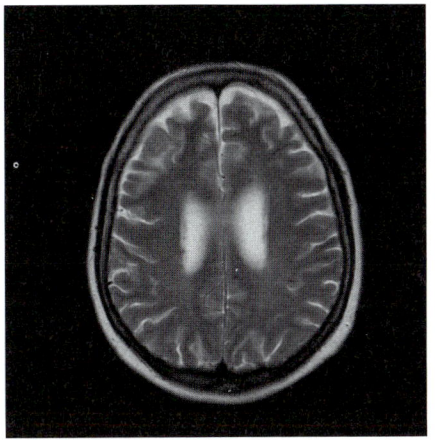

■ Abb. 2: T2-gewichtete Sequenz. Die linksfrontale Metastase (■ Abb. 1) ist kaum zu erkennen. [Mit freundlicher Unterstützung durch Dr. A. Bink, Neuroradiologie, Prof. Zanella, Frankfurt; 5]

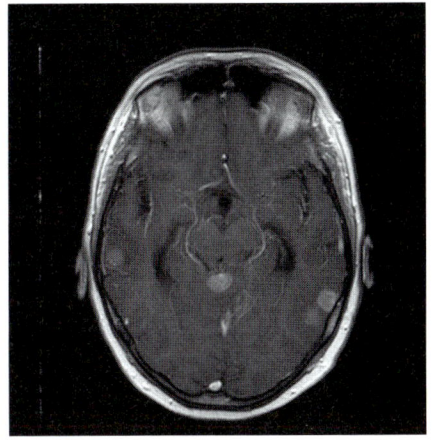

■ Abb. 3: Metastasen in weiter kaudal gelegenen Schichten. [Mit freundlicher Unterstützung durch Dr. A. Bink, Neuroradiologie, Prof. Zanella, Frankfurt; 5]

2) **Primäre Radiochirurgie** der Läsion oder mehrerer Läsionen mittels lokaler, hochfokussierter Bestrahlung, d.h. Radiochirurgie mit dem Gamma- oder X/Cyber-Knife; anschließend sollte eine Ganzhirnbestrahlung folgen.

3) **Stereotaktische Biopsie** zur Diagnosesicherung (5–10% aller in der Bildgebung auffälligen Raumforderungen bei Tumorpatienten sind keine Metastasen); anschließend angepasste Behandlung (bei Metastasen z. B. Bestrahlung).

Chirurgisch wird bei den bekannten generellen Indikationen (Verschlusshydrozephalus, drohende Massenverschiebung, Herniation) und bei strahlenresistenten Tumoren (z. B. Nierenzell-Ca) behandelt.

Darüber hinaus werden singuläre oder solitäre Hirnmetastasen (Ausnahme: bei kleinzelligen Bronchialkarzinomen, die gut auf Strahlen- und Chemotherapie ansprechen) reseziert. Alternativ können singuläre Metastasen (≤ 3 cm) auch radiochirurgisch behandelt werden. Insgesamt entwickelte sich eine an den jeweiligen Patienten angepasste operative bzw. radiochirurgische Therapie, Strahlen- und Chemotherapie. Damit kann man die Lebenserwartung deutlich verlängern und sogar die Lebensqualität dieser Patienten steigern.

Die **Chemotherapie** spielt in der Behandlung von Hirnmetastasen derzeit noch eine untergeordnete Rolle, u. a. weil viele Chemotherapeutika die Blut-Hirn-Schranke (BHS) nicht passieren. Es gibt jedoch erste vielversprechende Ansätze, auch hier wirksame bzw. BHS-gängige Medikamente zu finden oder sie lokal nach Resektion zu applizieren.

Prognose

Die Prognose ist schlecht. Immerhin kann chirurgisch (plus Bestrahlung) die Überlebensrate von wenigen Wochen auf etwa ein Jahr verlängert werden. Die Hälfte der Patienten überleben mehr als zehn Monate (wenn nur eine Ganzhirnbestrahlung durchgeführt werden kann: sechs Monate); einige Patienten leben sogar bis zu 21 Monaten. Meist stellt die Grunderkrankung den limitierenden Faktor dar.

Wichtig für die Prognose sind vor allem der Karnofsky-Index, das Alter des Patienten und der Umstand, ob der Primärtumor unter Kontrolle gebracht werden konnte. Alle drei Parameter gehen in die sog. RPA-Klasse (recursive partitioning analysis; s. Anhang) ein.

Zusammenfassung

✖ Metastasen gehören zu den häufigsten zerebralen Tumoren.

✖ Metastasen werden meist durch Kopfschmerzen symptomatisch und imponieren in der Bildgebung vor allem als ringförmig kontrastmittel-anreichernde Läsionen.

✖ Therapeutisch hat man mehrere Optionen, wobei chirurgische und radiochirurgische Interventionen derzeit die wirkungsvollsten sind.

✖ Die Prognose ist meist durch die Grunderkrankung limitiert.

Tumoren der hinteren Schädelgrube

Tumoren der hinteren Schädelgrube sind bei Erwachsenen meist Metastasen. Ein Tumor der hinteren Schädelgrube gilt so lange als Metastase, bis das Gegenteil bewiesen ist.

Bei Kindern ergibt sich allerdings eine andere Häufigkeitsverteilung. Hier stehen Astrozytome und Medulloblastome im Vordergrund.

In diesem Kapitel sollen die für die hintere Schädelgrube typischen primären Tumoren besprochen werden: Hämangioblastome, Medulloblastome, pilozytäre Astrozytome, Ependymome und das Plexuspapillom.

Hämangioblastom

Das Hämangioblastom ist ein seltener, gutartiger Tumor (WHO-Grad I).

Epidemiologie
Das Hämangioblastom macht etwa 10% der Tumoren der hinteren Schädelgrube aus, tritt aber auch in anderen Teilen des Nervensystems (u. a. der Retina) auf.

Ätiologie
Das Hämangioblastom besteht aus einem Nidus (Nest) stark vaskularisierten Tumors, der sehr oft von einer großen Zyste umgeben ist und an „eine Erdbeere in viel Sahne" (Grossmann 2003, 343) erinnert.

Klinik
Da die meisten Hämangioblastome im Kleinhirn entstehen, weisen die Patienten typische Kleinhirnsymptome wie Dysmetrie, Ataxie und Schwindel auf. Oft produzieren die Tumoren ein Erythropoetin-ähnliches Protein, das zu einer Hämatokriterhöhung führt.

Diagnostik
Die Diagnose stellt man im **MRT,** wo die Tumoren selbst Kontrastmittel stark anreichern, die Zystenwand hingegen meist nicht (▌Abb. 1).

Therapie
Operativ können die Tumoren meist vollständig kurativ reseziert werden; dies ist wichtig, um Rezidive zu vermei-

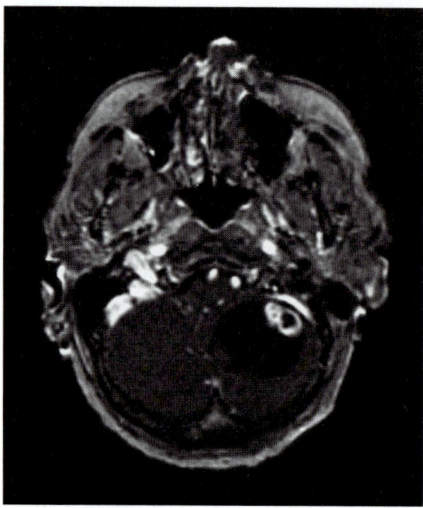

▌ Abb. 1: Axiales T1-gewichtetes Bild mit Kontrastmittel. Hämangioblastom der linken Kleinhirnhemisphäre; der Nidus reichert deutlich Kontrastmittel an. [4]

den. Der stark vaskularisierte Tumor stellt eine Blutungsgefahr dar, die durch atraumatische Koagulation rund um den Tumor vermieden werden kann. Die begleitende Zyste geht oft selbständig zurück.

Prognose
Perioperative Morbidität und Mortalität sind gering.

Von-Hippel-Lindau-Syndrom
Die Hämangioblastome sind die Leittumoren des Von-Hippel-Lindau-Syndroms (Eugen v. Hippel [1867–1939], dt. Ophthalmologe aus Heidelberg; Arvid Lindau [1892–1958], schwed. Pathologe). Hierbei treten die Hämangioblastome multipel im ZNS auf und sind oft kombiniert mit Nierenzellkarzinomen und Phäochromozytomen. Die Krankheit wird autosomal-dominant vererbt, wobei es in der Hälfte der Fälle zu spontanen Mutationen kommt. Ein Viertel der Hämangioblastome ist mit der Von-Hippel-Lindau-Krankheit assoziiert. Die Behandlung der Patienten erfolgt interdisziplinär vor allem durch Neurochirurgen und Urologen in speziellen Zentren. Die Tumoren wachsen in Schüben und sind jahrelang stabil. Die Nierenzellkarzinome limitieren die Prognose der Patienten.

Ependymome

Epidemiologie
Ependymome sind selten (zwei Fälle auf 1 000 000 Einwohner pro Jahr). Sie befinden sich im Wesentlichen in der hinteren Schädelgrube (vor allem **am Boden des IV. Ventrikels**) und am **Filum terminale** im Spinalkanal. Die Tumoren treten besonders bei Kindern auf (Durchschnittsalter 6,5 Jahre). Die spinalen Ependymome finden sich allerdings vor allem bei Erwachsenen.

Ätiologie
Diese Tumoren entstehen aus dem Epithel, das die Ventrikelwände auskleidet.

Klinik
Die Patienten klagen über die klassischen Zeichen bei Tumoren der hinteren Schädelgrube: Kopfschmerzen und Übelkeit durch den erhöhten Hirndruck (gestörte Liquorpassage), Ataxie und Schwindel. Ist der Boden des IV. Ventrikels infiltriert, können auch Hirnnervenausfälle – N. abducens (N. VI), N. facialis (N. VII) – auftreten. Außerdem kommt es bei Ependymomen vor, dass die Patienten trotz Antiemetika erbrechen, wenn die Area postrema betroffen ist.

Diagnostik
Diagnostisch hilft das **MRT,** wobei der Tumor bei Kindern oft von einem PNET oder einem pilozytischen Astrozytom abgegrenzt werden muss. Hierbei ist manchmal richtungsweisend, dass Ependymome eher inhomogen Kontrastmittel anreichern und am Boden des IV. Ventrikels lokalisiert sind. Medulloblastome befinden sich dagegen meist im Fastigium (Dach) und sind neben der Mittellinie lokalisiert.

Therapie
Therapeutisch werden die Tumoren reseziert und anschließend bestrahlt. Die Operation ist schwierig, da unter dem Boden des IV. Ventrikels wichtige Hirnnervenkerne liegen. Die perioperative Mortalität ist dennoch gering, da – um den Patienten nicht zu gefährden –

eher etwas Restgewebe belassen und anschließend bestrahlt wird.

Prognose

Da der Zellverband der Tumoren oft locker ist, kommt es in einer Großzahl der Fälle zu sog. Abtropfmetastasen über den Liquor in den Spinalkanal. Die 5-Jahres-Überlebensrate beträgt bei kompletter Resektion und Bestrahlung 40–80%.

PNET/Medulloblastom

Epidemiologie

Die PNET/Medulloblastome gehören mit einem Anteil von einem Fünftel aller pädiatrischen ZNS-Tumoren zu den häufigsten ZNS-Tumoren bei Kindern. Insgesamt ist ihr Anteil mit etwa 2% aller Hirntumoren gering.

Ätiologie

Unter PNET (primitive neuroektodermale Tumoren) fasst man eine Reihe von Hirntumorentitäten zusammen, deren Namen früher auf -blastom endeten. Diesen ist gemeinsam, dass sie von frühen primitiven Zellen (Blasten; *griech.* blastos: Keim, Spross) des Neuroektoderms abstammen. Je nach Lokalisation ihres Auftretens bekamen sie unterschiedliche Namen: Medulloblastom (Medulla oblongata), Pinealoblastom (Glandula pinealis), Ästhesioneuroblastom (Olfaktoriusrinne). Der häufigste PNET ist das Medulloblastom (WHO-Grad IV): zum einen der häufigste maligne Hirntumor bei Kindern und zum anderen für etwa ein Viertel aller pädiatrischen Hirntumoren verantwortlich. Die Tumoren wachsen im Dach des IV. Ventrikels und verursachen durch die Obstruktion der Liquorausflussbahn häufig einen Hydrozephalus.

Klinik

Symptomatisch werden die Kinder mit Kopfschmerzen und Übelkeit/Erbrechen (durch den Hirndruck und ggf. auch durch lokale Störung der Area postrema) und einer Rumpfataxie (das Spinocerebellum – verantwortlich für das Rumpfgleichgewicht – ist betroffen).

Typisch ist der morgendliche Kopfschmerz (durch nächtliche Hypoventilation mit Hyperkapnie und zerebraler Vasodilatation mit Hirndruckanstieg), der sich nach dem Erbrechen bessert (durch Hyperventilation beim Erbrechen).

> Nüchternerbrechen bei Kindern ist immer verdächtig auf einen Hirntumor.

Diagnostik

Die Kinder werden i. d. R. zuerst mit einer **MRT** untersucht. Dort erscheinen die Tumoren hypodens zu weißer Substanz in der T1- und sehr variabel in der T2-Sequenz. Die Ependymome (Differenzialdiagnose!) sind hingegen hypodens und verkalken eher. Es ist wichtig, die bei Ependymomen besonders häufig vorkommenden Abtropfmetastasen im Spinalkanal zu finden.

Therapie

Man muss die Tumoren so weit wie möglich resezieren; dies gelingt wegen einer Invasion in den Hirnstamm selten komplett. Im Anschluss daran folgt meist eine Bestrahlung, auf die die Tumoren gut ansprechen.

Prognose

Kann man den Tumor komplett entfernen und haben sich keine Metastasen über den Liquor absetzen können (erkennbar in den Zellen des postoperativen Liquors), so leben drei Viertel der Kinder länger als fünf Jahre. Etwa 55% der Kinder, deren Tumor komplett entfernt werden konnte, können als geheilt angesehen werden.

Pilozytisches Astrozytom

Epidemiologie

Das pilozytische Astrozytom (WHO-Grad I) ist ein häufiger Hirntumor bei Kindern und Jugendlichen. Im Haupterkrankungsalter von 10–20 Jahren machen diese Tumoren mehr als ein Viertel aller Hirntumoren aus. Man kann von etwa 5–10 Fällen pro eine Mio. Einwohner ausgehen. Pilozytische Astrozytome treten vor allem in den Hemisphären des Kleinhirns auf. Außerdem finden sie sich häufig in **N. opticus, Chiasma opticum** und **Hypothalamus.**

Ätiologie

Der Tumor entsteht aus sog. Precursorzellen der Astrozyten. Es besteht ein Zusammenhang zur Neurofibromatose Typ 1.

Klinik

Die Symptomatik gleicht der oben besprochenen typischen Symptomatik der Tumoren der hinteren Schädelgrube.

Diagnostik

In etwa der Hälfte der Fälle bildet der Tumor eine Zyste mit einem Nodulus, der in der **MRT** Kontrastmittel anreichert (im Gegensatz zum Astrozytom WHO-Grad II).

Therapie

Therapeutisch muss man den Tumor exstirpieren (komplett resezieren).

Prognose

Die operative Letalität liegt bei 0%, die 5-Jahres-Überlebensrate ist etwa 90%.

Zusammenfassung

✖ Die Tumoren der hinteren Schädelgrube gelten bei Erwachsenen bis zum Beweis des Gegenteils als Metastasen.

✖ Bei Kindern findet man vorwiegend Astrozytome und Medulloblastome.

✖ Jedes Nüchternerbrechen bei Kindern ist tumorverdächtig.

✖ Bis auf die Hirnstammgliome habe die Tumoren der hinteren Schädelgrube eine gute Prognose.

Der amerikanische Chirurg Harvey Cushing (s. S. 106) entdeckte, dass kleine Adenome der Hypophyse **Fettleibigkeit** und eine **Atrophie der Genitalien** verursachen können.

50% der Hypophysentumoren sind **Prolaktinome.** Neben den Prolaktinomen gibt es noch Tumoren, die **Somatotropin** (15%; Akromegalie) bzw. **ACTH** (8%; Morbus Cushing), **TSH** (1%; Hyperthyreose) und **FSH-LH** (1%; Zyklusstörungen) produzieren.

Die zu operierenden Tumoren kann man nach ihrer Häufigkeit in drei Gruppen gliedern:

1) Hormoninaktive Tumoren
2) Häufige Sellatumoren: wachstumshormonproduzierende Tumoren, Prolaktinome, ACTH-produzierende Tumoren, Kraniopharyngeome
3) Seltene Sellatumoren: Thyreotropin-bildende Tumoren (TSH-ome), Rathke-Zysten, Kolloidzysten.

> Die meisten Hypophysenadenome, die operiert werden können, bezeichnet man als hormoninaktiv, weil sie metabolisch relevante Hormone (z. B. Gonadotropine) nur in geringer Menge produzieren.

Die **Anatomie der Hypophysenregion** ist enorm wichtig für die Arbeit der Neurochirurgen. Auch wenn z. B. der Zugang transsphenoidal durch die Nase oder unter den Lippen äußerlich harmlos erscheint, sind die Operationen doch meist gefährlich und erfordern großes manuelles Geschick, da lateral der Hypophyse die beiden Karotiden und der Sinus cavernosus liegen (❚ Abb. 1).

Epidemiologie

Die Inzidenz der Hypophysentumoren beträgt etwa eine Erkrankung pro 100 000 Einwohner pro Jahr. Sie machen 10–15% aller intrakraniellen Tumoren aus. Die Adenome treten meist zwischen dem 30. und 40. Lebensjahr in Erscheinung. Etwas weniger als die Hälfte der Tumoren sind sehr klein (< 5 mm).

Auf drei operierte hormoninaktive Tumoren kommt etwa ein Tumor aus der Gruppe der häufigen Hypophysentumoren.

Kraniopharyngeome sind Tumoren, die vor allem bei Jugendlichen auftreten, mit einem zweiten Altersgipfel zwischen 50 und 60 Jahren.

Ätiologie

Die meisten sellären Tumoren sind benigne. Diejenigen, die von den Zellen der Hypophyse (90% vom Lobus anterior) ausgehen, bezeichnet man als Hypophysenadenome. Diese können wiederum nach ihrer Größe in **Mikroadenome** (< 1 cm Durchmesser) und **Makroadenome** (> 1 cm Durchmesser) bzw. in endokrin aktive (ca. 70%) und endokrin inaktive (ca. 30%) Tumoren unterteilt werden.

Weitere wichtige Raumforderungen, die an dieser Stelle auftreten, sind das **Kraniopharyngeom** (das aus entdifferenzierten Plattenepithelzellen entlang der Rathke-Tasche entsteht), **Meningeome, Metastasen, Keimzelltumoren** (z. B. Germinome, Teratome, Chorionkarzinome, Embryonalzelltumoren, endodermale Sinustumoren) und die **Rathke-Zyste** (Zyste der Rathke-Tasche: embryonaler Vorläufer des Hypophysenvorderlappens). Die Rathke-Zyste kann nach inkompletter Resektion in ein Kraniopharyngeom übergehen, da sie vom gleichen Vorläufergewebe abstammt.

Klinik

Man muss bei den Symptomen der Patienten mit hypophysären Tumoren die **Störung der endokrinen Sekretion** von der **Kompression des Chiasma opticum** abgrenzen.

Die Störung des Sehvermögens kann von bitemporaler Hemianopsie über Visusverminderung bis zur Optikusatrophie mit totaler Blindheit fortschreiten.

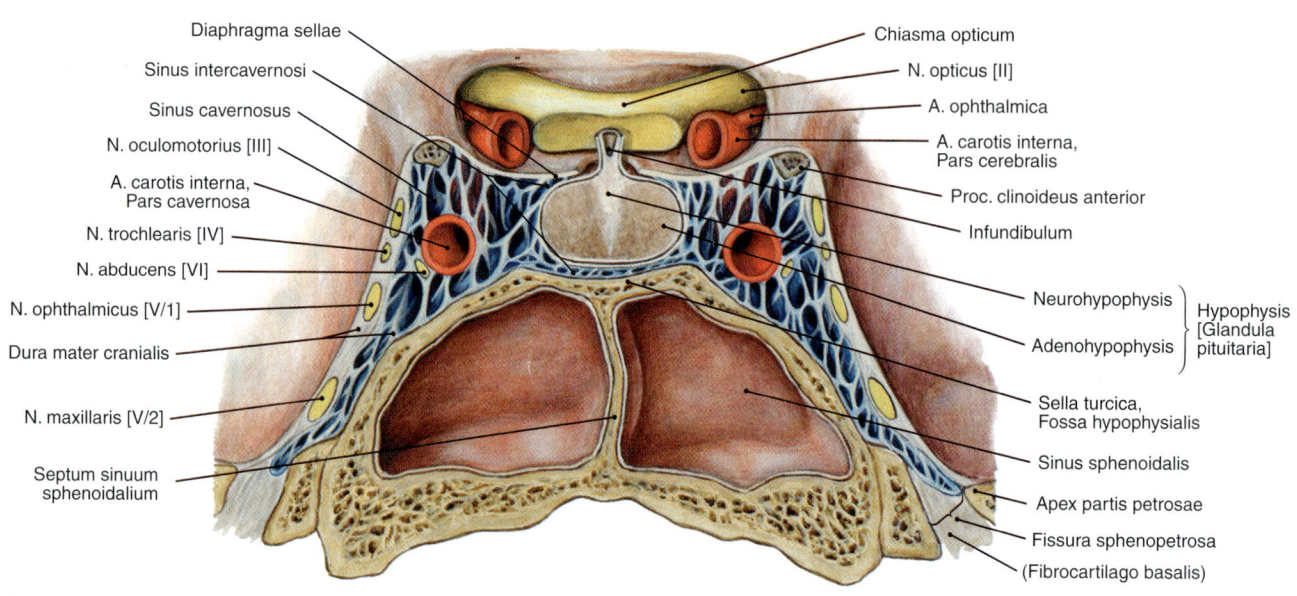

❚ Abb. 1: Anatomie der Hypophyse mit wichtigen zerebralen Gefäßen und Hirnnerven. [22]

Tumor/Syndrom	Symptome
Prolaktinom	Amenorrhö, Galaktorrhö, Impotenz
Akromegalie	Grober Gesichtsschädel, dickere Haut, hypertrophe Kardiomyopathie, arterielle Hypertonie, Nervenengpasssyndrome, Schlafapnoe, Diabetes mellitus (Growth-Hormon wirkt dem Insulin entgegen und erhöht den Glukosespiegel)
Morbus Cushing	Adipositas mit Vollmondgesicht und Stiernacken, Hautatrophie mit roten Hautstriae und Akne, Bluthochdruck, Diabetes mellitus, Impotenz, Menstruationsstörungen, Muskelschwäche, Depression, Osteoporose, Blutungsneigung
Hyperthyreose	Kreislaufhyperdynamie, Gewichtsverlust, Wärmeintoleranz, Haarausfall, Fingertremor
Hypokortisolismus	Orthostatische Hypotonie

▎ Tab. 1: Übersicht Hypophysensyndrome.

Die Störung der endokrinen Sekretion durch die Beeinträchtigung der Hypophyse betrifft nacheinander die Hormonsysteme, die vital weniger wichtig sind, bis zu Funktionen mit vitaler Bedeutung (Nebennierenrinde!).
Bei Frauen macht sich eine Hypophysenstörung zuerst durch eine Amenorrhö bemerkbar. Männer erfahren eine Potenzminderung mit Libidoverlust, die aber selten zum Arztbesuch führt. Die infolge einer Hypophysenerkrankung auftretende Adynamie bei Hypothyreose wird oft als Jodmangelstruma fehlinterpretiert (auch hier ist das TSH erhöht). Erst spät kommt es zur Beeinträchtigung der vitalen Nebennierenrindenfunktion.

Kraniopharyngeome entstehen zwischen den beiden Hypophysenlappen und führen zum Diabetes insipidus. Da diese Tumoren bevorzugt bei jungen Leuten auftreten, vermutet man bei der Symptomatik Polydipsie und Polyurie zunächst eher einen Diabetes mellitus.
Endokrin aktive Tumoren verursachen die klassischen Syndrome, die in
▎ Tabelle 1 dargestellt sind.
Ab einer gewissen Größe der Tumoren treten Symptome, die durch die Raumforderung verursacht werden, hinzu:

▶ Chiasmakompressionssyndrome (Visus-, Gesichtsfeldverlust)

▶ Kopfschmerzen durch den Liquoraufstau
▶ Liquorrhö durch Liquorfisteln (bei invasiven Tumoren).

Störungen durch Beeinträchtigung des Hypothalamus – z. B. Übergewicht oder Veränderungen im Tag-Nacht-Rhythmus – sind selten.
Als **Nelson-Syndrom** bezeichnet man eine Überproduktion von ACTH und MSH nach bilateraler Adrenalektomie. Die exzessive MSH-Produktion (Wegfall der negativen Rückkopplung durch Kortisol) führt zu Hyperpigmentation und leichter Muskelschwäche.

Prolaktin (ng/ml)	Interpretation	Ursachen
< 25	Normal	
25–150	Moderate Erhöhung	▶ Prolaktinom ▶ Desinhibition durch Reduktion der Hemmung bei Infundibulumkompression ▶ Pharmaka (Dopaminantagonisten) ▶ Primärer Hypothyreoidismus
>150	Stark erhöht	▶ Prolaktinom

▎ Tab. 2: Deutung und Ursachen eines erhöhten Prolaktinwertes.

Selläre Tumoren II

Diagnostik

Für die verschiedenen Syndrome gibt es jeweils charakteristische **endokrinologische Tests**. Diese werden allerdings im Vorfeld vom zuweisenden Endokrinologen, Hausarzt oder Pädiater durchgeführt. Eine Übersicht über die Tests, die dem Neurochirurgen präoperativ vorliegen sollten, bietet ▌Tabelle 2. Die **Dünnschicht-MRT** ist die diagnostische Methode der Wahl, weil sich hier auch kleine Adenome darstellen lassen. Man erkennt die Hypophyse immer, weil sich die Neurohypophyse im nativen T1-Bild hyperintens zur Adenohypophyse darstellt (▌Abb. 2).

> In der Hypophyse ist die Blut-Hirn-Schranke aufgehoben. Deshalb erscheint sie bei Darstellungen mit Kontrastmittel hyperintens.

Man achtet bei der Befundung vor allem darauf, ob die Tumoren den Sinus cavernosus oder den III. Ventrikel infiltrieren und wie nahe sie an den Karotiden (im MRT schwarz; s. S. 6) und am Chiasma opticum liegen (▌Abb. 3, 4 und 5). Besonders kleine Tumoren wie z.B. beim Morbus Cushing werden auch im MRT nicht immer erkannt.

Therapie

Endokrin aktive Tumoren sind oft nicht raumfordernd. Auch ihr Metastasierungspotenzial ist gering. Trotzdem müssen sie **chirurgisch** entfernt werden, da die Gefahr von Langzeitschäden durch die endokrine Hyperaktivität besteht. Einzige Ausnahme ist das Prolaktinom, das auch medikamentös durch Dopaminagonisten behandelt werden kann. Man sollte allerdings beachten, dass durch weitere Vergrößerung eine schon bestehende Hemianopsie irreparabel und das Gesichtsfeld noch mehr eingeschränkt wird.

Alle anderen Hypophysentumoren sollten prinzipiell ebenfalls chirurgisch entfernt werden, wobei man bei Patienten mit operativen Risiken auch engmaschig kontrollieren oder ggf. strahlentherapieren kann.

Im Vorfeld einer Operation werden verschiedene Tests durchgeführt, um die Baseline-Funktion des Patienten zu ermitteln. Dazu gehören eine Gesichtsfeldperimetrie und die laborchemische Abklärung der Hypophysenfunktion: TSH, T_3, T_4; Prolaktin; FSH, LH, Östrogen, Testosteron; IGF-1; Nüchternglukose (erniedrigt bei sekundärem Hypoadrenalismus).

Der operative Zugang erfolgt meist durch die Nase (Sinus sphenoidalis; ▌Abb. 6).

Postoperativ achten die Neurochirurgen vor allem darauf, ob sich ein **Diabetes insipidus** (s. Spezielle Komplikationen) oder eine **Kortisolinsuffizienz** entwickelt, da beide Zustände potenziell lebensbedrohlich sind.

Kortisol wird nach der Operation substituiert und erst im Lauf der ersten Woche schrittweise reduziert.

Krankheit	Test	Normwerte
Prolaktinom	Prolaktinspiegel	< 25 ng/ml*
Akromegalie	▸ Nüchtern-IGF-1-Spiegel ▸ Orale Glukosetoleranz	▸ < 1,5 U/ml ▸ Ausbleiben des GH-Abfalls
Morbus Cushing	Dexamethason-Suppressionstest	< 5 ng/dl nach nächtlicher Gabe von 1 mg Dexamethason

* Der Prolaktinspiegel kann auch durch den sog. „stalk effect" erhöht sein: Durch Druck auf das Infundibulum wird die Sekretion von Dopamin (Prolaktin-inhibiting-Faktor) gehemmt; dies führt zum Ansteigen des Prolaktinspiegels.

▌Tab. 2: Übersicht über präoperative Tests bei V. a. hormonaktiven Hypophysentumor. [35].

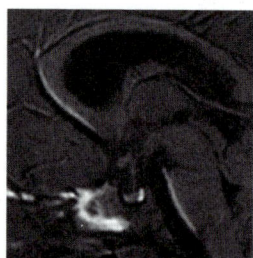

▌Abb. 2: Hypophyse eines Gesunden im T1-gewichteten Nativbild. Die Neurohypophyse stellt sich leicht hyperintens dar. [Mit freundlicher Unterstützung durch Dr. A. Bink, Neuroradiologie, Prof. Zanella, Frankfurt; 5]

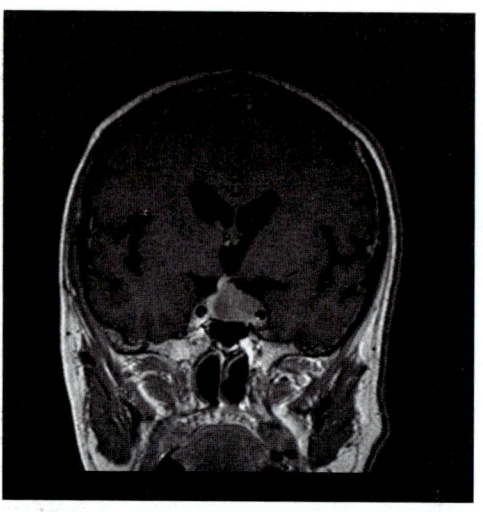

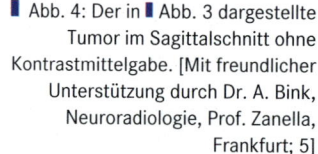

▌Abb. 3: T1-gewichtetes Bild eines Hypophysentumors im Koronarschnitt. [Mit freundlicher Unterstützung durch Dr. A. Bink, Neuroradiologie, Prof. Zanella, Frankfurt; 5]

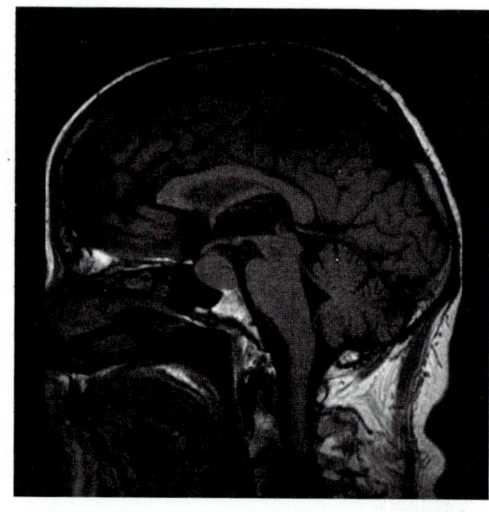

▌Abb. 4: Der in ▌Abb. 3 dargestellte Tumor im Sagittalschnitt ohne Kontrastmittelgabe. [Mit freundlicher Unterstützung durch Dr. A. Bink, Neuroradiologie, Prof. Zanella, Frankfurt; 5]

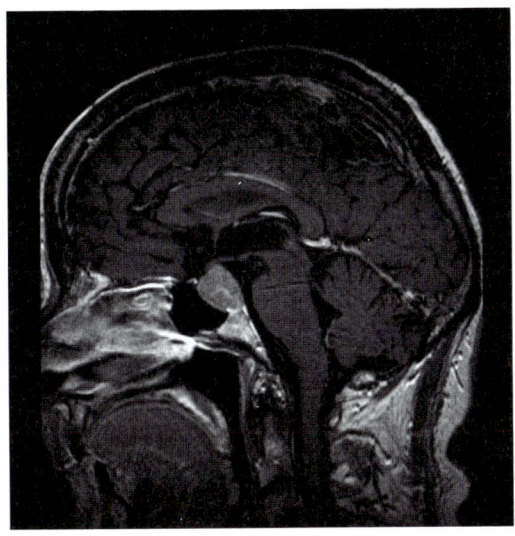

■ Abb. 5: Das korrespondierende Bild zu ■ Abb. 4 mit Kontrastmittelgabe: Der Tumor reichert kaum Kontrastmittel an. [Mit freundlicher Unterstützung durch Dr. A. Bink, Neuroradiologie, Prof. Zanella, Frankfurt; 5]

iden und anschließender notfallmäßiger Operation.

Prognose

Die Raten der kompletten Remission hängen von den verschiedenen Tumoren und ihrer lokalen Ausbreitung ab.

Bei Hypophysenadenomen können fast 80% der Patienten geheilt werden. Bei den Patienten mit Akromegalie kann der Wachstumshormonspiegel in 50–80% der Fälle kontrolliert werden. Ohne Therapie haben diese Patienten eine reduzierte Lebenserwartung, vor allem wegen der kardiovaskulären Komponente der Erkrankung (Kardiomyopathie, Hypertonie, Diabetes mellitus). Gelenkerkrankungen, periphere Engpasssyndrome, die Schlafapnoe und der Diabetes mellitus sind oft reversibel.

Spezielle Komplikationen
Diabetes insipidus
Der Diabetes insipidus ist ein häufiges Problem nach Hypophysenmanipulation. Die Gefahr für den Patienten liegt in der Dehydratation. Die klinische Symptomatik ist durch hohe Urinproduktion (> 250 ml/h in zwei aufeinanderfolgenden Stunden), niedrige Urinosmolalität und gesteigertes Durstgefühl gekennzeichnet. Therapeutisch bilanziert man den Patienten, d. h., man gleicht den Verlust durch Infusionen wieder aus. Wenn dies nicht ausreicht, erfolgt die Gabe von Desmopressin, einem ADH-Analogon.

Hypophysenapoplexie
Die Hypophysenapoplexie kann sehr schnell zur Erblindung des Patienten führen. Der Patient verspürt plötzliche Kopfschmerzen – meist kombiniert mit einem visuellen Defizit oder einer Au-

genmuskellähmung (Ophthalmoplegie). Diese Symptome sind hervorgerufen durch die plötzliche Einblutung eines Hypophysenadenoms. Therapiert wird mit sofortiger Gabe von Glukokortiko-

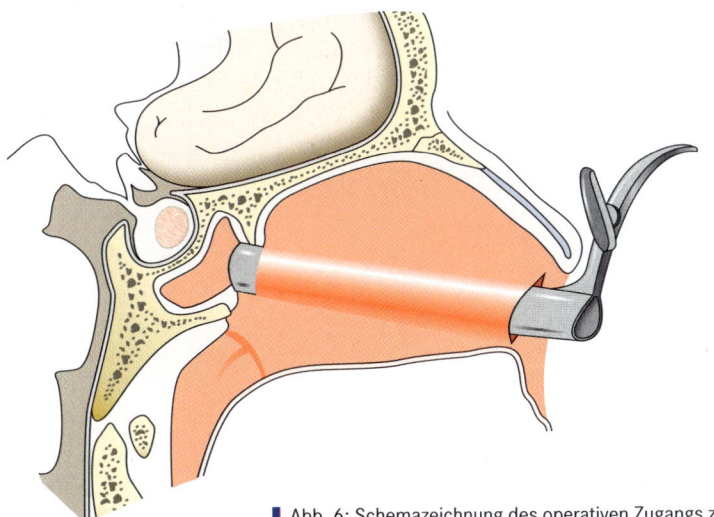

■ Abb. 6: Schemazeichnung des operativen Zugangs zur Hypophyse. [10]

Zusammenfassung
✖ Selläre Tumoren sind meist benigne. In der Gruppe der intrakraniell gelegenen Tumoren sind sie relativ häufig.
✖ Selläre Tumoren werden durch Gesichtsfeldeinschränkungen oder endokrinologische Störungen symptomatisch.
✖ Man sollte die endokrinologisch aktiven und größenprogredienten Tumoren operativ entfernen.
✖ Postoperativ kommt es häufig zum Diabetes insipidus.

Kraniale Operationen

Wenn man weiß, wie eine (komplikationslose) Operation in groben Zügen abläuft, fällt es leichter zu assistieren. Dieses Kapitel soll als ein Einstieg für einfache Operationen dienen, bei denen man des Öfteren assistieren kann.

Ventrikuloperitonealer Shunt (VP-Shunt)

Die typischen Indikationen für die Operation sind der akute und der chronische Hydrozephalus. Der Katheter wird in das Vorderhorn des rechten Seitenventrikels gelegt, um mögliche Schäden an der sprachdominanten Seite zu vermeiden.
Man bringt den Patienten in Rücken- und Kopftieflage und platziert evtl. noch ein Kissen unter eine Schulter.

> Über dem sog. Kocher-Cushing-Punkt, der 12 cm oberhalb der Nasions und 2,5 cm neben der Mittellinie liegt, wird ein Bohrloch angelegt. Sieht man den Knochen, so sollte dieser Orientierungspunkt etwa 1 cm vor der Koronarnaht liegen (▌ Abb. 1).

Der Kocher-Cushing-Punkt ist benannt nach Emil Theodor Kocher (1841–1917, schweiz. Chirurg und Nobelpreisträger), der auch mit Harvey Cushing (s. S. 106) zusammenarbeitete.
Parallel dazu sollte man einen Bauchschnitt in Höhe des Nabels machen, um das Peritoneum freizulegen.
Am Kopf wird nach gründlicher Rasur im OP der Hautschnitt parallel zur Mittellinie durchgeführt; man koaguliert Blutungsquellen in der Kopfhaut und setzt einen Spreizer ein. Danach kratzt man die Galea mit der Raspel ab und legt das Bohrloch an, um ein Abknicken des Katheters zu vermeiden.
Anschließend erfolgen eine punktförmige Koagulation der Dura und eine kreuzförmige Inzision, evtl. eine punktförmige Koagulation des Kortex sowie dessen Eröffnung mit der bipolaren Pinzette. Man koaguliert hier, weil der Mandrin, den man zum Einführen des Katheters benutzt, Dura und Kortex nicht allzu sehr mit nach unten ziehen soll; dadurch könnte sich z. B. ein epidurales Hämatom bilden. Der Ventrikel-

katheter wird dann mit dem Mandrin vorgeschoben. Dabei nimmt man die virtuelle Kreuzung einer **Linie vom ipsilateralen medialen Augenwinkel senkrecht nach hinten** mit einer **Linie vom äußeren Gehörgang senkrecht zur Seite** als Zielpunkt (▌ Abb. 1–3).
Sobald man im Vorderhorn ist, entleert sich Liquor, worauf man den Mandrin zurückzieht und den Katheter noch 1–2 cm vorschiebt. Dann sollte man die Drainage abklemmen, sodass möglichst wenig Liquor entweicht.

> Wenn man nach einer Tiefe von 6 cm keinen Liquor erhält, befindet man sich nicht im Vorderhorn; man sollte zurückziehen und unter neuem Trajekt nochmals punktieren.

Nun kann der Peritonealkatheter bis zum Bauchschnitt verlegt werden; mit einem großen Trokar wird subkutan vorgeschoben, wobei oft Entlastungsschnitte retroaurikulär und im Bereich des Rippenbogens nötig sind. Der Ventrikel- und der Peritonealkatheter werden mit dem Shuntventil verbunden. Die Katheter dürfen nicht unter Spannung stehen und nirgends abknicken. Auch die spontane Ventilfunktion sollte man nochmals überprüfen, indem man den Anästhesisten z. B. bittet, ein Valsalva-Manöver durchzuführen.
Der Peritonealkatheter wird im Peritoneum versenkt und mit einer Tabaksbeutelnaht befestigt. Postoperativ sollte man die Lage des Shuntkatheters und die Ventilstellung radiologisch kontrol-

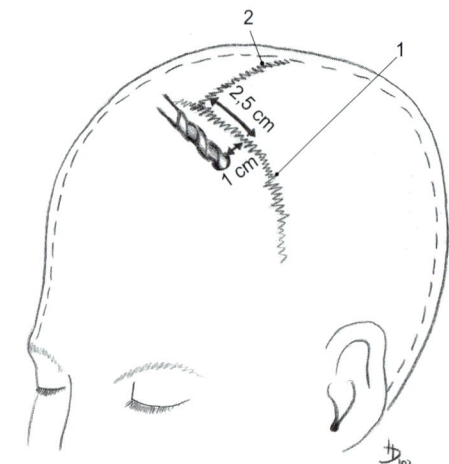

▌ Abb. 1: Bohrloch am Kocher-Cushing-Punkt. 1: Kranznaht, 2: Pfeilnaht. [8]

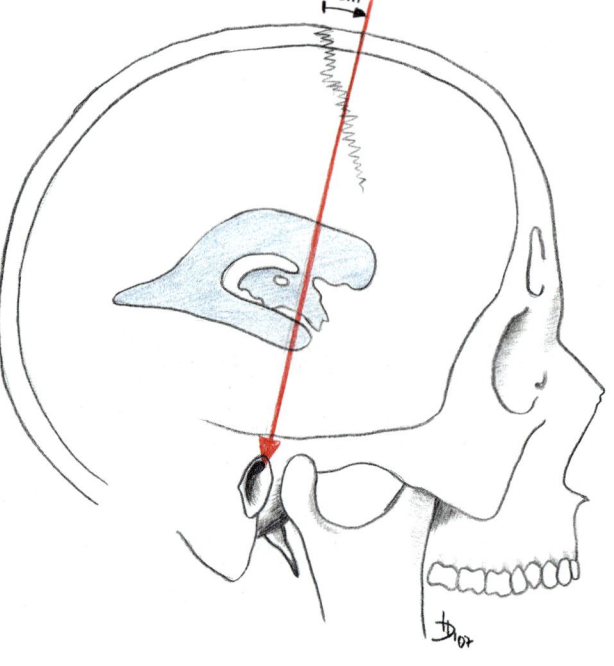

▌ Abb. 2: Sagittale Trajektion für die Ventrikelpunktion. Die Orientierung gelingt mithilfe des Meatus acusticus externus. [8]

lieren. Dafür sind ein Schädel-CT, eine seitliche Röntgenaufnahme des Schädels und eine Abdomenaufnahme in zwei Ebenen nötig.

Drainage eines chronischen Subduralhämatoms

Auch bei diesem Eingriff könnte man als Student die Möglichkeit zur Assistenz haben.

Es gibt verschiedene Drainagetechniken: Man kann entweder **ein** oder **mehrere Bohrlöcher** anlegen, eine kleine Kraniotomie durchführen oder eine Trepanation mit dem Handbohrer vornehmen und eine kleine Hohlschraube in die Kalotte eindrehen. Das Hämatom liegt meist frontotemporoparietal. Die Lage der Bohrlöcher muss an das Hämatom angepasst werden.

Der Patient wird in Rückenlage gebracht; der Kopf wird im Bereich des geplanten Hautschnitts rasiert. Es folgt ein Hautschnitt auf der entsprechenden Seite über dem Hämatom.

> Insbesondere in der Neurochirurgie gilt: Die Operation darf nicht begonnen werden, wenn die aktuellen CT- und Röntgenbilder des Patienten nicht vorliegen.

Das Bohrloch sollte nicht über dem Sulcus centralis liegen: Es ist wichtig, sich bereits von außen dessen Lage klarzumachen. Eine eventuelle Verletzung des primären motorischen oder sensorischen Kortex beim Einlegen der Drainagen ist unbedingt zu vermeiden. Von außen lässt sich der Sulcus centralis nach verschiedenen Methoden lokalisieren:

▶ Der Sulcus centralis befindet sich auf der geraden Verbindung von äußerem Gehörgang und Scheitel.
▶ Genauer liegt man, wenn man auf dem Scheitel die Hälfte der Strecke von Nasion zu Inion nimmt und von dort nochmals 2 cm nach hinten geht. Hier befindet sich das obere Ende des Sulcus centralis.
▶ 3,5 – 4,5 cm hinter der Sutura coronaria findet man das obere Ende des Sulcus centralis.

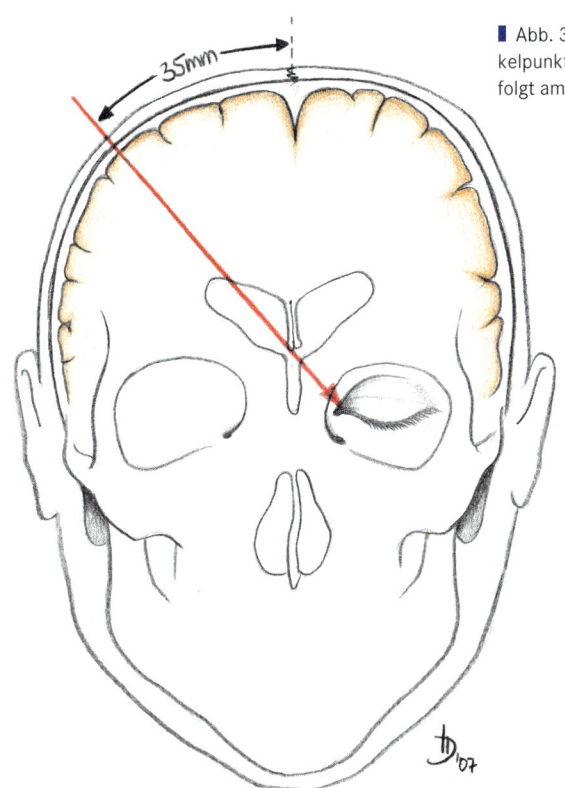

■ Abb. 3: Koronare Trajektion für die Ventrikelpunktion. Die Orientierung nach medial erfolgt am medialen Augenwinkel. [8]

35 mm

Es folgen Koagulation und Inzision der Dura – wie bei der Anlage des VP-Shunts beschrieben. Dann beginnt man mit der Koagulation und Inzision der äußeren Hämatommembran.

> Charakteristisch für das chronische Subduralhämatom ist „motorölartige" Flüssigkeit, die sich nach der Inzision der Hämatommembran entleert.

Darauf spült man den Subduralraum sorgfältig, bis die Flüssigkeit klar zurückkommt. Bei großen Hämatomen kann man auch zwei Bohrlöcher (frontal und parietal) anlegen und über beide Öffnungen spülen.

Dann kann man ein oder zwei Drainagekatheter in die Hämatomhöhle einlegen, die über Stichinzisionen durch die Haut geleitet und befestigt werden. Der Katheter sollte mit einem leicht konvex gebogenen Instrument parallel zur Hirnoberfläche nach frontal vorgeschoben werden, um diese auf keinen Fall zu verletzen. Es ist günstig, gleichzeitig über den Katheter zu spülen; dies kann der Assistent (manchmal Student) übernehmen.

Anschließend wird das Bohrloch subkutan verschlossen. Man sollte bereits bei der Lagerung des Patienten darauf achten, dass das Bohrloch am höchsten Punkt gelegen ist, damit sich kein Spannungspneumozephalus durch verbleibende Luft bildet.

Zusammenfassung

✖ Manchmal kann man als Student bei einfachen Operationen in der Neurochirurgie assistieren. Man sollte sich auf die einzelnen Operationsschritte vorbereiten oder diese nacharbeiten.

✖ Das Anlegen von VP-Shunt und Bohrloch bietet minimalinvasive Zugänge zu intrakraniellen Räumen.

Die Thematik der Rückenschmerzen ist für die Neurochirurgie eminent wichtig, weil man zwischen Schmerzen, deren Ursache durch eine Operation behoben werden kann, und Schmerzen anderweitiger Ursache differenzieren muss. Neurochirurgen stehen in beratendem Kontakt mit zuweisenden Ärzten, um von den zahlreichen symptomatischen Patienten diejenigen herauszufiltern, die man einer speziellen Diagnostik zuführen sollte und denen man mit einer Operation helfen kann. Ähnlich liegt das Problem bei Patienten mit Thoraxschmerzen, bei denen man entscheiden muss, ob sie eine Herzkatheteruntersuchung benötigen oder nicht.

Epidemiologie

Rückenschmerzen stehen nach Infektionen der oberen Atemwege an zweiter Stelle als Grund für Arztbesuche Erwachsener; Männer und Frauen sind gleichermaßen betroffen, wobei die Patienten meist im Alter zwischen 30 und 50 Jahren den Arzt aufsuchen.

Ätiologie

Die Ursachen für den Großteil (85%) aller Rückenschmerzen können in den meisten Fällen nicht geklärt werden, da man bisher keine pathoanatomischen Korrelate finden konnte. Möglicherweise stehen muskuloligamentäre Verletzungen und degenerative Prozesse im Vordergrund. Häufig führen die Schmerzen zu einer reflektorischen Muskelverspannung, die im Sinne eines Circulus vitiosus die Schmerzen wiederum verstärken kann.
Man muss in diesem Zusammenhang darauf hinweisen, dass es eine Reihe von bildmorphologischen Befunden gibt, die einige Autoren als Ursache für Rückenschmerzen ansehen, die aber sehr umstritten sind. Dazu gehören Bandscheibenprotrusionen (bei Patienten ohne ausstrahlende Schmerzen!), Degeneration von Bandscheiben oder Wirbelkörperdeckplatten und Risse im

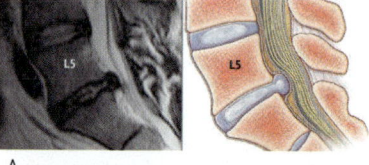
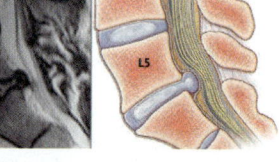
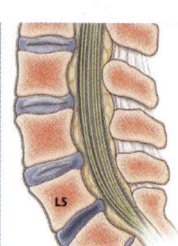
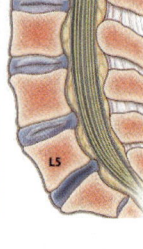
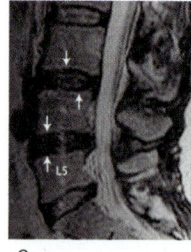
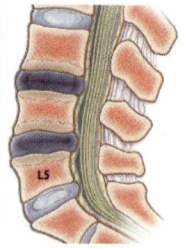
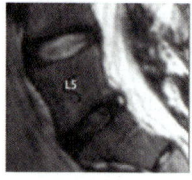
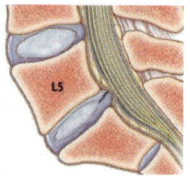

▌ Abb. 1: MR-tomografische Veränderungen in der asymptomatischen Normalbevölkerung. A) Bandscheibenprotrusion; B) Degeneration von Bandscheiben; C) Wirbelkörperdeckplattenveränderungen; D) Risse im Anulus fibrosus. [17]

Anulus fibrosus. Diese Befunde lassen sich jedoch bei einem Großteil der asymptomatischen Normalbevölkerung erheben; ihr Auftreten geht nicht mit Schmerzen einher (▌ Abb. 1).
Um zu belegen, dass degenerierte Bandscheiben Rückenschmerzen verursachen, versucht man, bei den betroffenen Patienten den typischen Schmerz zu provozieren, indem man – unter Bildwandlerkontrolle – etwas Kontrastmittel in die Bandscheiben injiziert. Allerdings kann eine Injektion auch Rückenschmerzen simulieren, die definitiv nicht von einer Bandscheibendegeneration stammen. Prospektive Studien konnten für dieses Verfahren keinen Vorhersagewert zeigen.

Untersuchung bei Patienten mit Rückenschmerzen

Bei der Untersuchung versucht man, potenziell therapierbare Ursachen zu eruieren (▌ Abb. 2). Man sollte die Patienten nach ihren Beschwerden in drei Kategorien unterteilen:
1) Patienten mit Radikulopathie: ausstrahlende Schmerzen mit oder ohne neurologisches Defizit oder Spinalkanalstenose (Patienten für die Neurochirurgie)
2) Patienten mit anderen spezifischen Ursachen und Symptomen: z. B. Tumoren
3) Patienten mit unspezifischen Rückenschmerzen.

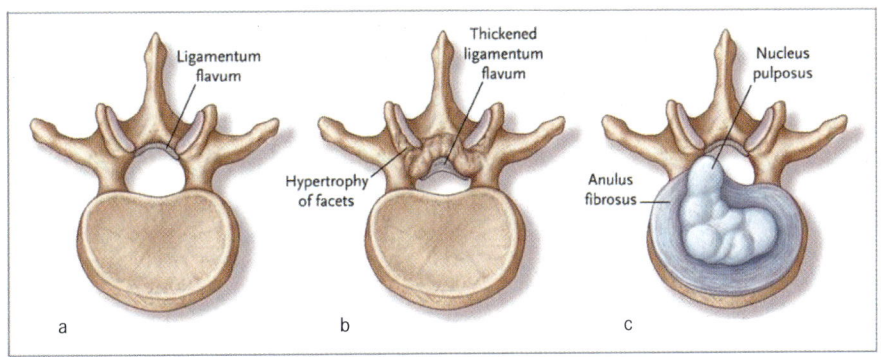

■ Abb. 2: Neurochirurgisch behandelbare Ursachen von Rückenschmerzen: a) normaler Spinalkanal, b) Bandscheibenvorfall, c) Spinalkanalstenose. [18]

Auf die speziellen Befunde bei Bandscheibenvorfällen und Spinalkanalstenosen gehen die Kapitel 56–62 näher ein. Des Weiteren sollte man während der Untersuchung nach Hinweisen auf Tumoren, Spondylodiszitiden, Frakturen oder entzündliche Arthropathien als Ursache der Rückenschmerzen suchen.
Hinweise auf eine zugrundeliegende systemische Erkrankung können das **Alter** des Patienten (höhere Inzidenz von Tumorerkrankungen; Sinterungsfrakturen bei Osteoporose), eine positive **Tumoranamnese** oder ein unerklärter **Gewichtsverlust,** eine chronische **Infektion** oder Drogenmissbrauch (beide können auf Spondylodiszitiden hindeuten) sein.

Ist eine Entzündung oder eine Tumormetastase die Schmerzursache, erfahren die Patienten im Liegen keine Schmerzerleichterung. Häufig haben diese Betroffenen **Fieber** und eine **lokale Druckschmerzhaftigkeit** über der Wirbelsäule.
Entzündliche Arthropathien, am Rücken vor allem Morbus Bechterew, werden eher bei Patienten unter 40 Jahren symptomatisch (klassische Morgensteifigkeit). Eine Affektion weiterer Gelenke, z. B. der Hüften oder der Knie, erhöhen die Wahrscheinlichkeit, dass es sich um eine entzündliche Erkrankung der Zwischenwirbelgelenke handelt. Eine besonders steife Wirbelsäule im Schober-Test weist ebenfalls auf Morbus Bechterew hin.

Auf ein **Bauchaortenaneurysma,** das ebenfalls mit plötzlichen Rückenschmerzen symptomatisch wird, können begleitende Erkrankungen wie koronare Herzkrankheit, langjähriger Diabetes mellitus, Hypercholesterinämie und Hypertonie hindeuten.
Bei jedem Rückenschmerzpatienten sollte stets eine **psychosoziale Anamnese** erhoben werden, da potenzielle schmerzverstärkende Faktoren – wie Depression oder Probleme am Arbeitsplatz – eine entscheidende Rolle für die Effizienz der Therapie spielen. Zur Differenzialdiagnose siehe ■ Tabelle 1.

Häufige Ursachen	Seltene Ursachen
Idiopathisch: 70%	Infektiös (Osteomyelitis, Abszesse): 0,01%
Degeneration der Wirbelgelenke (Fazetten oder Bandscheiben): 10%	Morbus Scheuermann
Bandscheibenvorfall: 4%	Traumatische Frakturen
Osteoporotische Sinterungsfraktur: 4%	Kongenital (Kyphose, Skoliose)
Spinalkanalstenose: 3%	Krankheiten der Beckenorgane (Endometriose, Prostatitis)
Spondylolisthese: 2%	Nierenerkrankungen (Nephrolithiasis, Pyelonephritis, Abszesse)
Tumoren (Metastasen, multiples Myelom, Spinalkanaltumoren): 0,7%	Aortenaneurysmata
Entzündliche Arthropathien (Morbus Bechterew, Morbus Reiter etc.): 0,3%	Gastrointestinale Krankheiten (Pankreatitis, Cholezystitis, Magenulzera)

■ Tab. 1: Differenzialdiagnose Rückenschmerz. [Nach 32]

Rückenschmerzen II

Diagnostik

Hinsichtlich der erforderlichen Diagnostik bei Rückenschmerzen sollte man bei V. a. eine entzündliche Ursache (z. B. Spondylodiszitis, Morbus Bechterew) **Labormarker** wie CRP oder Blutsenkungsgeschwindigkeit (BSG) und Leukozytenzahl bestimmen.

Neurochirurgen müssen entscheiden, welche Patienten mit welcher bildgebenden Methode weiter zu untersuchen sind. Nativröntgenaufnahmen der LWS sind meist wenig sensitiv. In Zusammenschau mit dem Blutbild und der Anamnese können sie jedoch bei Tumoren, Frakturen oder Infektionen richtungsweisend sein.

Die **MRT** ist der „Goldstandard" der Wirbelsäulendiagnostik. Einerseits ist zu beachten, dass das Verfahren sehr sensitiv ist und sich somit fast alle pathologisch fassbaren Ursachen von Rückenschmerzen darstellen. Andererseits finden sich in der MRT häufig vermeintlich pathologische Befunde, die nicht unbedingt Ursache der Rückenschmerzen sein müssen, weil sie auch bei einem Großteil der asymptomatischen Normalbevölkerung gefunden werden können (▌ Abb. 1). Wenn diese Befunde als zwingend pathologisch und ursächlich für die Rückenschmerzen interpretiert werden, kann dies dazu führen, dass sich die Patienten übermäßig Sorgen machen. Dies erhöht wiederum den Druck auf die beteiligten Ärzte vonseiten der Patienten, eine Operation durchzuführen. Meist ist der Patient von dieser Fehlinterpretation so überzeugt, dass er selbst nicht mehr an einen spontanen Rückgang glaubt.

Natürlicher Verlauf

Rückenschmerzen mit unspezifischen Ursachen klingen meist schnell ab. 70–90% der Patienten, die den Arzt wegen akuter Rückenschmerzen aufsuchen, erholen sich innerhalb von sieben Wochen. Das heißt allerdings nicht, dass sich diese Patienten nicht zu einem anderen Zeitpunkt wieder vorstellen. Man geht davon aus, dass es bei 40% der Patienten zu einem Rückfall kommt. Die Rückfälle sind zwar meist nicht so stark ausgeprägt, dass sie die Patienten schwer einschränken, aber vielfach entwickelt sich daraus eine chronische Schmerzsymptomatik.

Eine **funktionelle Erholung,** die beispielsweise daran gemessen wird, ob die Patienten wieder zur Arbeit gehen, hängt auch von sozialen und ökonomischen Faktoren ab. So korreliert z. B. der Rückgang des allgemeinen Krankenstands in den letzten Jahren mit der vermehrten Angst der Arbeitnehmer um den Arbeitsplatz. Dies gilt zwar für viele Krankheiten, wird aber bei Rückenschmerzen besonders deutlich.

Therapie

Zur Therapie der unspezifischen Rückschmerzen existieren kaum exakte wissenschaftliche Daten. Die meisten Studien sind klein und mit methodischen Problemen behaftet.

Den Patienten ist es in erster Linie selbst überlassen, ob sie z. B. eher Wärme oder Kälte applizieren möchten; für beide Verfahren gibt es kaum Evidenz. Zu dieser „Therapiekategorie" zählt auch die Empfehlung bestimmter Matratzen, wobei es kleine Studien gibt, die einen leichten Vorteil von mittelharten gegenüber harten Matratzen zeigen. Dieser Markt ist jedoch von anderen Faktoren geprägt, die eine Beurteilung nach der evidenzbasierten Medizin nicht zulassen.

Die Therapie im Sinne der evidenzbasierten Medizin ist primär **medikamentös.** Sowohl **Analgetika** als auch **Muskelrelaxanzien** können bei **akuten Rückenschmerzen** gegeben werden, um den Circulus vitiosus aus Schmerzen und Fehlhaltung zu durchbrechen. Insbesondere für den Einsatz von Relaxanzien gibt es wenig Evidenz. Obwohl sie oft eine übermäßige Müdigkeit hervorrufen, sind sie bei einzelnen Patienten sehr wirksam. Die Analgetika sollten kurzfristig in jedem Falle zu festen Zeiten genommen werden und nicht nach Bedarf, um eine Chronifizierung der Schmerzen zu verhindern. Es ist unbedingt anzuraten, ggf. auch **Opiate** einzusetzen, um die Patienten von ihren Schmerzen zu befreien.

Bei **chronischen Rückenschmerzen** verlieren Analgetika ihre Wirksamkeit und man ersetzt sie teilweise durch **trizyklische Antidepressiva.**

Physiotherapie kann erwogen werden, bietet sich aber aus ökonomischen Gründen erst nach einer Schmerzdauer von drei Wochen an, da sich etwa 50% der Patienten nach dieser Zeit spontan erholen.

Im Allgemeinen sollte man die Patienten ermutigen, so schnell wie möglich die gewohnten täglichen Aktivitäten wiederaufzunehmen – allerdings abhängig von der Tätigkeit. Übermäßig körperlich anstrengende Tätigkeiten (schweres Heben, z. B. bei Möbelpackern) sollte man vermeiden. Auch wenn die Patienten sich im Liegen besser fühlen, sollte man dies für nicht länger als einen Tag empfehlen und darauf hinweisen, dass es selbst bei Schmerzpersistenz ungefährlich ist, sich zu bewegen. Es gibt eindeutige Daten dafür, dass sich längere Bettruhe eher nachteilig auswirkt und die Rückenschmerzen bzw. die Dauer der Erkrankung prolongiert. Langfristige Immobilisation wirkt sich – wie beim HWS-Trauma – negativ auf die Erholung aus. Die allgemein populärsten Therapieverfahren bei Rückenschmerzen sind allerdings **Akupunktur, Massage** und **Chiropraktik.** Dabei sollte man beachten, dass es für eine positive Wirkung der Akupunktur widersprüchliche Daten gibt. Massage und Chiropraktik wurden bisher selten wissenschaftlich untersucht.

Bei chronischen Rückenschmerzen ist die Anwendung dieser Verfahren am besten in Kombination mit pharmakologischer Analgesie wirksam. Die verschiedenen Methoden, von denen es inzwischen eine Vielzahl auf dem Markt gibt, scheinen prinzipiell gleichwertig; ihr Erfolg hängt vor allem mit den Erwartungen der Patienten vor der Behandlung zusammen (was an Plazeboeffekt denken lässt, aber für die Patienten zählt allein der Effekt). Ihr Vorteil liegt meist in einer Verbesserung der Funktionalität – d. h., die Patienten können beispielsweise wieder zur Arbeit gehen – und nicht in der Schmerzreduktion.

Die Injektion von **Kortikosteroiden** in den Epiduralraum, die Fazettengelenke oder Schmerztriggerpunkte kann bei akuten Schmerzen kurzfristig wirksam sein, verliert seine Wirksamkeit aber bei chronischen Schmerzen und birgt die Gefahr der Abszessbildung.

Es gibt keine Daten, die zeigen, dass eine chirurgische Behandlung bei nicht ausstrahlenden Rückenschmerzen bzw. bei Schmerzen, die nicht einer Pseudo-claudicatio entsprechen oder die nicht auf eine Spondylolisthese zurückzu-führen sind, wirksam ist. Der Band-scheibenvorfall ohne passende klini-sche Symptomatik wird sich – was die Schmerzen betrifft – postoperativ auch nicht bessern. Trotzdem werden viele dieser Patienten operiert.

Andere Therapieverfahren wie die **Fazettengelenksinfiltration,** bei der man die kleinen Zwischenwirbelgelenke mit einem Anästhetikum und einem Steroid infiltriert, oder die transkutane Nervenstimulation haben sich in klini-schen Studien bisher als nicht wirksam erwiesen. Trotzdem kann die Fazetten-gelenksinfiltration Hinweise für den Ur-sprung der Schmerzen liefern. Bestätigt sich z. B. der Verdacht, dass die Gelenke am Schmerzgeschehen massiv beteiligt sind, kann man den Nerv, der diese Ge-lenke versorgt, aus dem Ramus dorsalis nervi spinalis selektiv abladieren.

Immer mehr Kliniken spezialisieren sich auf die Behandlung von chronischen Rückenschmerzen. Die Patienten wer-den durch ein Team von Psychologen und Ärzten verschiedener Fachrichtun-gen betreut. Man kombiniert kognitive Therapie, Patientenschulung und Anlei-tung zu Übungen mit therapeutischen Verfahren wie selektiven Nerven-blockaden.

Eine Übersicht über die Behandlung bei chronischen Schmerzen bietet ▌ Tabelle 2.

Methode	Wirkung
Trizyklische Antidepressiva	Reduktion des Schmerzes oder des Schmerzmittelbedarfs
Massage (über mindestens 5 Wochen)	Moderate Schmerzreduktion, Verbesserung der Funktionali-tät (wie Rückengymnastik)
Rücken-gymnastik/ Physiotherapie	Mögliche Verbesserung der Aktivität im Alltag (wider-sprüchliche Studien!)
Chiropraktik	Moderate Schmerzreduktion
Multidisziplinäre Behandlung mit medizinischen, psychologischen und rehabilita-tiven Komponen-ten	Enorme Verbesserung der Funktionalität, leichte Schmerz-reduktion
Fazettengelenks-infiltration	Bei präziser Injektion und Nichtansprechen auf Plazebo-injektion gute Schmerz-reduktion möglich
Spinale Stabilisie-rungsoperation (Fusion der Wirbelkörper)	Mögliche Wirksamkeit bei De-generation auf einer bestimm-ten Höhe (z. B. L3/L4), aller-dings nur bei Patienten ohne weitere psychosoziale Einflüsse
Bandscheiben-ersatzoperation	Bei strenger Indikationsstellung profitieren einige Patienten

▌ Tab. 2: Therapieverfahren bei Rücken-schmerzen. [Nach 33]

Prävention
Der Evidenzgrad der verschiedenen Präventionsmethoden ist generell ge-ring. Rückentraining reduziert wahr-scheinlich die Häufigkeit wiederkehren-der Schmerzschübe, kann diese aber nicht verhindern. Auch die ergonomi-sche Verbesserung von rückenbelasten-den Tätigkeiten kann das Auftreten von Schmerzschüben reduzieren. Die An-leitung zu bestimmten Hebetechniken jedoch hat sich – im Sinne der evidenz-basierten Medizin – als nicht wirksam erwiesen.

Prognose
Der natürliche Verlauf bei Patienten mit Rückenschmerzen ist in der Mehrzahl der Fälle benigne; die Schmerzen sind meist innerhalb von 4 – 8 Wochen rück-gängig.

Zusammenfassung
✖ Rückenschmerzen sind eine „Volkskrankheit", deren Ursache in den meis-ten Fällen unklar und damit schwer behandelbar ist. Viele Behandlungen sind unwissenschaftlich und z. T. sogar schädlich.
✖ Für den Neurochirurgen gilt es, die Patienten herauszufiltern, die von einer Operation langfristig profitieren.

Lumbaler Bandscheibenvorfall I

Der lumbale Bandscheibenvorfall (Diskushernie) gehört zu den häufigsten OP-Indikationen in der Neurochirurgie. Es kommen ungefähr 60 Operationen auf 100 000 Menschen pro Jahr. Für den postoperativen Erfolg ist die Korrelation von Bildgebung mit dem klinischen Befund von entscheidender Bedeutung.

Das Krankheitsbild und seine Differenzialdiagnosen sollten dem in der Neurochirurgie tätigen Studenten vertraut sein. Darüber hinaus sollte man versuchen, die Bilder, die die Patienten meist mitbringen, selbst zu befunden.

Epidemiologie

Die Patienten erleiden einen Bandscheibenvorfall meist zwischen dem 40. und 50. Lebensjahr. Die Krankheit ist sogar so weit verbreitet, dass fast jeder Dritte im Laufe seines Lebens wegen einer Nervenwurzelreizsymptomatik behandelt wird.

Krankheitsfördernd wirken sich vor allem Übergewicht, chronische schwere körperliche Belastung und Bewegungsmangel aus.

> 98% der lumbalen Bandscheibenvorfälle befinden sich auf den Höhen L4/L5 oder L5/S1; bei mediolateraler Lokalisierung drücken sie auf die Wurzeln L5 und S1 (▌Abb. 1).

Ätiologie

Man kann beim Bandscheibenvorfall die **Protrusion** von einem **Prolaps** unterscheiden: Bei der Protrusion ist der Anulus fibrosus (äußerer Ring der Bandscheibe) hervorgewölbt, aber noch intakt. Das Lig. longitudinale posterior stabilisiert die Mitte der dorsalen Bandscheibe, sodass die Protrusion meist mediolateral gelegen ist. Man findet sie häufig bei asymptomatischen Patienten.

Der pathophysiologische Mechanismus, der zu einer Degeneration der Bandscheiben führen, ist meist der Wasserverlust der Bandscheibe durch die natürliche Degeneration der Proteoglykane, die beim jungen Menschen Wasser binden können. Dies geht mit einem Verlust an Elastizität und Kompressibilität einher.

Beim **lumbalen Bandscheibenprolaps** kommt es zur Herniation des Nucleus pulposus durch den Anulus fibrosus. Auch hier stabilisiert das Lig. longitudinale posterior die Mitte der dorsalen Bandscheibe, sodass der Prolaps prinzipiell am häufigsten – wie die Protrusion – mediolateral zu finden ist. Löst sich der prolabierte Teil von der ursprünglichen Bandscheibe, so bildet sich ein **Sequester.**

> Anders als in der HWS befinden sich im Lumbalbereich (unterhalb von L1/L2) nur noch Nervenwurzeln (kein Rückenmark!). Schmerzen entstehen durch Irritation der die Wurzel umgebenden Dura und durch die Kompression der Wurzelfasern selbst, ggf. mit neurologischen Ausfällen entsprechend den in der Nervenwurzel verlaufenden Fasern.

Klinik

Klinisch auffällig wird der Vorfall, sobald er auf eine austretende Nervenwurzel drückt (**Nervenwurzelkompressionssyndrom**). Bei einem **radikulären Syndrom** klagen die Patienten meist über starke Rückenschmerzen, die ins Bein ausstrahlen. Dazu können neurologische Ausfälle wie Taubheitsgefühl oder Schwäche im Bereich eines Dermatoms bzw. Kennmuskels kommen. Vielfach beginnen die Rückenschmerzen lokal und strahlen dann aus. Ein mediolateraler Vorfall auf Höhe L4/L5 verursacht z. B. ein Kompressionssyndrom der Wurzel L5 (▌Abb. 1).

Die Schmerzen verstärken sich oft durch **Husten** oder im **Stehen** und vermindern sich durch das Anziehen der Oberschenkel (Rückgang der Lordosierung). Die motorischen Ausfälle entsprechen den betroffenen Wurzeln mit den dazugehörigen Kennmuskeln (▌Tab. 1). Entscheidend für die Diagnose und die Indikation zur Operation sind die Übereinstimmung von klinischer Symptomatik und Bildgebung.

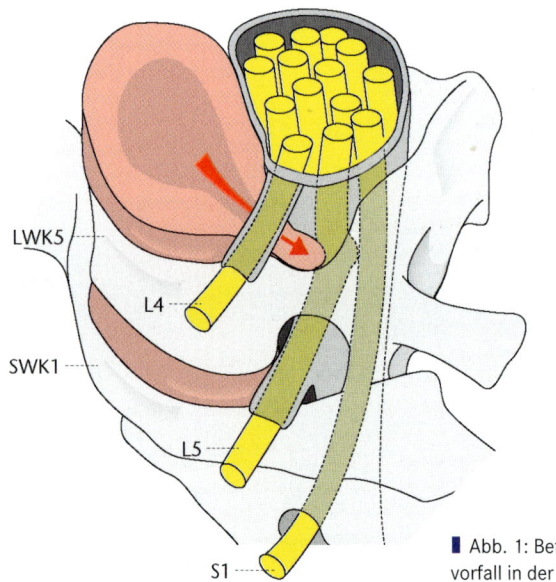

▌Abb. 1: Betroffene Wurzeln bei Bandscheibenvorfall in der lumbalen Wirbelsäule. [3]

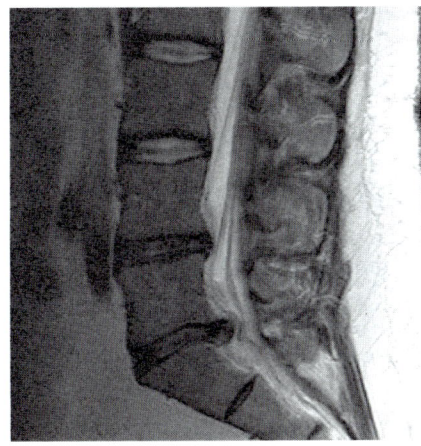

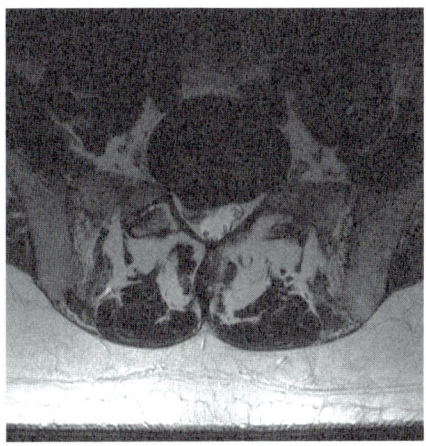

Abb. 2: Sagittales T2-Bild eines Bandscheiben-
vorfalls auf Höhe L5/S1. Der Duralschlauch stellt
sich hell (Liquor) dar; die in ihm verlaufenden
Stränge sind Nervenfasern. [Mit freundlicher
Unterstützung durch Dr. A. Bink, Neuroradiologie,
Prof. Zanella, Frankfurt; 5]

Abb. 3: Das korrespondierende axiale T2-Bild
zu Abb. 2 zeigt den Bandscheibenvorfall rechts.
[Mit freundlicher Unterstützung durch Dr. A. Bink,
Neuroradiologie, Prof. Zanella, Frankfurt; 5]

Tab. 1: Typisierte Eigenschaften bestimmter
Nervenwurzeln. Die Muskelinnervation (Kennmuskeln!) erfolgt nicht monosegmental. [Nach 30]

Wurzel	Kennmuskeln/Reflexe	Typische Schmerzausstrahlung
L2	M. iliopsoas	Vorderer Oberschenkel
L3	M. quadriceps/Patellarsehnenreflex (PSR)	Vorderer Oberschenkel
L4	M. tibialis anterior (teilweise M. quadriceps)	Knie
L5	M. extensor hallucis longus	Medialer Unterschenkel bis zur Großzehe
S1	M. triceps surae/Achillessehnenreflex (ASR)	Dorsaler Unterschenkel bis zur Fußsohle

Diagnostik

Bei dringendem Verdacht auf einen
Bandscheibenvorfall sollte man eine
MRT machen. Am besten erkennt man
den Bandscheibenvorfall in den sagittalen T2-Bildern, die man zuerst präsentieren sollte, wenn man einen Fall vor-
stellt (Abb. 2 und 3).
Falls kein MRT zur Verfügung steht,
können auch ein CT oder ein Myelo-
CT bzw. ein Myelogramm erstellt werden.
Es ist allerdings zu beachten, dass viele
Befunde, die auf ein degeneratives Geschehen hinweisen, auch in der asymptomatischen Bevölkerung erhoben
werden können und kaum spezifisch
sind. So findet sich bei bis zu 30% der
asymptomatischen Patienten (Tab. 2)
ein Bandscheibenvorfall oder eine
Protrusion. Dies macht eine sorgfältige
Anamnese und körperliche Untersuchung sowie die Korrelation der klinischen Befunde mit der Bildgebung
so wichtig. Bei kaum einem anderen
Krankheitsbild gilt folgender Spruch
treffender: „Wir operieren keine Bilder,
sondern Patienten."

	L4/L5 Radikulopathie	Peroneuslähmung
Schmerzen	Meist	Seltener
Lähmung des Musculus gluteus medius (Trendelenburg-Zeichen)	Ja	Nein
Sensibilitätsausfall	L5: lateraler Unterschenkel und Fußrücken L4: medialer Unterschenkel	N. peroneus communis: lateraler Unterschenkel und Fußrücken N. peroneus profundus: nur zwischen 1. und 2. Zehe

Tab. 2: Differenzialdiagnose der Fußheberparese.

Lumbaler Bandscheibenvorfall II

Therapie

Sofern es sich nicht um einen Notfall (Cauda-equina-Syndrom, drohender Wurzeltod; s. u.) handelt, sondern um ein progredientes oder fortgeschrittenes (z. B. Kraftgrad von 3/5) neurologisches Defizit, sollte man den Patienten bis zu acht Wochen konservativ behandeln.

Bei einer adäquaten Schmerztherapie sollte der Patient **keine** Schmerzen mehr verspüren. Unter (weitgehender) Schmerzfreiheit schließt sich die Physiotherapie an, um Fehlhaltungen und asymmetrische Muskelbelastungen zu vermeiden, da diese die Symptomatik weiter verschlimmern würden. Der Einsatz von Massagen, Wärmeanwendungen etc. hat zurzeit Evidenzgrad D (Expertenmeinung). Sollte sich das klinische Bild nicht bessern, ist eine Operation indiziert. Man führt in der Regel eine mikroneurochirurgische oder minimalinvasive Diskektomie durch, bei der auf jeden Fall der Sequester bzw. Vorfall oder die Protrusion entfernt werden, ggf. auch Bandscheibengewebe, das im Zwischenwirbelraum verblieben ist (s. S. 70).

Prognose

Bei bis zu 85% der Patienten bessert sich die klinische Symptomatik so weit, dass keine Operation mehr nötig ist. Etwa zwei Drittel der operierten Patienten sind nach fünf Jahren beschwerdefrei. 5% der Patienten bleiben weiterhin stark schmerzgeplagt (sog. Failed back surgery syndrome). Innerhalb dieser Patientengruppe weisen die Betroffenen teilweise einen oder mehrere Rezidivvorfälle oder eine Entzündung des operierten Zwischenwirbelraums auf – oder es lag primär ein anderer Grund für die Beschwerden vor. Eine kleine Gruppe leidet zusätzlich unter lumbaler Instabilität. Soziale und psychische Faktoren scheinen ebenso wie die Arbeitsmotivation sehr wichtige Faktoren für einen Behandlungserfolg darzustellen.

Cauda-equina-Syndrom und drohender Wurzeltod

Ist ein Bandscheibenvorfall nach medial so groß, dass er auf die Cauda equina drückt, spricht man vom sog. Cauda-equina-Syndrom.
Der Patient zeigt Symptome, die durch den Ausfall der Nervenwurzeln bedingt sind, wie z. B. eine Paraparese unterschiedlicher Ausprägung. Die Beteiligung der sakralen Wurzeln bedingt eine **Reithosenanästhesie** und **Blasen- und Mastdarmstörungen,** wobei meist Harn retiniert wird (**Restharnbestimmung** sonografisch oder durch Katheterisierung!); außerdem nimmt der anale Sphinktertonus ab, und die Patienten werden stuhlinkontinent. Meist bildet sich eine sog. **Überlaufblase** (Verlust der Blasenentleerungsreflexe und der willkürlichen Kontrolle über die Blase); die Patienten sind inkontinent. Wenn vorbestehende Schmerzen plötzlich rückläufig werden, aber das neurologische Defizit konstant bleibt bzw. progredient ist, lässt dies darauf schließen, dass die betroffene Wurzel durch den hohen Druck abstirbt **(drohender Wurzeltod).**

(Pseudo-)Spondylolisthesis/ spinale Instabilität

Das griechische Wort „olisthesis" bedeutet „gleiten". Unter einer Spondylolisthesis (Spondylolisthese) versteht man das Gleiten zweier Wirbelkörper übereinander, wobei meist der obere Wirbelkörper nach vorn gleitet.
Primär handelt sich es um ein orthopädisches Krankheitsbild. Trotzdem ist es sowohl als Abgrenzung zum lumbalen Bandscheibenvorfall als auch als **Folge von neurochirurgischen Eingriffen** (z. B. nach Laminektomien) ein Thema in der Neurochirurgie. So kommt meist nicht der klassische junge Speerwerfer, Turner oder Delphinschwimmer zum Neurochirurgen, sondern der ältere, oft voroperierte Fernsehzuschauer dieser Sportarten.

Epidemiologie

Die Prävalenz der Spondylolisthesis beträgt 8% bei Frauen und 3% bei Männern. Die meisten Listhesen sind allerdings asymptomatisch. Als Risikofaktoren gelten im Wesentlichen das Geschlecht (weiblich) und der Body-Mass-Index (erhöht).

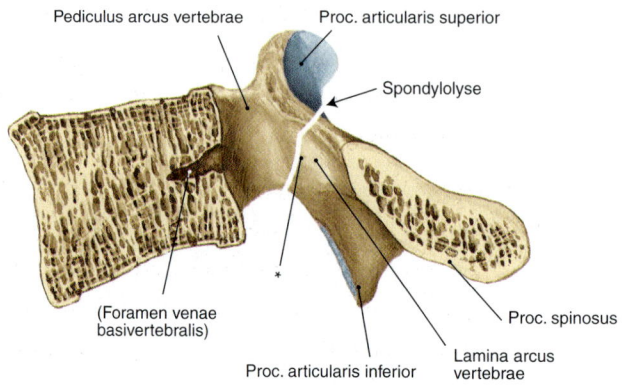

Abb. 4: Pars interarticularis des Wirbelkörpers. [22]

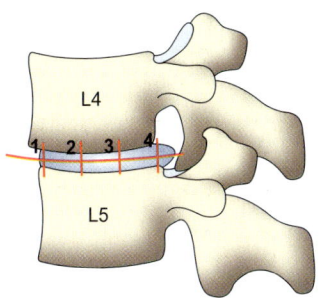

Abb. 5: Meyerding-Klassifikation. [10]

Ätiologie

Bei der klassischen Spondylolisthesis kommt es zu einer Lockerung oder Auflösung der Pars interarticularis des kranialen Wirbelkörpers (█ Abb. 4).
Eine Lockerung des Gelenkgefüges zwischen den Wirbelkörpern als Folge operativer Eingriffe führt ebenfalls zu einem Übereinandergleiten zweier Wirbelkörper. Da sich in diesem Fall jedoch die Pars interarticularis nicht auflöst, spricht man von Pseudospondylolisthese. Pathogenetisch geht man von einer Überbelastung durch Hyperlordosierung aus. Dafür spricht, dass die Krankheit vor allem bei jungen Sportlern, deren Sportart eine starke Hyperlordosierung hervorruft, verbreitet ist. In Deutschland sind z. B. Turner, Speerwerfer, Delphinschwimmer, aber auch Gewichtheber betroffen.

Klinik

Die Patienten kommen mit anhaltenden Rückenschmerzen in die Klinik – teilweise mit **radikulärer Symptomatik** (ausstrahlende Schmerzen und neurologische Ausfälle, die der betroffenen Wurzel zuzuordnen sind). Ist der Spinalkanal durch das Vorgleiten massiv eingeengt, so können die Patienten eine Claudicatio-spinalis-Symptomatik aufweisen.

Diagnostik

Ein Gleiten eines Wirbelkörpers über den anderen von mehr als 3 mm in **Funktionsaufnahmen** (Röntgen in Lordosierung und Kyphosierung in zwei Ebenen) gilt als pathologisch. Man klassifiziert diese nach Meyerding (█ Abb. 5).

Eine CT dient der Beurteilung der kleinen Gelenke. Bei fraglicher Einengung des Spinalkanals kann man MRT oder ggf. Myelografie bzw. Myelo-CT hinzuziehen.

Therapie

Man operiert die Patienten mit einer Kombination aus Dekompression (der Nervenwurzeln) und Stabilisation. Eine **absolute OP-Indikation** besteht bei manifester Läsion der Kauda (z. B. bei progredienter Parese), eine **relative Indikation** bei therapieresistenten Schmerzen.

Prognose

Die Prognose ist generell gut. Es gibt allerdings wenig Veröffentlichtes zu diesem Thema und somit keine verlässlichen Zahlen und Daten.

Zusammenfassung

✖ Der lumbale Bandscheibenvorfall ist das „tägliche Brot" des Neurochirurgen. Die häufigsten Vorfälle betreffen die Wurzeln L5 und S1 und weisen charakteristische Schmerz- und Ausfallsyndrome auf. Eine Operation ist erst nach einem konservativen Therapieversuch indiziert. Die Prognose ist sehr gut.

✖ Das Cauda-equina-Syndrom und der drohende Wurzeltod sind absolute neurochirurgische Notfälle. Ihre sofortige Erkennung verhindert, dass die Patienten dauerhaft behindert oder inkontinent bleiben. Deshalb sollte jeder Rückenschmerzpatient nach den Symptomen Blasen-Mastdarm-Störung und plötzlicher Schmerzrückgang befragt werden.

✖ Die Spondylolisthese spielt in der Neurochirurgie vor allem bei operierten Patienten als Differenzialdiagnose von weiterhin bestehenden Rückenschmerzen nach Bandscheiben-OP eine Rolle.

Zervikale Radikulopathie/zervikale Stenose

Zervikale Radikulopathie

Eine Radikulopathie ist ein pathologischer Prozess, der die Nervenwurzel betrifft.

In HWS wie LWS ist die Radikulopathie meist das Resultat einer Kompression mit anschließender Entzündung der Nervenwurzel.

Epidemiologie
Die jährliche Inzidenz der zervikalen Radikulopathie beträgt 85/100 000 Personen.

Ätiologie
Die häufigsten Ursachen sind der **Bandscheibenvorfall** und die **Spondylose** – degenerative Veränderungen der Wirbelkörper (Osteophytenanbau, Einengung der Foramina etc.). Bei etwa zwei Drittel aller Patienten ist der Zwischenwirbelraum C6/C7 betroffen, bei weiteren 20% C5/C6 und bei 10% C7/Th1.

Klinik
Eine Radikulopathie kann **akut** oder **chronisch** auftreten. Der Schmerz ist klassischerweise im betroffenen Dermatom zu finden. Bei akuten Fällen kann der Schmerz auch im betroffenen Myotom lokalisiert sein: Patienten mit einer betroffenen Wurzel C7 verspüren in diesem Fall Schmerzen im Trizepsgebiet statt im weiter distalen Dermatom (z. B. in der Hand).

Oft haben die Patienten Nackenschmerzen, die in den Arm ausstrahlen.

Die Schmerzen sind klassischerweise nachts schlimmer als am Tag. Halsextension und axialer Druck führen meist zu einer Verschlimmerung der Schmerzen, weil beide Manöver das Foramen intervertebrale weiter einengen. Beim sog. **Spurling-Test** übt der Untersucher axialen Druck aus und dreht den Kopf zur betroffenen Seite, um die Schmerzen auszulösen. Erleichterung bringt die Schulterabduktion (**Shoulder abduction sign** nach Davidson). Weitere häufige Symptome sind

Parästhesien und Taubheitsgefühle, entsprechend dem betroffenen Dermatom. ■ Tabelle 1 gibt eine Übersicht über die betroffenen Wurzeln.

Liegt ein Bandscheibenvorfall medial, treten eher Symptome einer Myelopathie (Rückenmarkschädigung) auf: Beinschwäche, möglicherweise sensible Ausfälle. Die Radikulopathie ist dagegen eher durch Schmerzen und Ausfälle einer bestimmten Nervenwurzel gekennzeichnet.

Die Symptomatik kann akut einsetzen. Dies weist besonders bei jüngeren Patienten bis zum 45. Lebensjahr auf einen zervikalen Bandscheibenvorfall hin. Im 5. und 6. Lebensjahrzehnt, vor allem bei intermittierend-chronischem Verlauf, ist eher eine knöcherne Einengung des Spinal- oder Wurzelkanals als Ursache zu vermuten.

Diagnostik
Die **MRT** ist die Methode der Wahl, um die neuralen Strukturen und ihrer Pathologien darzustellen (■ Abb. 1).

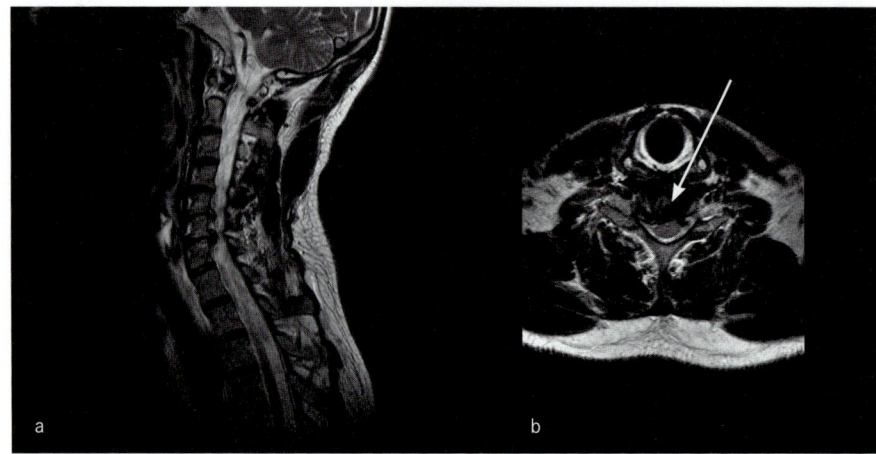

a   b

■ Abb. 1: T2-Bilder eines rechtslateralen Bandscheibenvorfalls auf Höhe C6/C7. a) Auf der sagittalen Aufnahme ist das Myelon nicht zu sehen, da die Aufnahme lateral der Mittellinie steht; b) auf der axialen Aufnahme ist der Duralschlauch (stets) an der Hyperintensität zu erkennen. [Mit freundlicher Unterstützung durch Dr. A. Bink, Neuroradiologie, Prof. Zanella, Frankfurt; 5]

Betroffene Wurzel	Typische Schmerzen	Kennmuskeln/Reflex	Test	Differenzialdiagnose
C5	Schulterschmerzen	▶ M. deltoideus ▶ M. biceps	▶ Arm über die Horizontale abduzieren lassen ▶ Arm beugen lassen	Neuralgische Schulteramyotrophie, Ruptur der Rotatorenmanschette
C6	Vom Nacken in den lateralen Arm bis in die Fingerspitzen (D1, D2) ausstrahlend	▶ Handgelenksextensoren ▶ M. brachioradialis	Faust gegen Widerstand nach dorsal extendieren	Karpaltunnelsyndrom
C7	Vom Nacken nach hinten über die Schulter in den dorsalen Arm bis in die Fingerspitzen (D2, D3, D4) ausstrahlend	M. triceps	Arm strecken lassen	Supinatorlogensyndrom
C8	Vom Nacken in den medialen Arm bis in den kleinen Finger ausstrahlend	Fingerflexoren/ Trömner-Reflex	Faustschluss	Sulcus-ulnaris-Syndrom (Kubitaltunnelsyndrom)
Th1	Axillär in den M. pectoralis und den medialen Arm ausstrahlend	Fingerspreizer	Kleinen Finger abspreizen lassen	–

■ Tab. 1: Übersicht über die Charakteristika der betroffenen Wurzeln. [Nach 29]

Anders als bei der LWS tritt die betroffene Wurzel in der HWS über dem korrespondierenden Wirbelkörper aus – d. h., die Wurzel C1 tritt zwischen C1 und Schädelbasis, die Wurzel C7 zwischen C7 und C6 aus. Ein Bandscheibenvorfall, der auf die Wurzel C5 drückt, tritt somit zwischen C5 und C6 aus.

Therapie
90% der Patienten können **konservativ** behandelt werden. Man therapiert mit **physikalischen** und **medikamentösen Maßnahmen** wie Analgetika und Muskelrelaxanzien (GABA-Agonisten) zur Schmerzlinderung und Schlafverbesserung.

Zu Beginn steht die Ruhigstellung der HWS in Neutral- oder leicht anteflektierter Stellung (Erweiterung der Foramina intervertebralia) mittels weicher Halskrause. Das längere Tragen einer Halskrause sollte vermieden werden. Bei exzessiven Schmerzen kann Bettruhe über 24 Stunden zur Entlastung der HWS vom Gewicht des Kopfes hilfreich sein. Wärme bewirkt eine lokale Hyperämie und eine Lockerung der verspannten Schulter-Nacken-Muskulatur.

Bei Patienten mit progressivem neurologischem Defizit oder bei erfolgloser konservativer Therapie wird man operieren.

Prognose
Die Prognose ist sehr gut. In kleineren Studien weisen mehr als 90% der Patienten eine Besserung der Symptome auf.

Zervikale Stenose

Die zweite neurochirurgisch relevante Erkrankung der HWS ist die zervikale Stenose.

Epidemiologie
Die zervikale Spinalkanalstenose hat eine Prävalenz von etwa 6% in der Allgemeinbevölkerun; diese Prävalenz erhöht sich mit zunehmendem Alter.

Ätiologie
Durch die Höhenminderung der zervikalen Bandscheiben kommt es zum Aufeinanderreiben der Unki der Halswirbelkörper, was zu osteophytären Anbauten mit konsekutiver Einengung des Spinalkanals und der Foramina führt.

Klinik
Die Patienten haben klassischerweise:
1) Nackenschmerzen
2) Wurzelausfallsyndrome wie beim Bandscheibenvorfall
3) Symptome, die durch die Kompression des Zervikalmarks bedingt sind (Myelopathie).

Klassische Myelopathiezeichen durch Affektion der kortikospinalen Hemmung sind Hyperreflexie, pathologische Reflexe, Spastik. Die Affektion des Hinterstränge führt manchmal zu einem partiellen Verlust der epikritischen Sensibilität (v. a. Vibration).

Diagnostik
Wie bei der lumbalen Stenose ist die MRT Diagnostikum erster Wahl.

Therapie
Bei deutlicher Progredienz der klinischen Symptomatik, bei schweren Schmerzzuständen sowie bei erst seit Kurzem bestehenden Symptomen (< 1 Jahr) sollte man die Stenose operieren und den Spinalkanal dekomprimieren.

Prognose
Ein Fortschreiten der Erkrankung kann in den meisten Fällen verhindert werden. Bei jüngeren Patienten ist die Prognose oft sehr gut. Bei akut auftretender Symptomatik kann die Operation bei zwei Drittel der Patienten sogar eine Besserung bringen.

Zusammenfassung
✖ Die zervikale Radikulopathie ist häufig und wird meist durch Bandscheibenvorfälle hervorgerufen.
✖ Klinisch stehen die klassischen Wurzelausfallsyndrome im Vordergrund.
✖ Die diagnostische Methode der Wahl ist die MRT.
✖ Man operiert die Bandscheibenvorfälle von anterior/ventral.
✖ Die Prognose ist exzellent.
✖ Die zervikale Stenose kommt ebenfalls häufig vor und führt oft zu einer Myelopathie.

Spinalkanalstenose

Man unterscheidet die **zentrale** und die **foraminale Steno-se.** Bei der zentralen Stenose ist der Wirbelkanal eingeengt, bei der foraminalen das Foramen intervertebrale. Eine Unter-form der foraminalen Stenose ist die sog. **Rezessusstenose** (▮ Abb. 1).

Epidemiologie

Es kommen etwa 5–10 Erkrankungen auf 100 000 Einwoh-ner pro Jahr. Bei ca. 3% der Patienten, die wegen Rücken-schmerzen im Lumbalbereich zum Arzt gehen, findet sich eine Spinalkanalstenose. Da die Erkrankung einen degenera-tiven Ursprung hat, sind vor allem ältere Menschen betroffen, und die Inzidenz nimmt in den letzten Jahren entsprechend der Bevölkerungsentwicklung zu.
In Bezug auf die Lokalisation liegen die meisten Stenosen auf der Höhe L4/L5 und L3/L4.

Ätiologie
Zentrale Stenose

Die altersbedingte Degeneration der Bandscheiben führt zu ihrer Höhenminderung. Dadurch kommt es zu Fehlstellungen der kleinen Wirbelgelenke, der Fazettengelenke. Wie auch bei anderen Formen der Arthrose (z. B. Knie oder Hüfte) führt die vermehrte knöcherne Belastung durch die Fehlstellung und Höhenminderung der Bandscheiben zu knöchernen An-bauten bzw. Veränderungen, der sog. **Spondylose.** Darüber hinaus hypertrophieren die Bänder (v. a. Lig. flavum) im Wir-belkanal.
Alle diese Prozesse verursachen eine Verengung des Spinal-kanals. Diese Enge ist allerdings nicht immer statisch, son-dern auch oft dynamisch: Sie tritt nur bei bestimmten Bewe-gungen auf. Im Rahmen der oben angesprochenen Degenera-tion und von Fehlstellungen der Fazettengelenke kommt es häufig zu einem Gleiten der Wirbelkörper gegeneinander, zu einer vermehrten Lordosierung und weiterer Einengung der Foramina intervertebralia.

Foraminale Stenose

Durch das Neuroforamen tritt die Nervenwurzel aus dem Spinalkanal. Als Recessus lateralis bezeichnet man den dem Neuroforamen vorgeschalteten Abschnitt des Spinalkanals, der die Nervenwurzel nach ihrem Austritt aus dem Dural-schlauch umgibt. Durch das Foramen intervertebrale läuft die hinaustretende Nervenwurzel. Es wird unter anderem von der Hinterfläche der Fazettengelenke begrenzt. Dabei kann z. B. eine Hypertrophie der Fazettengelenke den Recessus lateralis oder das Foramen so einengen, dass dort bei be-stimmten Bewegungen die Nervenwurzel nicht mehr genug Raum hat und es zu einer Irritation der Nervs (manifestiert durch Schmerzen oder Hypästhesien) kommt.

Klinik

Die neurogene Claudicatio (ein- oder beidseitige Bein- und Rücken-schmerzen) tritt charakteristischerweise beim Stehen oder Laufen auf und verbessert sich bei gebückter Haltung.

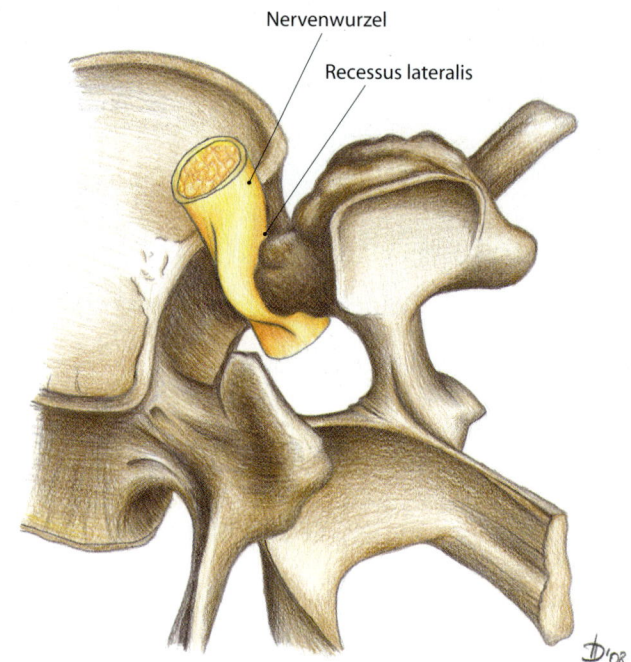

Nervenwurzel

Recessus lateralis

▮ Abb. 1: Schemazeichnung der Rezessusstenose. [8]

Die gebückte Haltung kann man bereits beim ersten Kontakt mit dem Patienten beobachten. Sie vermindert die Lordo-sierung der LWS, und der Wirbelkanal und die Foramina intervertebralia öffnen sich leicht.
Falls die Patienten noch Fahrrad fahren können, tun sie dies wesentlich lieber, als zu Fuß zu laufen, weil man auch hier die Lordose gut ausgleichen kann. Älteren Patienten fällt das Schieben des Einkaufswagens leichter, als daneben zu gehen. Assoziiert sind – je nach betroffener Wurzel – neurologische Ausfallsymptome einer oder mehrerer betroffener Wurzeln. Das Lasègue-Phänomen ist bei diesen Patienten – im Gegen-satz zu Patienten mit Bandscheibenvorfall – meist negativ. Zur Differenzierung vaskuläre vs. neurogene Claudicatio siehe ▮ Tabelle 1.

Diagnostik

Methode der Wahl ist die **MRT.** Die begleitende Arthrose der Fazettengelenke erkennt man an einer Hyperintensität im Gelenkspalt (▮ Abb. 2).
Im CT erkennt man die Enge meist sehr deutlich, sodass man bei ausgeprägten Formen sieht, wie eng der Spinalkanal ist (Dreiecksform!).

Therapie

Wenn die neurologische Symptomatik stabil ist, versucht man zuerst, konservativ mit Analgesie und Physiotherapie zu behandeln. Bei erfolgloser konservativer Therapie und ein-deutiger Zuordnung der bildmorphologischen Befunde zur klinischen Symptomatik würde man nach etwa drei Monaten operieren.
Früher nahm man – um den Duralsack zu dekomprimieren – den hinteren Anteil des Wirbelbogens oder auch nur eine Seite davon weg (Laminektomie bzw. Hemilaminektomie).

Differenzierungskriterium	Neurogene Claudicatio	Vaskuläre Claudicatio
Schmerzlokalisation	Im Ausbreitungsgebiet eines Dermatoms	In einer Muskelgruppe
Schmerzverhalten	Schmerzminderung beim Treppensteigen	Schmerzzunahme beim Treppensteigen
	Erleichterung durch Nachvornbeugen	Erleichterung durch Stehenbleiben
Bewegung	Radfahren oft sehr gut möglich	Radfahren ebenso eingeschränkt wie Gehen
Hypästhesie	Im Dermatom	Strumpfhosenförmig
Peripherer Puls	Erhalten	Reduziert

Tab. 1: Differenzierung vaskuläre vs. neurogene Claudicatio.

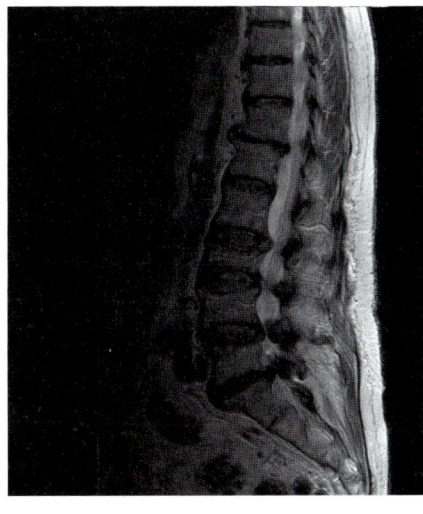

Abb. 2: T2-gewichtetes Bild einer lumbalen Spinalkanalstenose. Heller Duralsack (Wasser) mit deutlicher Einengung im lumbalen Bereich, die man allerdings endgültig erst mit axialen Aufnahmen befunden könnte. [Mit freundlicher Unterstützung durch Dr. A. Bink, Neuroradiologe, Prof. Zanella, Frankfurt; 5]

Heute kann man den Spinalkanal minimalinvasiv mikroneurochirurgisch dekomprimieren. Ohne Laminektomie (Undercutting) bzw. Hemilaminektomie werden die hypertrophierten Bänder und Knochenanteile über das sog. interlaminäre Fenster (zwischen zwei Wirbelbogen hindurch) abgetragen; somit wird der Spinalkanal erweitert. Dieses Vorgehen ist oft sogar bis zur Gegenseite möglich; die Gelenke und andere die Stabilität der Wirbelsäule garantierende Strukturen bleiben intakt. Ist das Foramen betroffen, wird es durch eine Foraminotomie erweitert.

> Operationsmethode der Wahl ist die Erweiterung des Spinalkanals durch ein interlaminäres Fenster.

Obwohl meist eine gewisse Instabilität der Wirbelsäule Voraussetzung für die degenerativen Prozesse ist, die zur Spinalkanalstenose führen, profitieren 70–80% der Patienten über Jahre von einer mikroneurochirurgischen Dekompression ohne Stabilisierung. Nur in sehr seltenen Fällen muss die Wirbelsäule doch durch Instrumentierung (z. B. Einbringen von Titanschrauben und -stäben) stabilisiert werden.

Prognose

Bei etwa zwei Drittel aller Patienten sind nach fünf Jahren die Schmerzen erheblich besser. Je kürzer die Schmerzanamnese, desto besser der Behandlungserfolg. Bei etwa einem Drittel der Patienten treten die Beschwerden innerhalb von fünf Jahren wieder auf, meist aufgrund einer erneuten Stenosierung auf gleicher oder auch anderer Höhe; ein Drittel dieser Patienten wiederum muss nochmals operiert werden.

Zusammenfassung

✖ Die Stenose des Wirbelkanals ist ein häufiges neurochirurgisches Krankheitsbild.

✖ Sie findet sich meist im lumbalen, manchmal auch im zervikalen Teil der Wirbelsäule.

✖ Die Patienten klagen meist über Schmerzen und segmentale Ausfälle.

✖ Die Schmerzreduktion steht im Vordergrund.

✖ Nach (erfolglosen) konservativen Therapieversuchen oder bei progredienter Symptomatik wird der Wirbelkanal operativ durch verschiedene Techniken erweitert.

✖ Die Prognose ist generell gut.

Syringomyelie

Als Syringomyelie bezeichnet man eine segmentale Aufweitung des Zentralkanals im Rückenmark, die bildmorphologisch als zystische Aufweitung im zentralen Teil des Rückenmarks imponiert. Benannt wurde dieses Phänomen nach seinem flötenartigen Aussehen im pathologischen Präparat (*griech.* syrinx: Flöte; ▌Abb. 1).

Epidemiologie

Die Prävalenz beträgt etwa 8/100 000 Einwohner; etwa 80% der Fälle sind vergesellschaftet mit einer Chiari-Malformation Typ 1. Die Mehrzahl der Syringomyelien bei Patienten mit dieser Malformation findet sich im Halsmark. Die Patienten ohne assoziierte Chiari-Malformation Typ 1 – ca. 1/100 000 – erlitten zuvor eine Erkrankung oder ein Trauma, was zu einer Flussbehinderung des Liquors nach kaudal führte. Dies können z. B. Verklebungen der Arachnoidea sein, wie sie nach einer Meningitis auftreten. Weiterhin findet man dieses Phänomen auch bei Patienten nach einer Rückenmarksverletzung, bei der der äußere Liquorraum durch Vernarbungen auf einer bestimmten Höhe schlecht durchgängig ist. Eine dritte Gruppe von Patienten hat in der Vorgeschichte eine Arachnoiditis erlitten – eine Entzündung der Arachoidea. Diese trat früher nach der intrathekalen Verabreichung eines auf Öl basierenden

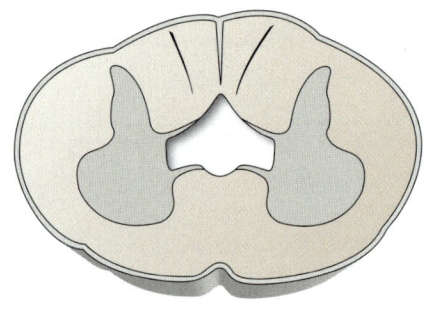

▌Abb. 1: Rückenmarksquerschnitt einer Syringomyelie mit zentraler Aufweitung des Rückenmarks, in der sich Liquor befindet. [10]

Kontrastmittels auf und führte zu Vernarbungen.

> Die Syringomyelie tritt in der Mehrzahl der Fälle bei Patienten mit einer Chiari-Malformation Typ 1 auf.

Ätiologie

> In Bezug auf die Pathogenese der Syringomyelie gibt es die hydrodynamische Theorie und die Hypothese des transmedullären Liquorstroms.

Die wichtigsten Hinweise auf die Pathogenese gibt die Anamnese der Patienten. Fast alle Betroffenen weisen eine Erkrankung auf, bei der es zu einer Verengung der äußeren Liquorräume – vor allem des Subarachnoidalraums von Rückenmark und Medulla oblongata – kommen kann.

Nach der sog. **hydrodynamischen Theorie** entsteht eine Druckpulswelle des Liquors von kranial nach kaudal. Diese wird durch die Pulsation der Gefäße hervorgerufen; man kann sie z. B. bei einer Lumbalpunktion beobachten. Wenn eine Stenose den Subarachnoidalraum des Rückenmarks einengt, leitet sich diese Druckpulswelle nicht im Subarachnoidalraum fort, sondern entlang des Zentralkanals. Dies führt zu einer Erweiterung des Zentralkanals mit konsekutiver Syringomyelie.

Die Anhänger der **Hypothese des transmedullären Liquorstroms** vertreten dagegen die Ansicht, dass es bei einer Blockierung des Liquorflusses zu einem Übertritt von Liquor zwischen den Gefäßwänden der kleinen Gefäße und dem Parenchym in den sog. Virchow-Robin-Raum kommt, der sich stark aufweitet.

Klinik

Die klinische Symptomatik kann sehr unterschiedlich sein; charakteristische Symptome lassen sich aber anhand der Anatomie des Rückenmarksquerschnitts gut erklären (▌Abb. 2).

So findet man klassischerweise einen Ausfall der Temperatur- und Schmerzempfindung ab einer bestimmten

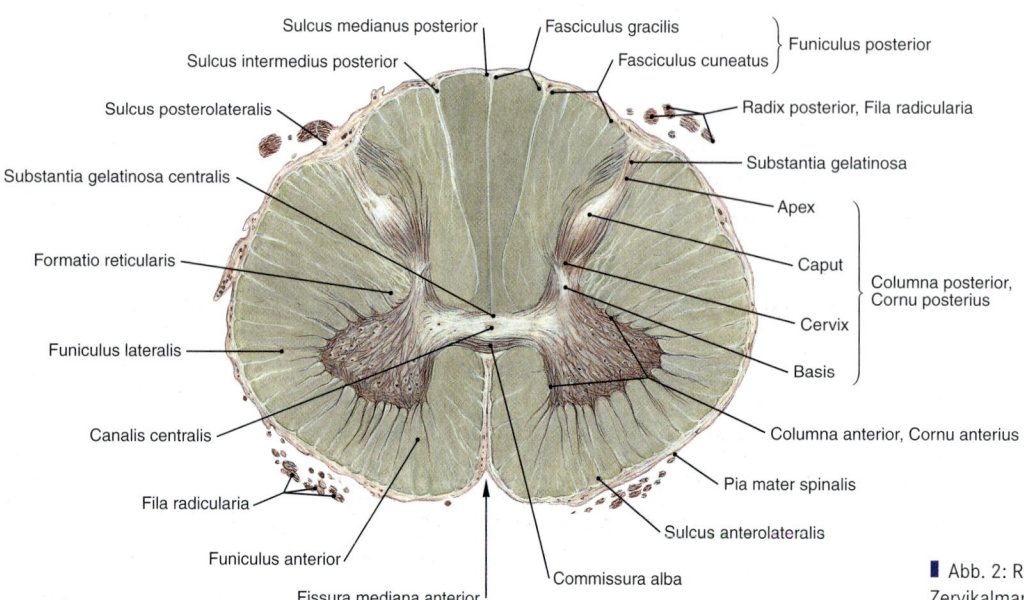

▌Abb. 2: Rückenmarksquerschnitt im Zervikalmark. [22]

Höhe, weil die Commissura alba betroffen ist.

Initial werden Patienten mit Syringomyelien allerdings eher mit Schmerzen (bei Lokalisation im Halsmark oft im Nacken) und Schwäche, Missempfindungen und Gangunsicherheit der oberen oder unteren Extremität vorstellig.

Diagnostik

Die Syringomyelie wird im **MRT** diagnostiziert. Hier sieht man vor allem in den T2-Sequenzen eine zystische Aufweitung des Zentralkanals, die besonders in den sagittalen Ebenen deutlich sichtbar ist (▌ Abb. 3).

Differenzialdiagnostisch abzugrenzen sind bei einer zystischen Raumforderung im Rückenmark eine Tumorzyste sowie eine Myelie – ein zystischer Defekt nach Nekrose, z. B. nach spinalem Trauma (s. S. 68).

Die moderne Bildgebung erlaubt es sehr gut, die Syringomyelie von einer Zyste oder einer Myelie zu unterscheiden.

Man kann mit einer MRT, die man mit einem EKG synchronisiert, auch Flussphänomene darstellen. Hierbei lässt sich gut beobachten, dass es zu einem Fluss in die Syrinx hinein kommt. Postoperativ kann man den Erfolg des Eingriffs daran messen, ob Liquor an diesem Hindernis vorbeifließen kann.

Therapie

Die Indikation zum operativen Vorgehen ergibt sich grundsätzlich bei einer progredienten Verschlechterung der Symptomatik. Die initialen neurologischen Defizite lassen sich meist nicht bessern.

Man versucht, den Fluss der äußeren Liquorräume wieder zu steigern. Da dieser bei der Mehrheit der Fälle auf Höhe des Foramen magnum eingeschränkt ist (s. S. 84, Chiari-Malformation Typ 1), kann man dort den posterioren Teil des knöchernen Schädels wegnehmen und so den Fluss wiederherstellen.

Bei Stenosen durch Verklebungen bei Arachnoiditis kann der Fluss durch Lösen der Verklebungen, allerdings nur auf der dorsalen Seite, wieder verbessert werden. Man näht über dem betroffenen Gebiet einen sog. Dura-Patch ein. Dieser wird wiederum an die Zwischen-

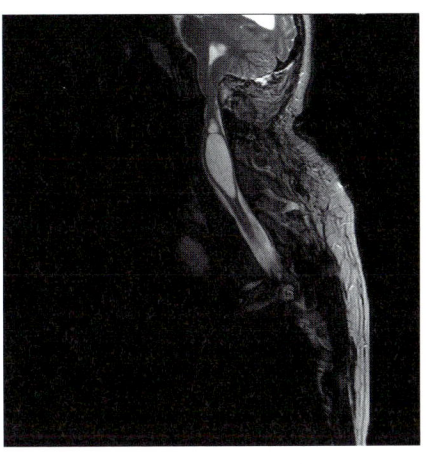

▌ Abb. 3: Syringomyelie im T2-gewichteten sagittalen Bild. Das Rückenmark ist langstreckig von einer zystischen Struktur aufgeweitet. [Mit freundlicher Unterstützung durch Dr. A. Bink, Neuroradiologie, Prof. Zanella, Frankfurt; 5]

wirbelgelenke hochgezogen, wodurch es zu einer zeltartigen Überbrückung der Engstelle kommt. Da die Arachnoidea manchmal auch mit dem Rückenmark verklebt, ist diese Operation schwierig; man versucht, so wenig wie möglich von der Arachnoidea zu entfernen. Den physikalischen Erfolg der Therapie kann man feststellen, indem man zwei Druckmessungen im Subarachnoidalraum des Rückenmarks anlegt. Meist handelt es sich dabei um eine Lumbaldrainage und eine zusätzliche Drainage über der Stenose. War die Therapie erfolgreich, kann man messen, wie sich die Druckwelle wieder von oben nach unten und umgekehrt fortpflanzt. Eine dritte, aber selten genutzte Möglichkeit ist die Anlage eines Shunts, der den Liquor über der Stenose in den Peritonealraum drainiert.

> Therapie der Wahl bei Syringomyelie ist die posteriore Dekompression.

Prognose

Man muss unterscheiden zwischen einer bildmorphologischen Besserung der Syringomyelie, einer kurzfristigen Besserung der perioperativen Symptomatik und einer langfristigen Besserung. Bei Kombination mit der Chiari-Malformation Typ 1 ist die posteriore Dekompression im Allgemeinen sehr erfolgreich. Bei den restlichen Syringomyelien verkleinert sich die Syrinx in etwa der Hälfte der Fälle, bei einem Viertel bleibt sie gleich und bei einem Viertel wird sie größer. Trotzdem bedeutet eine erfolgreiche Operation lediglich ein Anhalten der progredienten Symptomatik. Auch die präoperativen Schmerzen können meist nicht gemildert werden – es sei denn, sie stehen in Zusammenhang mit erhöhtem Hirndruck (z. B. Kopfschmerzen beim Niesen). Die Missempfindungen können in etwa einem Drittel der Fälle gebessert werden.

Bei ca. der Hälfte der Patienten kommt es zu einem Rezidiv.

Zusammenfassung

✖ Als Syringomyelie bezeichnet man eine segmentale Aufweitung des Zentralkanals im Rückenmark.

✖ In der Mehrzahl der Fälle ist sie mit einer Chiari-Malformation Typ 1 assoziiert.

✖ Die klinische Symptomatik ist sehr variabel, oft aber mit Schmerzen und einer dissoziierten Empfindungsstörung verbunden.

✖ Therapie der Wahl ist die posteriore Dekompression.

✖ Der Therapieerfolg beschränkt sich darauf, die Progredienz der Erkrankung zu stoppen.

Spinale Tumoren

Man unterscheidet je nach Lokalisation in Bezug zu Dura mater und zum Rückenmark (Myelon) drei Kategorien, in die Tumoren im Wirbelkanal eingeteilt werden. Diese werden jeweils nochmals in drei konkrete Tumorentitäten unterteilt (▌ Tab. 1).

Lokalisation	Intramedullär	Intradural-extramedullär	Extradural
Typische Tumoren	▶ Astrozytome ▶ Ependymome ▶ Hämangioblastom	▶ Meningeome ▶ Neurofibrome/Neurinome (oft Sanduhrneurinome) ▶ Lipome	▶ Metastasen (nahezu ausschließlich!) ▶ Multiples Myelom

▌ Tab. 1: Lokalisation spinaler Tumoren.

Epidemiologie

Der Anteil der primären Tumoren des Rückenmarks, bezogen auf die Gesamtzahl der primären ZNS-Tumoren, beträgt 15%.
Sekundäre Tumoren (Metastasen) finden sich hier häufiger: 10% aller Tumorpatienten sind im Verlauf ihrer Krankheit von einer spinalen Metastasierung betroffen. Das mittlere Alter der Patienten liegt mit 59 Jahren deutlich über dem Alter der Patienten mit primären Rückenmarktumoren (44 Jahre).

> Die klassischen Tumoren, die zu Rückenmarkmetastasen führen, treten im Gegensatz zu ZNS-Tumoren typischerweise bei älteren Patienten auf.

Bei den Patienten mit primären Rückenmarktumoren dauert es deutlich (etwa eineinhalb Jahre) länger, bis die Diagnose gestellt wird. Allerdings sind primäre Rückenmarktumoren mit einer Inzidenz von 1 : 100 000 selten.
In Bezug auf die Lokalisation sind Ependymome meist im unteren Lumbalmark oder im Filum terminale und Lipome zum größten Teil (80%) im Thorakalmark befindlich.

Ätiologie

Für die Entstehung der Rückenmarktumoren gelten die gleichen Prinzipien wie bei kraniellen Tumoren (s. S. 28–30).

Klinik

Die klinische Symptomatik ist abhängig von der Lokalisation der Raumforderungen. Trotzdem kann man für die einzelnen Tumorentitäten charakteristische Symptome beschreiben:
Metastasen verursachen meist zuerst **Rückenschmerzen** auf der Höhe des betroffenen Wirbelkörpers, die teilweise ausstrahlen. Dabei verschlimmern sich die Schmerzen anders als bei Patienten

mit Bandscheibenleiden vor allem **im Liegen** und **nachts**. Sollte die Raumforderung auf das Myelon drücken (häufig innerhalb von wenigen Monaten), so können **Zeichen der „langen Bahnen"** bzw. **Ausfallsymptome** (z.B. Brown-Séquard-Syndrom oder ein mehr oder weniger schnell fortschreitendes Querschnittssyndrom) hinzukommen. Oft sind – aufgrund von Kompression und Schädigung von langen Bahnen durch den wachsenden Tumor – segmentale Reflexbahnen von der Kontrolle des Großhirns gelöst. Zeichen der „langen Bahnen" sind z.B. Hyperreflexie bis zur Spastik (PSR) oder wiederkehrende Primitivreflexe (Babinski-Reflex; Joseph Babinski [1857–1932], poln.-frz. Neurologe).
Menigeome verursachen vor allem **Schmerzen, Gangstörungen** (Hinter-

strangkompression mit Störung des Feedbacks aus den Propriozeptoren der unteren Extremität), **Taubheitsgefühl** oder **Schwäche** in den Beinen – entsprechend ihrer vorrangigen Lokalisation im Thorakalbereich.
Bei den **Neurofibromen** und **Neurinomen** steht anfänglich die Wurzelbeteiligung im Vordergrund. Es kommt zu Schmerzen und Ausfällen im Ausbreitungsgebiet der Nervenwurzel (**radikuläre Schmerzen** und **Ausfälle** wie z.B. eine Fußheberparese bei Betroffenheit der Wurzel L5). Die Symptomatik entwickelt sich jedoch meist langsam. Zu akuten Verschlechterungen kommt es, wenn eine spinale Arterie komprimiert wird.
Intramedulläre Tumoren verursachen oft zuerst Ausfallsymptome wie **Paresen, Hypästhesien** und **Gangstörun-**

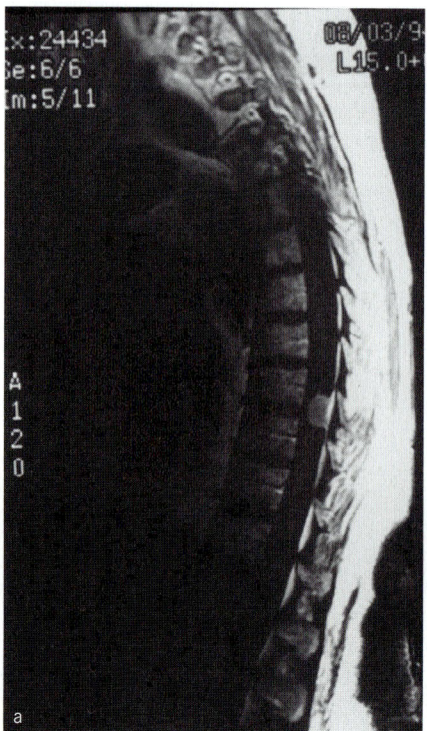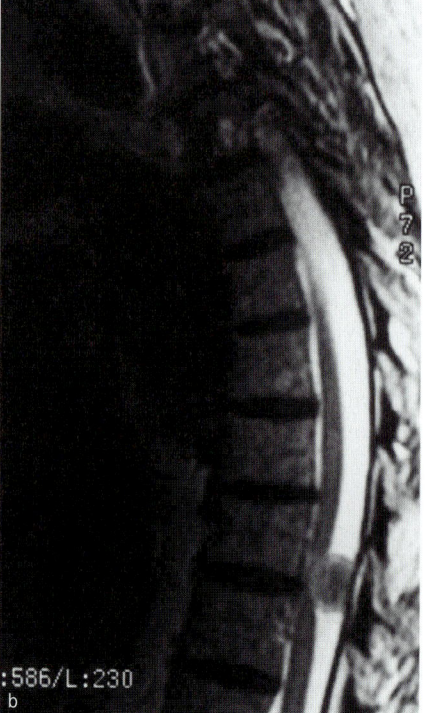

▌ Abb. 1: a) Sagittales T1-gewichtetes Bild mit Kontrastmittel eines gleichförmig anreichernden intraspinalen Meningeoms mit „dural tail"; b) das korrespondierende T2-Bild zeigt die Kompression des Myelons. [4]

gen, die bis zum kompletten Querschnittssyndrom fortschreiten können. In einem Drittel der Fälle treten Schmerzen nur zu Beginn auf; hier kommt es seltener zu akuten Ausfallsymptomen.

Diagnostik

Die **MRT mit Kontrastmittel** ist die Methode der Wahl, um eine spinale Raumforderung zu diagnostizieren.

> Bei der Präsentation sollte man zuerst das sagittale T1-Bild mit Kontrastmittel zeigen.

Therapie

Patienten mit Metastasen wurden früher primär bestrahlt. Die Tendenz geht immer mehr zur **operativen Behandlung,** wenn es sich um Patienten mit einer Lebenserwartung von über drei Monaten handelt, da die chirurgischen Techniken wesentlich verbessert wurden. Die Operation besteht meist in einer knöchernen Dekompression des durch den Tumor eingeengten Spinalkanals, d. h. in einer Laminektomie (von dorsal). Gegebenenfalls wird – abhängig von Alter, Prognose der Grunderkrankung, weiteren Metastasen usw. – umfassender operiert, manchmal auch mehrzeitig. Häufig wird eine aufwendige Stabilisierung der Wirbelsäule von dorsal mittels Metallstreben oder ein Wirbelkörperersatz von ventral durch Brust oder Bauchhöhle – z. T. endoskopisch – durchgeführt. Handelt es sich allerdings um sehr strahlensensible Tumoren (Kleinzellkarzinom, Lymphom, multiples Myelom), wird primär bestrahlt.

Oft muss notfallmäßig operiert werden, wenn bei schnell (Stunden bis Tage) zunehmender Kompression des Myelons die Querschnittssymptomatik noch nicht komplett ist. Hier gilt „time is ambulation!". Die aufwendigere Stabilisierung der Wirbelsäule kann sich evtl. später anschließen. Sollte sich die Diagnose Metastase bestätigen, ergänzt man eine Bestrahlung.

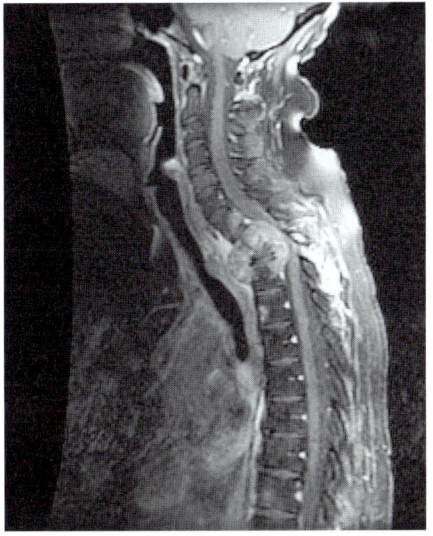

■ Abb. 2: Zervikale Metastase im T1-gewichteten Bild mit Kontrastmittel; Myelonkompression. [14]

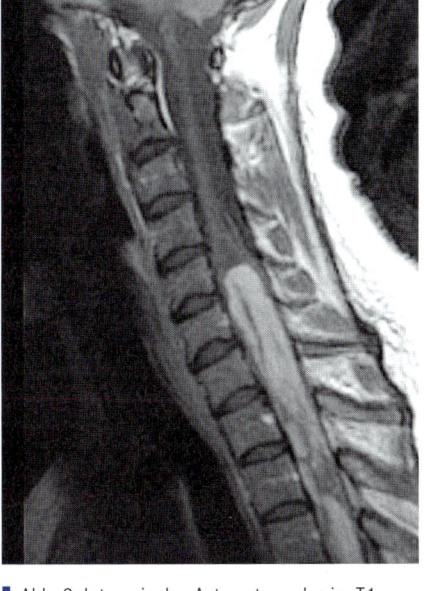

■ Abb. 3: Intraspinales Astrozytom, das im T1-gewichteten Bild Kontrastmittel inhomogen anreichert. [14]

Es empfiehlt sich, bei spinalen Tumoroperationen somatosensible Potenziale abzuleiten. Man setzt kleine Nadeln in die Muskeln der jeweiligen Nervenwurzel und in die Kopfhaut über dem somatosensiblen Kortex, um intraoperativ zu sehen, ob man z. B. zu stark an der jeweiligen Wurzel zieht oder das Rückenmark malträtiert. Ein intraoperativer Ultraschall kann helfen, intramedulläre Tumoren zu lokalisieren.

Man versucht, Meningeome, Neurinome und Fibrome komplett zu resezieren. Bei Neurinomen kann man die betroffene Nervenwurzel komplett mit resezieren, wenn es sich um die Hinterwurzel handelt und nicht um den motorisch wichtigen vorderen Teil.

Auch intramedulläre Tumoren sollte man mit dem Ziel, möglichst viele Funktionen zu erhalten, entfernen.

Prognose

Die Therapie verbessert bei Metastasen die Lebenserwartung der Patienten nicht, wohl aber die Lebensqualität durch den Rückgang der Schmerzen und Paresen.

Bei Meningeomen und Neurinomen, den gutartigen Tumoren, ist die Rezidivrate für den Behandlungserfolg entscheidend, da die neurologischen Symptome meist vollständig regredient sind. Nach kompletter Exzision (die meist gelingt) kommt es in ca. 10 – 20% der Fälle zu Spätrezidiven, deren Symptomatik sich auch nach Reoperation nicht immer bessert.

Etwa 50% der Astrozytome rezidivieren, da sie nur sehr selten vollständig entfernt werden können. Ependymome können in 70% der Fälle komplett reseziert werden.

Zusammenfassung

✖ Spinale Tumoren klassifiziert man nach ihrer Lage zu Rückenmark und Dura mater in drei Kategorien: extradural, intradural-extramedullär und intramedullär.

✖ Die häufigsten Tumoren sind Metastasen, die bei entsprechend guter Langzeitprognose operativ angegangen werden.

Spinales Trauma

Da eine Verletzung des Rückenmarks fast immer mit einer Verletzung der Wirbelsäule einhergeht, ist die Akutversorgung Rückenmarksgeschädigter eine interdisziplinäre Aufgabe von Orthopäden/Unfallchirurgen und Neurochirurgen – meist in Unfallkliniken mit entsprechendem Schwerpunkt.

Epidemiologie

Die Zahl der Wirbelsäulentraumata liegt etwa bei 60/100 000 Betroffenen (also relativ hoch); ein Drittel dieser Patienten haben neurologische Störungen.

Ätiologie

Bei mehr als der Hälfte der Verletzungen sind Verkehrsunfälle die Ursache.

Die häufigsten Verletzungen betreffen die HWS: Hangman-Fraktur, Jefferson-Fraktur, Anderson-Fraktur. Innerhalb der HWS sollte man konzeptionell die Bereiche C0–C2 und C3–C7 unterscheiden, da sich die Gelenkfunktionen von Okzipitalkondylen, Atlas und Axis aufgrund ihrer Struktur von der übrigen HWS unterscheiden.

Bei der **Hangman-Fraktur** bricht die Pars interarticularis des Axis, und man sieht auf dem seitlichen Röntgenbild, wie der Dens gegenüber C3 nach vorn gekippt wird. Früher wurde der Knoten des Stricks unter dem Kinn platziert, sodass es beim Erhängen zu einer Hyperextension der HWS kam, die in Kombination mit der Streckung beim Erhängen diese Frakturen hervorrief. Die Fraktur selbst war allerdings nicht zwingend tödlich und ist derzeit auch nur in 10% der Fälle mit einem neurologischen Defizit vergesellschaftet. Heute tritt sie durch Hyperextension und axialen Druck z. B. bei Verkehrsunfällen auf (∎ Abb. 1).

Die **Jefferson-Fraktur** ist eine Fraktur des Atlas; sie wurde von Jefferson (1886–1961, brit. Neurochirurg) zuerst beschrieben (∎ Abb. 1). Sie tritt vor allem bei **Stauchungstrauma** (Sprung in flaches Wasser, Schlag auf den Kopf etc.) auf.

Anderson klassifizierte die Densfrakturen, die man sich anhand von ∎ Abbildung 2 einprägen sollte. Typ II und Typ III sind operative Indikationen.

Federführend in der Klassifikation der spinalen Traumata ist die American Spinal Injury Association (ASIA). Diese klassifiziert spinale Traumata als komplett oder inkomplett danach, ob die letzten sakralen Segmente S4 und S5 betroffen sind oder nicht, da man davon ausging, dass bei einer Affektion von S4 und S5 fast immer eine komplette höher liegende Transektion besteht. Daraus folgt allerdings auch, dass Läsionen von S4 und S5 mit motorischer Restfunktion ebenfalls als komplett bezeichnet werden. Trotzdem kann man mit dieser Definition eine gute prognostische Aussage treffen.

Klinik

Klassischerweise lassen sich die typischen Ausfallerscheinungen bei Durchtrennung des Rückenmarks feststellen. Man bestimmt die Höhe der motorischen und sensiblen Ausfälle auf jeweils einer Seite, um ein Niveau der Schädigung zu erhalten.

Es finden sich allerdings auch – abhängig von der Form des Traumas – Schädigungen, die nur eine Hälfte des Rückenmarks betreffen (Brown-Séquard-Syndrom) oder nur die motorischen oder sensiblen Bereiche, durch Druck oder Schädigung der jeweiligen Areale (∎ Tab. 1).

Durch verminderte Durchblutung im Spinalkanal kann das **Central-cord-Syndrom** auftreten. Es kommt zu motorischen und sensiblen Ausfällen, die die obere Extremität mehr betreffen als die untere Extremität und sich vor allem auf die Hände auswirken **(taube, ungeschickte Hände).**

> Bei V. a. HWS-Verletzung sollte die HWS ständig unter Zug gehalten werden.

Die Stabilisierung (z. B. in der Vakuummatratze) erschwert die klinische Untersuchung am Unfallort. Man kann aber durch Erhebung von Hand- und Fingerfunktion (z. B. durch Faustschluss) und Unterschenkelfunktion (Fußhebung und -senkung) einen Eindruck gewinnen. Auch die Sensibilität lässt sich grob orientierend noch am Unfallort testen. Diese

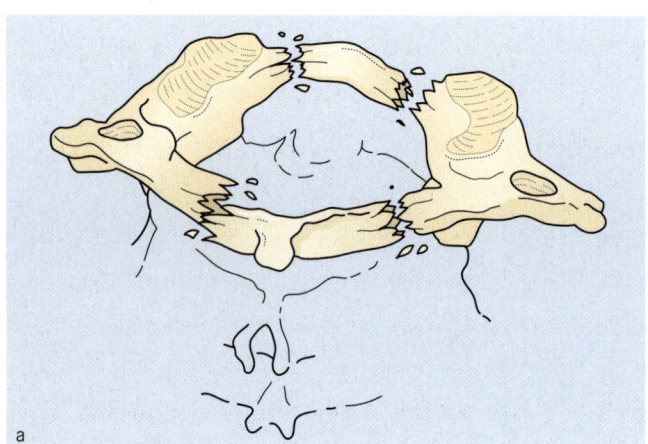
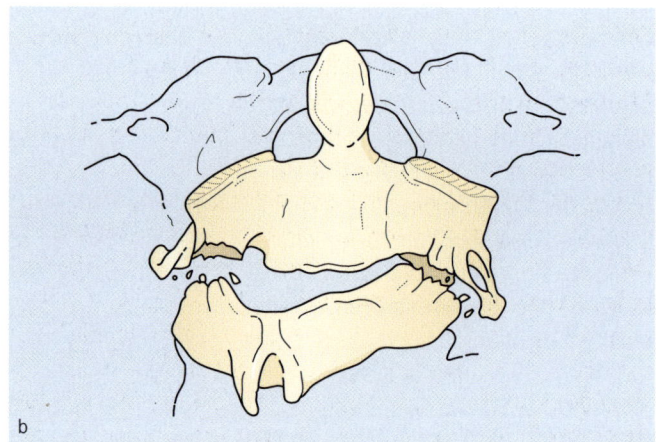

∎ Abb. 1: a) Jefferson-Fraktur; b) Hangman-Fraktur. [19]

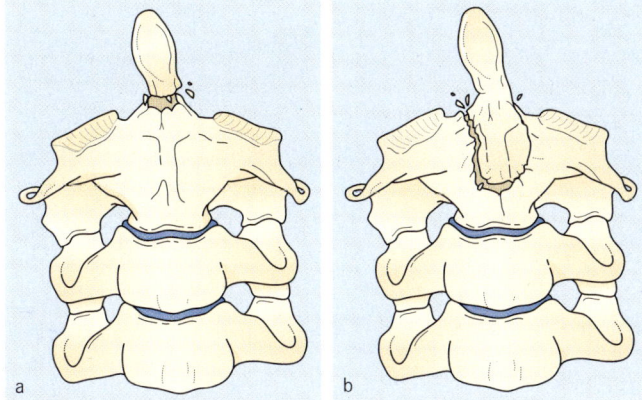

Abb. 2: a) Anderson-Fraktur Typ II; b) Anderson-Fraktur Typ III. [19]

Syndrom	Motorik	Sensibilität	Differenzial-diagnose
Central-cord-Syndrom	Auf entsprechender Höhe schlaffe Parese und Reflexausfall (Vorderhörner!)	Protopathische Sensibilität bilateral betroffen	Syringomyelie
Brown-Séquard-Syndrom	Ipsilateral unter Läsionshöhe zunächst schlaffe, dann spastische Parese; auf Läsionshöhe schlaffe Parese	Dissoziierter Sensibilitätsausfall unterhalb der Läsion: ipsilateral für epikritische, kontralateral für protopathische Sensibilität	Metastasen
Anterior-cord-Syndrom	Bilaterale schlaffe Parese (z. B. Arme bei Lokalisation im Halsmark), darunter bilateral zunächst schlaffe, dann spastische Parese	Ausfall der protopathischen Sensibilität unterhalb des betroffenen Rückenmarksabschnitts	Infarkt der A. spinalis anterior
Conus-medullaris-Syndrom	Milder Funktionsverlust unterhalb von Rückenmarksniveau L3 (Kniestreckung), vor allem Blasen-, Mastdarmstörung	Reithosenanästhesie, manchmal dissoziiert	Massenprolaps
Cauda-equina-Syndrom	Schwerer Funktionsverlust, vor allem Beine und Blasen-, Mastdarmfunktion betroffen	Reithosenanästhesie, teilweise asymmetrisch	Massenprolaps

Tab. 1: Verschiedene Syndrome bei Schädigung von Myelon oder Cauda equina.

prüft man am Daumen (C6), Mittelfinger (C7), Kleinfinger (C8) und am Ellenbogen (Th1), dem sog. **neurologischen Kontrolldreieck.**

Cave! Hangman- und Jefferson-Frakturen haben oft **keine** neurologischen Ausfälle. Patienten mit Verletzungen von C1 und C2 haben allerdings kaum eine Überlebenschance, da die Medulla oblongata mit Atem- und Kreislaufzentrum häufig mit betroffen ist.

Diagnostik
Oft wird eine CT der gesamten Wirbelsäule gemacht, um die knöchernen Läsionen darstellen zu können. In der MRT der Wirbelsäule sieht man Schäden am Rückenmark allerdings deutlicher.

Therapie
Jede Kompression des Rückenmarks und Instabilität der Wirbelsäule wird zuerst **stabilisiert,** wobei dies hinter vital wichtige Eingriffe (z. B. nach Thoraxtrauma) zurückgestellt werden muss. Instabilität der HWS liegt immer dann vor, wenn der Patient bei Bewegung der HWS neurologische Defizite aufweist oder Schmerzen angibt. Eine Instabilität der BWS und LWS kann näherungsweise durch das **3-Säulen-Modell** der Wirbelsäule erkannt werden. Hierbei unterteilt man die Wirbelsäule in drei Pfeiler: Zwei Pfeiler unterteilen den Wirbelkörper, der dritte bildet den Wirbelkanal und die dorsalen Strukturen. Sind zwei Pfeiler zerstört, so ist die Wirbelsäule instabil und muss instrumentell stabilisiert werden.

Pharmakologisch kann innerhalb – und nicht später – der ersten acht Stunden nach Trauma hochdosiert mit Methylprednisolon therapiert werden (s. S. 104).

Infolge der Erkrankung treten Komplikationen auf, die z. T. zu erheblicher Morbidität und zu Mortalität führen können. So kann sich z. B. initial durch Unterbrechung der sympathischen Fasern ein **spinaler Kreislaufschock** mit Blutdruckabfall und Bradykardie entwickeln; dies führt zu einer Minderperfusion von peripherem Gewebe. Als Reaktion auf diese Veränderung kann es umgekehrt im weiteren Verlauf zu **Blutdruckkrisen** mit sehr starken Kopfschmerzen oder **Krampfanfällen** kommen. Diese können spontan auftreten oder

Folge von komplexen Entleerungsstörungen von Blase oder Darm sein, da die anfangs schlaffe Atonie der Blase in eine Hyperreflexie mit z. T. erheblichen Blaseninnendrucksteigerungen übergeht.

Prognose
Eine Querschnittslähmung beeinträchtigt nicht die Lebenserwartung.

Zusammenfassung

✖ Spinale Traumata sind häufig.

✖ Die Patienten sollten in spezialisierten Zentren interdisziplinär versorgt werden.

✖ Für die klinische Diagnose gelten die Kriterien der ASIA.

✖ Therapeutisch stabilisiert man die Wirbelsäule, um das Rückenmark vor weiteren Schäden zu schützen.

✖ Im Verlauf müssen vor allem vegetative Krisen adäquat behandelt werden.

Spinale Operationen

Ebenso wie bei den kraniellen Eingriffen bietet sich dem Studenten in der Neurochirurgie vielfach die Möglichkeit, bei Eingriffen am Rücken zu assistieren. Da die „kleinen" Operationen meist sehr schnell ablaufen und man wenig Zeit findet, die einzelnen Operationsschritte zu erfragen, sollte man sich mit diesem Kapitel vorbereiten, um die Vorgehensweise besser verfolgen zu können.

Mikrochirurgische Dekompression einer lumbalen Nervenwurzel bei Bandscheibenvorfall

Wie bei jedem operativen Eingriff gibt es anatomische Leitstrukturen, an denen man sich orientiert und die man aufsucht. Man sollte sich hier speziell im Anatomieatlas den Dornfortsatz des Wirbelkörpers, der über dem Bandscheibenvorfall liegt, das Lig. flavum und den Duralsack anschauen. Nach dem Hautschnitt, der über dem radiologisch nachgewiesenen Niveau (intraoperative Durchleutung!) sein muss, inzidiert man die Fascia thoracolumbalis. Danach präpariert man die Grenzschicht zwischen Muskulatur und Dornfortsatz subperiostal, wobei man die Sehnen des M. multifidus oft durchtrennen muss. Die Muskulatur wird mit Langenbeck-Haken weggehalten (Student), um Sperrer oder Spekulum einzusetzen (❙ Abb. 1).
Nun wird das Mikroskop eingefahren und unter dem Mikroskop das Lig. fla-

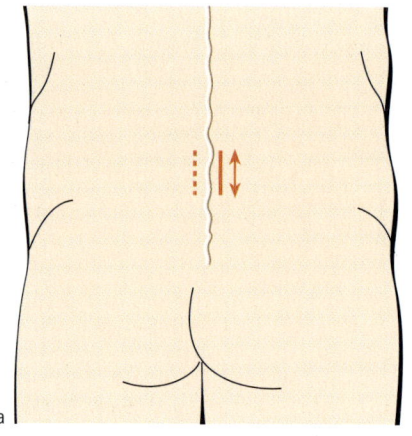
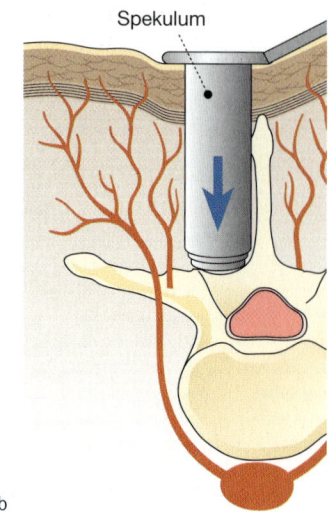

❙ Abb. 1: a) Hautschnitt; b) Spekulumlage. [3]

vum entfernt. Reicht das nicht aus, um ein genügendes Sichtfeld zu erhalten, werden Teile des oberen Wirbelbogens und evtl. die hypertrophen Gelenkanteile in der Mitte mit der Stanze oder einer Fräse entfernt. Das Lig. flavum wird längs inzidiert, bis das epidurale Fett sichtbar ist. Nach dessen Durchtrennung löst man das darunterliegende Fett oder den Duralsack mit einem stumpfen Dissektor und entfernt mit einer kleineren Stanze das Lig. flavum. Danach wird die Fenestration nach lateral ausgedehnt, bis die abgehende Nervenwurzel nicht mehr von Lig. flavum bedeckt ist. Dann präpariert man mit dem Mikrodissektor; Duralsack und Wurzelabgang werden aufgesucht und

identifiziert. Wenn möglich, schiebt man die Wurzel nach medial. Entweder entfernt man den freien Sequester, oder das nun sichtbare hintere Längsband wird inspiziert und evtl. inzidiert. Ein dort identifizierbarer Bandscheibensequester wird vorsichtig freipräpariert und entfernt. Ist das Längsband perforiert, wird mit dem stumpfen Häkchen subligamentär nachgetastet, um Sequesteranteile hervorzuluxieren. Anschließend tastet man mit dem stumpfen Häkchen epidural nach und versucht durch mäßigen Druck und Drehbewegungen subligamentäre Anteile herauszuhebeln. Ist der Anulus fibrosus intakt, bleibt es meist bei einer reinen Sequestektomie. Befindet sich ein großer Defekt im Anulus, schließt man noch eine Nukleotomie an. Man sollte die Größe des entfernten Bandscheibenvorfalls messen und mit dem Befund der Bildgebung vergleichen. Bei einer Diskrepanz sollte weitergesucht werden. Die Wurzel sollte nun gut beweglich und der Unterrand des Pedikels frei sein. Man kontrolliert dies durch Nachtasten des Foramen intervertebrale mit dem langen Häkchen und erweitert im Zweifelsfall den Rezessus mit der Stanze.
Die Operation birgt mehrere Gefahren: Zum einen kann es zu einer akzidentellen Duraeröffnung kommen: Nervenfasern können austreten. Dies muss verhindert werden, indem man das Loch sofort deckt und übernäht. Zum ande-

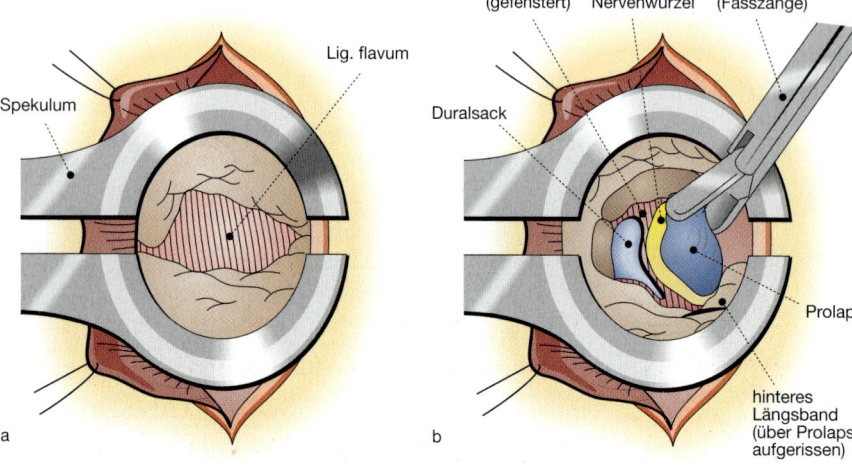

❙ Abb. 2: Sicht auf das Operationsfeld unter dem Mikroskop: a) Freilegung des Lig. flavum; b) Ausräumung des Prolapses. [3]

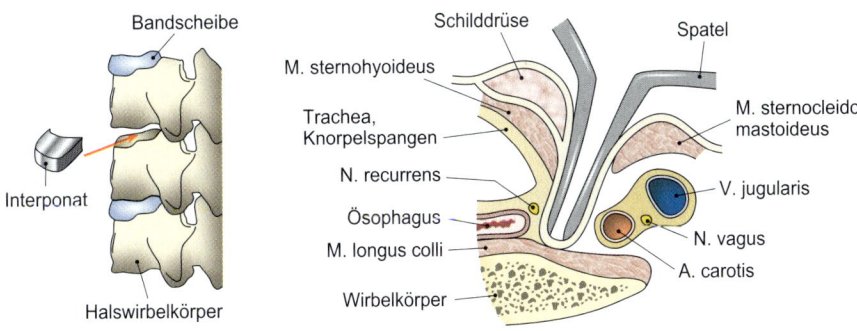

Abb. 3: Querschnitt der HWS. Demonstration des Zugangswegs zur HWS. [10, nach 21]

ren kann es durch epidurale Blutungen ins Operationsgebiet zu einem Cauda-equina- oder Conus-medullaris-Syndrom kommen. Deshalb sollte man postoperativ sofort und in regelmäßigen Abständen die motorische Funktion der Beine (Fußheber und -senker) kontrollieren.

Anteriore zervikale Diskektomie

Diese Operation ist bei Bandscheibenvorfällen der HWS indiziert. Sie wird bei mediolateralen Hernien nicht wie bei lumbalen Bandscheibenvorfällen von dorsal, sondern von ventral durchgeführt; der Zugang von dorsal ist hier durch das Rückenmark nicht möglich. Auch hier sollte man sich vor der Operation die Höhe der Läsion mittels intraoperativer Durchleuchtung klarmachen. Bei Vorfällen der unteren HWS oder bei Patienten mit dickem, kurzem Hals kann man dessen beide Schultern nach unten ziehen und sie befestigen, damit man problemlos durchleuchten kann. Man stellt – nach Haut- und Platysma-

schnitt – den Vorderrand des M. sterno-cleidomastoideus dar, weil man an dessen Vorderrand die erste Halsfaszie (Fascia colli superficialis) eröffnet. Die weitere Präparation erfolgt teils scharf, teils stumpf. Man hält den M. omohyoideus ebenso wie Trachea und Ösophagus nach medial, die A. carotis (inkl. V. jugularis und N. vagus) nach lateral. Nun sieht man die Fascia colli praevertebralis und erfühlt den Intervertebralraum. Man kontrolliert nun nochmals mittels Durchleuchtung die Höhe, indem man den Intervertebralraum z. B. mit einer Kanüle markiert.

Man inzidiert die Bandscheibe; die Fascia colli sowie die medialen Anteile des M. longus colli werden koaguliert und der M. longus colli nach lateral geschoben, sodass ein Retraktor gesetzt werden kann. Nun schwenkt man das Operationsmikroskop ein.

Der Intervertebralraum wird mit der Fasszange ausgeräumt; man versucht, die Perforationen des hinteren Längsbands zu identifizieren und die darunterliegenden Bandscheibenreste zu ent-

fernen, wobei mit dem stumpfen Häkchen in alle Richtungen sondiert wird, um Sequester zu entfernen.

Nun wird das Foramen intervertebrale (Durchtritt des Nervs) ausgetastet und ggf. erweitert. Bei ausgeprägten ventralen Osteophyten werden diese abgetragen. Dabei gilt stets besondere Vorsicht hinsichtlich des Myelons und der A. vertebralis.

Den Defekt, den man durch die Diskektomie geschaffen hat, kann man entweder mit einem Knochenstück ausfüllen oder man spreizt die Wirbelkörper leicht auseinander und setzt einen sog. Cage (Titan oder Keramik) ein.

Auch bei dieser Operation kann es zu einer Duraverletzung kommen, die man wesentlich schwieriger nähen und oft nur mit Fibrinkleber und einer Muskelplombe decken kann.

Ebenso kann es zu Verletzungen von A. carotis, A. vertebralis und Ösophagus (mit konsekutiver Mediastinitis) kommen. Gefürchtet ist die postoperative Schwellung im Larynxbereich mit Atem- und Schluckbeschwerden.

Zusammenfassung

✖ Die operative Behandlung von lumbalen und zervikalen Bandscheibenvorfällen gehört zum „täglichen Brot" in der Neurochirurgie.

✖ Den Operationsablauf kann man sich anhand dieses Kapitels nochmals verdeutlichen, um sich besser vorzubereiten oder die Operation nachzuarbeiten.

Epidurales Hämatom

Kraniales Epiduralhämatom

Das Epiduralhämatom gilt in der Neuro-chirurgie als absoluter Notfall – vergleichbar dem akuten linksthorakalen Schmerz bei Patienten in der Inneren Notaufnahme.

Epidemiologie
Die Inzidenz liegt bei etwa 3/100 000 Menschen pro Jahr, wobei größtenteils Männer betroffen sind. Das Verhältnis Männer zu Frauen beträgt 4:1, da Männer möglicherweise insgesamt mehr Traumata erleiden.
Es lässt sich allerdings nur bei einem Prozent (1%!) aller Kopftraumata ein epidurales Hämatom finden. Schädelfrakturen der Schläfenschuppe (temporal) erhöhen die Wahrscheinlichkeit, ein epidurales Hämatom zu erleiden, da es zu einer direkten Schädigung der Arterie durch scharfkantige Knochenteile kommt.
Nach dem 60. Lebensjahr treten die Hämatome seltener auf, weil die Dura zunehmend am Knochen heftet.

Ätiologie
Die Ursache ist fast immer traumatisch (Unfall, Schlag auf den Kopf, Sturz). Eine blutende meningeale Arterie verursacht eine sich rasch vergrößernde Raumforderung, wodurch das Gehirn innerhalb kurzer Zeit durch den Tentoriumsschlitz nach kaudal gedrückt wird. Die Patienten können daran akut versterben.
Ein epidurales Hämatom liegt zwischen Dura mater und Knochen. Die am häufigsten blutende Arterie ist die **A. meningea media;** durch die Fraktur kommt es zu Abscherungen des Gefäßes.

Klinik
Die Patienten erleiden ein Kopftrauma, sind evtl. kurz bewusstlos und haben dann ein „luzides Intervall" – ein (außer Kopfschmerzen und Übelkeit) asymptomatisches stabiles Intervall ohne Bewusstseinstrübung von mehreren (4–8) Stunden, in dem die Arterie langsam blutet. Darauf folgen Bewusstseinsstörungen mit Halbseitensymptomatik (Anisokorie, kontralaterale Hemi-

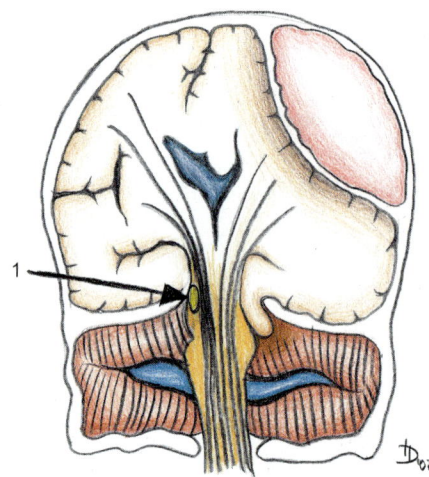

■ Abb. 1: Kernohan's notch phenomenon bei Epiduralhämatom. Sagittaler Schnitt; 1: N. opticus. [8]

parese, ipsilaterale Fazialisschwäche). Dieses so oft zitierte „luzide Intervall" ist aber tatsächlich nur in 20% der Fälle zu beobachten.

> Besonders aufmerksam sollte man bei Patienten sein, die auffallend unruhig waren und zunehmend eintrüben. Die klinische Verschlechterung führt oft sehr schnell zur Mittelhirneinklemmung mit ipsilateral weiter Pupille und zum Tod.

Fast immer ist die **Halbseitenlähmung kontralateral** zur Seite des epiduralen Hämatoms. Die supratentorielle Ausdehnung des Hämatoms quetscht und schädigt den motorischen Kortex und die dazugehörigen Bahnen. Diese Bahnen versorgen die gegenüberliegende Körperhälfte – sie kreuzen in der tiefer gelegenen Pyramide (Medulla oblongata).

Sehr selten kommt es zu einer ipsilateralen Hemiparese. Dieses Phänomen nennt man **Kernohan's notch phenomenon** (■ Abb. 1). Beispielsweise wird bei einem rechtseitigen Epiduralhämatom das Mittelhirn im Tentoriumsschlitz auf die Gegenseite nach links (!) gedrückt. Dies kann die motorischen Bahnen auf der linken Seite zerstören, und so resultiert – wieder aufgrund der kaudal gelegenen Pyramidenkreuzung – eine Halbseitenlähmung rechts und somit ipsilateral zum epiduralen Hämatom.
Etwa ein Zehntel der epiduralen Hämatome nehmen einen **subakuten Verlauf.** Dies sind oft **Frakturspalthämatome** mit Verletzung kleinerer Äste der A. meningea media. Hierbei werden die Patienten erst innerhalb von drei Tagen symptomatisch mit vermehrten Kopfschmerzen, Schwindel, Übelkeit bis zur

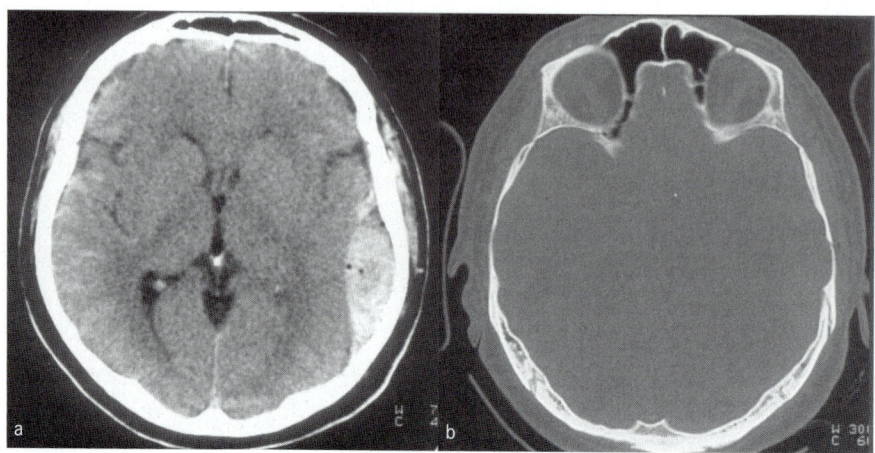

■ Abb. 2: Epidurales Hämatom bei bewusstlosem Patienten (nach Motorradunfall): a) Weichteilfenster; b) Knochenfenster mit temporaler Fraktur. [Mit freundlicher Unterstützung durch Dr. A. Bink, Neuroradiologie, Prof. Zanella, Frankfurt; 5]

kontralateralen Halbseitensymptomatik (Lähmung auf der Gegenseite des Epiduralhämatoms).

Diagnostik

Bei der Verdachtsdiagnose epidurales Hämatom sollte man sofort eine CT durchführen: Sie liefert schnell Befunde und ist fast überall vorhanden. Außerdem ist bei dieser Methode Blut deutlich zu erkennen, und man kann somit rasch reagieren. Epiduralhämatome haben die typische bikonvexe, kalottenanliegende Form, die im CT hyperdens (frisches Blut!) erscheint (■ Abb. 2). Falls das CT initial bei bewusstseinsgestörten Patienten unauffällig ist oder falls es sich um eine Kalottenfraktur handelt, sollte das CT nach 6–12 Stunden wiederholt werden (s. S. 78–80).

Therapie

Alle Epiduralhämatome über 1 cm Dicke müssen sofort evakuiert werden. Die Zeit zwischen Diagnose und Operation sollte nicht mehr als eine Stunde betragen **(Golden Hour of Epidural Hematoma)**. Kleinere Epiduralhämatome kann man beobachten und nach einer Woche kontrollieren. Epiduralhämatome der hinteren Schädelgrube sollten immer evakuiert werden, da sie möglicherweise Druck auf den Hirnstamm auslösen und damit Vitalfunktionen (Atmung!) gefährden.

Supratentorielle Hämatome entlastet man durch eine osteoplastische Trepanation, die über dem Maximum des Hämatoms zentriert ist. Den Hautschnitt setzt man oft in Form eines umgedrehten Fragezeichens („Trauma Flap").

Prognose

Die Prognose ist insgesamt zwar schlecht: Jeder 3. Patient erliegt dieser Verletzung. Wenn das Epiduralhämatom allerdings rechtzeitig erkannt und behandelt wird (weniger als zwei Stunden zwischen Komabeginn und Operation), verbessert sich die Prognose: Es überleben mehr als 80% der Patienten. Wird ein epidurales Hämatom sehr rasch erkannt (CT) – noch bevor es zu einer Bewusstseinstrübung kommt – und entfernt, dann ist bei jungen Patienten die Prognose oft exzellent und die Mortalität geht gegen null.

> Beim Epiduralhämatom gilt:
> ▶ Rasches Erkennen und sofortiges Handeln: Die Prognose ist hervorragend; es gibt nahezu keine Mortalität.
> ▶ Spätes Erkennen (tiefes Koma) und verzögerte Operation: Fast alle Patienten sind schwerstbehindert („Pflegefälle") oder sterben.

Cave! Epiduralhämatome sind häufig nicht isoliert, sondern treten zusammen mit anderen Verletzungen (Kontusionen, traumatische SAB etc.) auf. Trotzdem gilt: „Time is life."

Spinales Epiduralhämatom

Das spinale Epiduralhämatom tritt spontan oder (selten) nach Trauma auf. Man kann es beobachten nach spinaler Anästhesie – vor allem bei Patienten, die heparinisiert sind, eine Hämophilie oder eine andere hämorrhagische Diathese haben, aber auch nach spinalen Operationen. Blutungsquellen sind die epiduralen Venen des Rückenmarks, bei spontanen Blutungen angiomatöse Fehlbildungen oder auch spinale Tumoren (spinale Metastasen!).

> Die Patienten bekommen plötzlich starke Rückenschmerzen mit Ausstrahlung in die Extremitäten und eine rasch einsetzende Querschnittssymptomatik mit zunächst schlaffer Parese, Gefühls- und Blasenstörungen.

Die Diagnose eines spinalen Epiduralhämatoms stellt man in der MRT, die notfallmäßig durchgeführt werden muss; evtl. kann eine CT ausreichen. Es muss sofort operiert werden. Auch hier ist die Prognose entscheidend abhängig vom Zeitfaktor (Beginn der Symptome bis zur Evakuation): „Time is ambulation."

Zusammenfassung

✖ Das epidurale Hämatom ist ein häufiger, lebensbedrohlicher Notfall in der Neurochirurgie.

✖ Ein Epiduralhämatom entsteht meist durch Verletzung der A. meningea media im Rahmen eines Schädel-Hirn-Traumas.

✖ Im CT erscheint das epidurale Hämatom typischerweise als bikonvexe, hyperdense Raumforderung.

✖ Bei rascher Behandlung haben die Patienten eine gute Prognose – ansonsten ist die Prognose sehr schlecht; die Patienten versterben oft.

✖ Plötzliche starke Rückenschmerzen mit beginnender Querschnittssymptomatik bei Patienten mit Blutungsneigung sind typisch für ein spinales Epiduralhämatom.

Subdurales Hämatom

Man unterscheidet akute von chronischen Subduralhämatomen. Akute Subduralhämatome werden sofort symptomatisch, chronische Subduralhämatome mit einer Latenz von 2–3 Wochen nach dem Trauma.

Epidemiologie
Die Inzidenz des chronischen Subduralhämatoms beträgt ca. 3/100 000 Personen. Das Durchschnittserkrankungsalter liegt bei ca. 65 Jahren. Jedes fünfte chronische Subduralhämatom tritt bilateral auf (cave! Ist im CT manchmal schwierig zu erkennen, da beide Seitenventrikel symmetrisch eingeengt werden können).

Ätiologie
Das subdurale Hämatom befindet sich in dem (nach der rein neuroanatomischen Lehre nicht existenten) Raum zwischen Dura mater und Arachnoidea. Diesen Raum zwischen den beiden Hirnhautblättern schafft sich das Hämatom selbst.
Man nimmt an, dass es initial zu kleinen Blutungen von Brückenvenen – Venen, die die Arachnoidea und Dura kreuzen bzw. „überbrücken" (um in die Sinus oder zu den epigalealen Veneplexus zu gelangen) – kommt.
Diese Blutungen schaffen den Subduralraum und führen zu einer unspezifischen Granulationsreaktion. Durch enzymatische Fibrinolyse wird das Hämatom verflüssigt, und es entsteht die typische motorölartige Flüssigkeit.

Durch Einwanderung von Kapillaren, die ihrerseits wiederum sehr fragil sind und bei kleineren Beanspruchungen bluten, vergrößert sich das Hämatom oft und kann somit gefährlich werden. Gleichzeitig bilden sich kleine Membranen, die das Hämatom weiter septieren.

> Prädisponierend sind zwei Faktoren:
> ▶ Hirnatrophie, die den Raum zwischen Dura und Arachnoidea und somit die Brückenvenen unter Spannung stellt
> ▶ Chronischer Alkoholabusus.

Klinik
Hier unterscheiden sich akutes und chronisches Hämatom erheblich. Die Patienten mit **chronisch** subduralem Hämatom kommen mit dem Leitsymptom **Kopfschmerz** (erhöhter Hirndruck!) in die Klinik. Viele Patienten nehmen bei Kopfschmerzen sofort Aspirin® (cave! Blutungsneigung).
Weitere Symptome sind Übelkeit und Erbrechen (erhöhter Hirndruck), unklare Verwirrtheit, Sprachschwierigkeiten mit Halbseitenschwäche (Druck auf den Kortex), Krämpfe (Reizung des Kortex) bis zu Vigilanzminderung/Bewusstlosigkeit bei drohender Herniation durch eine akute Nachblutung.
Die **akut** subduralen Hämatome kommen meist im Rahmen eines schweren **Schädel-Hirn-Traumas** (gravierende Stürze oder Autounfälle) – häufig kombiniert mit ausgedehnten Kontusions-

oder Subarachnoidalblutungen – vor, bei dem durch starke Dezelerations- bzw. Akzelerationskräfte sowohl Brückenvenen als auch Hirnparenchym zerreißen. Somit findet sich oft eine Hemiparese, und/oder die Patienten sind komatös.

Diagnostik
Die CT ohne Kontrastmittel ist für die Diagnostik sehr gut geeignet.
Man erkennt die **subduralen** Hämatome an ihrer **konkaven** Form – im Gegensatz zu den **epiduralen** Hämatomen, die eine **bikonvexe** Form aufweisen. Um – neben dem klinischen Bild – zu beurteilen, wie dringend eine Intervention ist, sollte man den raumfordernden Effekt mit Mittellinienverlagerung, Kompression der Seitenventrikel und Verstreichen der Hirnwindungen befunden (▪ Abb. 2 und 3).
Da man ein traumatisches Ereignis aber bei etwas mehr als der Hälfte der Patienten mit chronischem Subduralhämatom nicht mehr eruieren kann, benutzt man die Densität des Hämatoms auf dem initialen CT zur Unterscheidung: Das **akute Subduralhämatom** ist aufgrund des hohen Proteinanteils im CT noch sehr dicht (**hyperdens**). Das **chronische Subduralhämatom** hingegen erscheint dunkel (**hypodens**); es hat etwa die Dichte von Liquor. Dies liegt daran, dass die Proteine im Blut, die ein akutes Hämatom normalerweise hyperdens erscheinen lassen, enzymatisch abgebaut wurden.

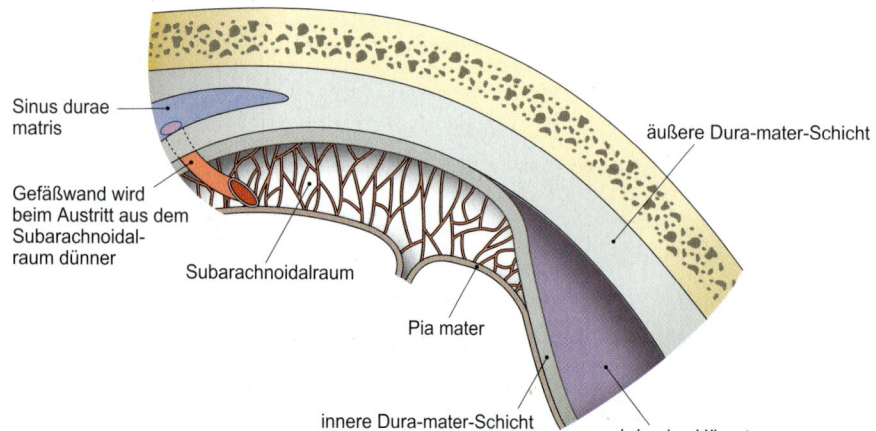

Sinus durae matris

Gefäßwand wird beim Austritt aus dem Subarachnoidalraum dünner

Subarachnoidalraum

Pia mater

äußere Dura-mater-Schicht

innere Dura-mater-Schicht

subdurales Hämatom

▪ Abb. 1: Schemazeichnung eines subduralen Hämatoms mit Brückenvene (links), die durch den Epiduralraum läuft. Das Hämatom entwickelt sich zwischen den beiden Duraschichten. [10, nach 21]

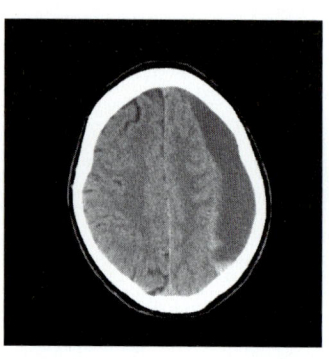

▪ Abb. 2: Nativ-CT eines chronischen linkshemisphärischen Subduralhämatoms. Man kann eine Septierung erahnen. [Mit freundlicher Unterstützung durch Dr. A. Bink, Neuroradiologie, Prof. Zanella, Frankfurt; 5]

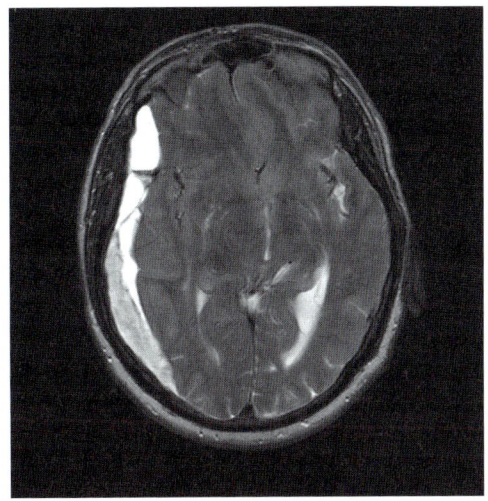

■ Abb. 3: T2-gewichtetes MRT eines chronisch subduralen Hämatoms. Eine Septierung ist deutlicher erkennbar als in ■ Abbildung 2. [Mit freundlicher Unterstützung durch Dr. A. Bink, Neuroradiologie, Prof. Zanella, Frankfurt; 5]

Die Mittellinienverlagerung tritt bei bilateralen Subduralhämatomen häufig nicht auf, weil sich der Druck von beiden Seiten aufbaut; der Druck kann aber umso größer sein.

Therapie

Akut raumfordernde, subdurale Hämatome müssen sofort entlastet werden (möglichst innerhalb von vier Stunden nach dem Trauma). Deshalb führt man eine großzügige **Kraniotomie** durch (Blutstillung!). Da akut subdurale Hämatome i. d. R. mit schweren Schädel-Hirn-Traumata einhergehen, legt man meist eine Sonde zur Hirndruckmessung ein und überwacht die Patienten anschließend auf der Intensivstation. Die **chronisch** subduralen Hämatome werden möglichst zügig mittels eines **Bohrlochs** entlastet und ausgiebig gespült. Ob danach noch eine **Drainage** eingelegt wird, ist vom intraoperativen Befund anhängig. Das Bohrloch wird immer über dem Punkt mit der größten Hämatomausdehnung angelegt; dieser ist am häufigsten der sog. Kocher-Cushing-Punkt (s. S. 50, ■ Abb. 1).

Zuvor sollte man allerdings eventuelle Koagulopathien korrigieren: bei Asipirin® z. B. durch Thrombozytenkonzentrate oder Desmopressin (Minirin®).

Prognose

90% der Patienten mit chronisch subduralem Hämatom können geheilt werden. Die Rezidivrate beträgt ca. 15%. Durch eine zu schnelle Entlastung und anschließende Hyperämie unter dem ehemaligen Hämatom kommt es in bis zu 5% der Fälle zu intrazerebralen Blutungen (oft letal) oder Krampfanfällen.

50–90% der Patienten mit akut subduralem Hämatom versterben, was aber z. T. an den beim Trauma erlittenen Begleitschäden liegt. Prognostisch günstig sind ein niedriges Patientenalter und eine schnellstmögliche Versorgung (innerhalb von vier Stunden).

Zusammenfassung

✱ Subdurale Hämatome entstehen durch Zerreißung von Brückenvenen. Akute Subduralhämatome treten meist im Rahmen schwerer Schädel-Hirn-Traumata auf, chronische Subduralhämatome bei älteren Patienten (häufig nur Bagatelltrauma).

✱ Symptomatisch werden die Patienten mit Kopfschmerzen, Aphasie und Halbseitenschwäche.

✱ Im CT kann man die Diagnose schnell und sicher stellen.

✱ Akute und chronische Hämatome sollte man schnell entlasten. Bei akut subduralen Hämatomen muss eine Kraniotomie erfolgen, bei chronisch subduralen Hämatomen legt man 1 – 2 Bohrlöcher (mit anschließender Drainage) an.

✱ Die Prognose bei den akut subduralen Hämatomen ist aufgrund der Begleitverletzungen schlecht. Die chronisch subduralen Hämatome haben eine sehr gute Prognose.

Leichtes Schädel-Hirn-Trauma (SHT)

Das leichte Schädel-Hirn-Trauma (Commotio cerebri) ist eines der häufigsten Krankheitsbilder (s. Epidemiologie). Man steht bei der Aufnahme eines Patienten mit V. a. leichtes SHT immer vor der Entscheidung „CT oder nicht CT", Überwachung oder Entlassung nach Hause.

Epidemiologie

In Deutschland muss man pro Jahr von ca. 300 Patienten mit Schädel-Hirn-Verletzungen pro 100 000 Einwohner ausgehen; davon sind 90% als leicht, 5% als mittel und 5% als schwer einzustufen. Insgesamt ergibt das ca. 250 000 Patienten mit SHT, von denen 3000 Patienten versterben. Die gesamtgesellschaftlichen Kosten betragen für das SHT in Deutschland ca. 3 Mrd. €/Jahr. Bei Patienten in der Altersgruppe von 18–65 Jahren ist das leichte SHT sogar das häufigste neurologische Krankheitsbild überhaupt. Während durch fortgeschrittene Protektionstechniken (Airbag, Helme) die Inzidenz schwerer Schädel-Hirn-Traumata gesenkt werden konnte, ist hingegen das Auftreten leichter Schädel-Hirn-Traumata mit einem Glasgow Coma Score (GCS) von 13–15 weiterhin von großer medizinischer Relevanz, weil es so oft vorkommt.

Ätiologie

Das leichte SHT entsteht in der Mehrzahl der Fälle bei Sportunfällen, die keinen massiven Traumamechanismus aufweisen.

Als leicht gilt ein Schädel-Hirn-Trauma mit **kurzzeitiger Bewusstlosigkeit** bzw. Bewusstseinsveränderungen von weniger als 15 Minuten oder einer Erinnerungslücke (retro-, anterograde Amnesie) von weniger als 24 Stunden, die nicht mit neurologischen Defiziten (Paresen, Sprachstörungen etc.) assoziiert ist. Allerdings gibt es – je nach Fachgesellschaft – unterschiedliche Definitionen.

Die international gebräuchlichste Einteilung orientiert sich an der Glasgow Coma Scale (GCS). Sie wurde von den schottischen Neurochirurgen William Bryan Jennett (1926–2008) und Graham Michael Teasdale (*1940) Anfang der 1970er-Jahre anhand der Analyse

Parameter	Punkte
Verbale Reaktion auf Frage nach Person, Ort und Zeit	
Orientiert	5
Desorientiert	4
Inadäquate Antwort	3
Unverständliche Laute	2
Fehlt	1
Augenöffnen	
Spontan	4
Auf Ansprache	3
Auf Schmerzreiz	2
Fehlt	1
Motorische Reaktion	
Befolgt Aufforderungen	6
Lokalisiert Schmerzreiz (z. B. supraorbital beim Austritt des N. supraorbitalis) und versucht, ihn abzuwehren	5
Zieht Extremität auf Schmerzreiz zurück (z. B. bei Druck auf das Nagelbett)	4
Zeigt auf Schmerzreiz Beugereaktion der oberen Extremität und Streckreaktion der unteren Extremität (z. B. bei Kneifen der Brustwarzen)	3
Zeigt Streckreaktion der oberen Extremität	2
Fehlt (Ausschluss von Paresen!)	1

▌ Tab. 1: Glasgow Coma Scale. [Nach 43]

von SHT-Patienten entwickelt. Diese Skala ist heute weltweit sehr gebräuchlich; sie hat sich als prognostisch zuverlässig erwiesen und ist vor allem für die Verlaufsbeurteilung sehr nützlich (▌ Tab. 1).

Man errechnet die Glasgow Coma Scores anhand der Summe der Punktwerte aus den drei Kategorien (Augenöffnen, verbale und motorische Reaktion; s. o.).

Schädel-Hirn-Traumata können nach Keidel und Diener (2001) eingeteilt werden (▌ Tab. 2).

Klinik

Die Patienten klagen über Kopf- und Nackenschmerzen, Übelkeit/Erbrechen und Schwindel. Manchmal sind die Patienten kurzzeitig bewusstlos. Allerdings korreliert die Schwere des Traumas nicht mit der Bewusstlosigkeit. Vielmehr sind Dauer und Ausprägung der posttraumatischen Symptome wie z. B. Übelkeit/Erbrechen eine guter Indikator für die Schwere des Traumas.

Diagnostik

Die Diagnostik beginnt, wie immer, mit sorgfältiger **Anamnese** und körperlicher **Untersuchung.** Ein CT würde man anfertigen, wenn bestimmte Risikofaktoren für eine intrakranielle Pathologie identifiziert werden (s. Kasten Indikationen Notfall-CT).

SHT-Grad	Glasgow Coma Score (GCS)
Minimales SHT	GCS 15: ohne Amnesie des Ereignisses und ohne Bewusstseinsverlust
Mildes SHT	GCS 13–15: mit Amnesie oder kurzzeitigem Bewusstseinsverlust
Moderates SHT	GCS 9–12
Schweres SHT	GCS 3–8

▌ Tab. 2: Einteilung der Schädel-Hirn-Traumata in vier Grade. [37]

Indikationen Notfall-CT
(nach den Leitlinien der Deutschen
Gesellschaft für Neurologie)
▸ Adäquater Unfallmechanismus
▸ Mehrmaliges (≥ 2 x) Erbrechen
▸ Zerebraler Krampfanfall
▸ (Alkohol-, Drogen-)Intoxikation (einge-
schränkt untersuchungsfähig)
▸ Psychopathologische Auffälligkeit: par-
tielle Desorientiertheit, Agitiertheit und/
oder neuropsychologische Auffälligkeit
usw.
▸ Neurologisches Defizit
▸ Pathologischer körperlicher Unter-
suchungsbefund (Liquorrhö, Monokel-,
Brillenhämatom, Hämatotympanon,
Kalottenfraktur bei Palpation)
▸ Alter > 65
▸ GCS < 15
▸ Risikogruppe: Antikoagulation, Gerin-
nungsstörung

Bei Nackenschmerzen und V. a. HWS-
Beteiligung – z. B. eingeschränkte (aktive) HWS-Mobilität, umschriebene
Klopf- und Druckschmerzempfindlich-
keit der HWS, Zervikobrachialgie, neurologisches Defizit (Paresen der Arme,
Zeichen der Myelopathie) – würde man
die HWS nativ röntgen. Bei adäquatem
Trauma gilt die HWS so lange als instabil, bis die Instabilität ausgeschlossen
wurde (HWS-Röntgen mit Funktionsauf-
nahme, ggf. MRT/CT der HWS).
Bei V. a. eine schwere HWS-Distorsion
sollte man eine Duplexsonografie durchführen, um eine Dissektion der A. carotis interna auszuschließen. Bei Vorliegen
eines Horner-Syndroms sollte dies sofort
erfolgen.

Therapie

Die Behandlung erfolgt **symptomatisch.** Den Kopfschmerz sollte man
medikamentös mit Analgetika bekämp-
fen. Die Nackenschmerzen werden im
Verlauf und nach Ausschluss einer Verletzung mit Physiotherapie und aktiven
Bewegungsübungen behandelt. Eine
Halskrause ist – wenn überhaupt – allenfalls kurzfristig indiziert. Gegen Übel-
keit/Erbrechen gibt man Antiemetika.
Myotonolytika, die durch GABA-Agonis-
mus den Muskeltonus etwas herab-
setzen, erleichtern den Patienten mit
HWS-Beschwerden den Schlaf.
Für die stationäre Aufnahme der Patienten gibt es ebenfalls Leitlinien der
Deutschen Gesellschaft für Neurologie
(s. Kasten).

Zum verlaufsabhängigen Ausschluss
sekundärer Traumafolgen (z. B. subaku-
tes subdurales Hämatom) ist eine kurze
stationäre Akutbetreuung (mit Überwachung von Pupillenstatus und Bewusstseinslage) nur bei Risikopatienten erfor-
derlich.

Risikopatienten sind Patienten älter
als 65 Jahre, mit V. a. Schädelfraktur,
Antikoagulanzientherapie, V. a. Gerin-
nungsstörung, Thrombozytopenie.
Darüber hinaus sollten Patienten überwacht werden, bei denen der Unfallmechanismus als schwerwiegend oder
ungeklärt eingeschätzt wird. Außerdem
sollte man Patienten mit unklarer Sturz-
ursache aufnehmen, um die Ursache
abzuklären. Im Zweifelsfall sollte man
jedoch die Patienten – insbesondere
Kinder – im Krankenhaus engmaschig
klinisch überwachen.

Bei positiven CT-Befunden (z. B. Kontusionen) muss man nach 6–8 Stunden
ein neues CT anfertigen, um zu sehen,
ob sich die Befunde verschlechtern
und entsprechend Handlungsbedarf
besteht.

Prognose

Die Prognose ist gut. Bei einigen Patienten treten über Wochen depressive Ver-
stimmung und neuropsychologische
Leistungseinbußen (Merkfähigkeit, Kon-
zentrationsschwierigkeiten) auf (Post
Concussion Syndrome, PCS). Anfällig
hierfür sind Patienten mit weiteren un-
fallbedingten Verletzungen, einem SHT
oder Kopfschmerzen in der Anamnese,
einer Neigung zu depressiver Verstim-
mung, zu erhöhtem Angstniveau sowie
zu affektiven und vegetativen Beschwerden.
Prädestinierend sind ebenso ein erhöhtes Stressniveau zum Unfallzeitpunkt,
niedriger sozioökonomischer Status,
sekundäre soziale Probleme und an-
hängige Rechtsstreitigkeiten (Renten-,
Schadenersatzfragen etc.).
Bei Sportlern stellt sich die Frage, wann
sie wieder zum Einsatz kommen können. Hier gilt, dass niemand spielen
darf, solange er symptomatisch ist. Vor
allem bei Kindern und jungen Erwachsenen sollte sich im Anschluss an das
SHT eine längere Periode (3–4 Wochen
bis zu einem Jahr) anschließen, in der
ein erneutes SHT unbedingt vermieden
werden muss. Ein zweiter Schlag (z. B.
Kopfballversuch) könnte sich negativ
auf die geistige Leistungsfähigkeit auswirken.

Zusammenfassung

✖ Das leichte SHT ist ein sehr häufiges Krankheitsbild, bei dem man schlim-
   mere Folgen ausschließen und die Patienten der bestmöglichen Diagnostik
   unterziehen muss.
✖ Die Behandlung erfolgt symptomatisch, meist medikamentös.
✖ Die Prognose ist gut.

Schweres Schädel-Hirn-Trauma/Hirndruck I

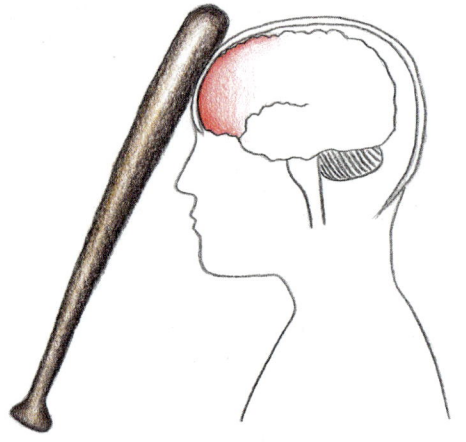 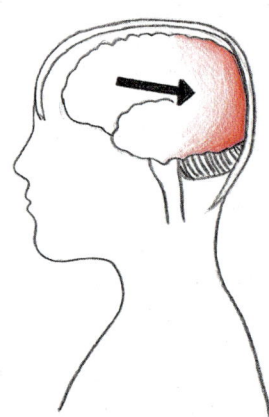

▌ Abb. 1: Schematische Darstellung der Coup-Contrecoup-Theorie. Nach dem initialen Impetus wird das Gehirn nach hinten beschleunigt, und es kommt zu Kontusionen am okzipitalen Pol. [8]

Obwohl beim initialen Schädel-Hirn-Trauma meist schon viele Nervenzellen zerstört wurden, versucht der Neurochirurg durch sorgfältige Überwachung und operative Therapie Sekundärschäden zu minimieren.

Die Patienten werden auf der Intensivstation behandelt. Als Student hat man kaum die Möglichkeit, sich dort mit diesem Krankheitsbild vertraut zu machen; man sollte aber auf jeden Fall versuchen, die therapeutischen Maßnahmen zu verfolgen.

In diesem Kapitel wird auch die Hirndrucktherapie abgehandelt, die für alle neurochirurgischen Krankheitsbilder, die mit einem erhöhten intrakraniellen Druck einhergehen, gültig ist.

Epidemiologie

Das schwere SHT ist die Haupttodesursache der Erwachsenen unter 45 Jahren und die Haupttodesursache der Kinder unter 15 Jahren. In Deutschland muss man mit ca. 350 000 Schädel-Hirn-Verletzten aller Schweregrade pro Jahr rechnen. Dies entspricht einer Inzidenz von etwa 300/100 000. Die meisten Patienten (ca. 95%) sind dabei leicht- bis mittelgradig verletzt. Schwere SHT bilden mit 5% (15/100 000) den kleinsten Anteil. Die Hälfte der Fälle sind durch Stürze bedingt; ein Viertel durch Verkehrsunfälle, bei denen Radfahrer ohne Helm einen fast genauso großen Anteil haben wie Autofahrer (45%).

Deshalb fordert die Deutsche Gesellschaft für Neurochirurgie eine Helmpflicht für Radfahrer.

In alkoholisiertem Zustand kann ein banaler Unfall schlimme Folgen haben, weil die Schutzreflexe beim Stürzen beeinträchtigt sind.

Ätiologie

Ein **schweres Schädel-Hirn-Trauma** (SHT) liegt vor, wenn die Patienten komatös sind (GCS 3–8; s. S. 76) oder wenn sich Frakturen, Kontusionen oder andere Blutungen (epidural, subdural) finden.

Ein **offenes SHT** liegt vor, wenn die Dura mater eröffnet ist.

Als **indirekt offene Verletzung** bezeichnet man Läsionen der Schädelbasis im Bereich von Nasendach oder Felsenbein, die eine Kommunikation des Schädels über die pneumatisierten Höhlen des knöchernen Schädels zur Folge haben.

Klinik

Die Patienten sind **komatös** oder haben eine eingeschränkte Bewusstseinslage (definitionsgemäß GCS 3–8). Sollten sie Aufforderungen folgen oder auf Schmerzreize reagieren, sind manchmal Hinweise auf die zugrundeliegende Pathologie zu gewinnen (z. B. Halbseitenschwäche bei Epiduralhämatom). Wichtig ist die Untersuchung der Pupillen, die auf eine Hirnschwellung (einseitig weite Pupille; s. S. 83) hindeuten kann. Außerdem prüft man pathologische Reflexe (Babinski-Reflex), die eine Deafferenzierung bedeuten würden. Man muss bis zum Beweis des Gegenteils immer von einer begleitenden

HWS-Verletzung ausgehen und die HWS entsprechend schützen.

Normalerweise sind weder Frakturen noch Impressionsfrakturen der Schädelbasis durch den geschlossenen Skalp tast- oder sichtbar. Deshalb sollte V. a. ein indirekt offenes SHT gestellt werden bei einem oder mehrerer folgender Zeichen:

▶ **Frontobasale Verletzung:** Brillenhämatom, evtl. mit Austritt von Liquor oder Hirnbrei aus der Nase
▶ **Otobasale Verletzung:** z. B. Fraktur der Temporalknochen mit retroaurikulärem Hämatom (Battle's sign) und evtl. Austritt von Liquor oder Hirnbrei aus dem Ohr. Felsenbeinfrakturen führen eher selten zu einer Liquorrhö; deshalb sollte man immer ins Ohr schauen, um Flüssigkeitsspiegel hinter dem Trommelfell zu entdecken!

Diagnostik

Die Methode der Wahl ist die schnell verfügbare **CT,** bei Polytraumata die **Ganzkörper-CT.** Man findet oft Kontusionen an anderer Stelle als dem primären Aufprallort (z. B. temporal oder frontal bei Menschen, die auf den Hinterkopf gestürzt sind). Man erklärt dies mithilfe der **Coup-Contrecoup-Theorie** (▌ Abb. 1).

Die Coup-Contrecoup-Theorie besagt, dass sich die Schäden im Hirngewebe am gegenüberliegenden Punkt des Aufprallorts durch den relativen Unterdruck im Gehirn bei der Abbremsung bilden. Viele Kontusionen finden ihren

Widerpunkt an scharfkantigen Stellen in der Schädelkalotte (z. B. am Temporalpol).

Im Zeitalter der Airbags sind viele Verletzungen nicht durch direkte Traumawirkung, sondern durch Scherkräfte bei plötzlichen Änderungen der Winkelgeschwindigkeit bedingt. Die Nickbewegung des Kopfes mit Flexion nach vorn und die anschließende Hyperextension mit dabei auftretenden Rotationskräften sind besonders gefährlich. (Formel-1-Fahrer tragen deshalb Helme, die bis auf Schultern und Thorax reichen, die die Flexion – Hyperextension des Kopfes vermeiden sollen.) Der Kopf fällt zwar relativ weich in den Airbag, wird aber innerhalb weniger Sekunden abgebremst. Es kommt zu Abrissverletzungen der Axone vor allem an deren Knickstellen, weil innere und äußere Gehirnanteile mit unterschiedlicher Winkelbeschleunigung abgebremst werden. Man nennt dieses Verletzungsmuster **diffusen axonalen Schaden,** da die Läsionen weit im Gehirn verteilt,

auf der initialen CT aber nicht zu erkennen sind, weil sie so klein sind.

Kleine Einrisse der Dura kann man oft indirekt im CT durch intrakranielle Luft erkennen. Vor allem im Knochenfenster sind kleinste Lufteinschlüsse meist sehr gut zu sehen.

Der amerikanische Neurochirurg Lawrence Marshall entwickelte eine Klassifikation, die das SHT anhand des initialen CT klassifiziert (❚ Tab. 1) und eine Prognose bezüglich der geschätzten Mortalität zulässt.

Mit der **MRT** lassen sich des Weiteren die diffusen axonalen Schäden darstellen. Diese sieht man vor allem im Splenium des Corpus callosum, weil die Falx cerebri posterior größer ist als die Falx cerebri anterior und somit mehr Widerstand bietet. Oft sind auch kleine Läsionen im Hirnstamm zu erkennen. Sind die Läsionen beidseits im Hirnstamm lokalisiert, ist die Prognose ausgesprochen schlecht. Die Schäden sind in der T2-Sequenz deutlich als kleine ovale Hyperintensitäten erkennbar.

SHT-Typ	CT	Mortalität (%)
Diffuses SHT Typ I	Keine computertomografisch fassbaren Läsionen	10
Diffuses SHT Typ II	▶ Basale Zisternen abgrenzbar ▶ Mittellinienverschiebung maximal 5 mm ▶ Im CT fassbare Läsionen < 25 cm³	15
Diffuses SHT Typ III	▶ Basale Zisternen komprimiert oder nicht abgrenzbar ▶ Mittellinienverschiebung maximal 5 mm ▶ Im CT fassbare Läsionen < 25 cm³	35
Diffuses SHT Typ IV	▶ Im CT fassbare Läsionen < 25 mm³ ▶ Mittellinienverschiebung > 5 mm	55
Raumfordernde Blutung, operiert	Alle postoperativen SHT-spezifischen CT-Befunde	40
Raumfordernde Blutung, nicht operiert	Alle SHT-spezifischen CT-Befunde (❚ Abb. 2)	50
Hirnstammverletzung	Blutungen im Hirnstamm	65

❚ Tab. 1: SHT-Klassifikation anhand des initialen CT-Bildes. [Nach 38]

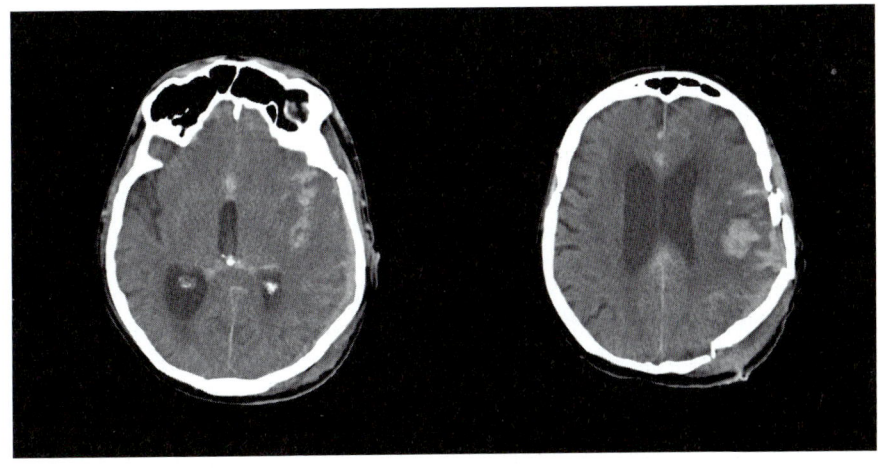

❚ Abb. 2: CT eines schweren SHT bei Z. n. Mauersturz. Akut subdurales Hämatom und intraparenchymale Hämatome. [Mit freundlicher Unterstützung durch Dr. A. Bink, Neuroradiologie, Prof. Zanella, Frankfurt; 5]

Schweres Schädel-Hirn-Trauma/Hirndruck II

Diagnostik (Fortsetzung)

Der diffuse axonale Hirnschaden zeigt eine erschreckende Diskrepanz zwischen dem klinischen Bild mit schwersten Defektzuständen oder gar apallischem Syndrom und dem initial fast unauffälligen CT und winzigen, manchmal nur stecknadelkopfgroßen Läsionen im MRT (▌Abb 3).

Therapie

Die Behandlung des schweren SHT ist im Wesentlichen eine Domäne der **neurologischen Intensivmedizin**. Man versucht, den durch das initiale Trauma entstandenen Hirnschaden zu begrenzen und die Patienten vor sekundären Schäden (z. B. durch eine mangelhafte Oxygenierung gefährdeter Hirnbezirke) und vor einem Hirnödem zu schützen.

> Beim SHT unterscheidet man zwischen primären und sekundären Verletzungsfolgen.

Zunächst müssen die systemischen Rahmenbedingungen stimmen: ausreichende Oxygenierung und Vermeidung von Fieber, Hypo- und Hyperglykämie, Azidose und Alkalose sowie Hypotension.

Offene Hirnverletzungen haben ein hohes Infektionsrisiko (engmaschige Kontrollen der Infektionsparameter!) und bedürfen der baldigen neurochirurgischen Versorgung.

Therapie Hirndruck

Da es posttraumatisch zu einer Hirnschwellung kommt, die die globale Zirkulation einschränkt, versucht man in den meisten Fällen, den intrakraniellen Druck (ICP: Intracranial Pressure; klinischer Sprachgebrauch: Hirndruck) niedrig zu halten (< 20 mmHg) und damit den zerebralen Perfusionsdruck (CPP: arterieller Mitteldruck minus ICP) aufrechtzuerhalten (CPP > 70 mmHg). Dies allerdings ist nur sinnvoll, wenn die zerebrale Autoregulation intakt ist und durch Anhebung des Perfusionsdrucks nicht parallel der ICP steigt. In den meisten Fällen funktioniert die Autoregulation aber noch ausreichend. Um den ICP zu messen, muss man eine

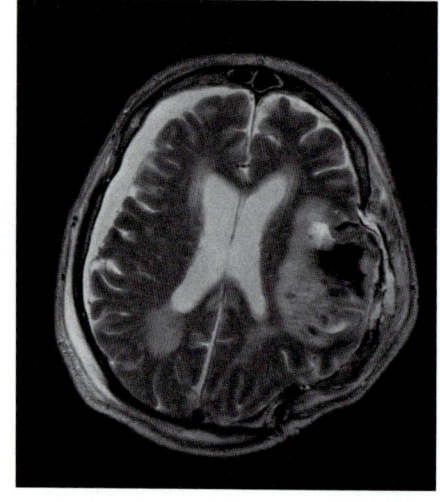

▌Abb. 3: Das zu ▌Abb. 2 korrespondierende T2-Bild (MRT) mit erheblichem Weichteilschaden und axonalen Schäden um die Ventrikel (Aufhellungen z. B. am Okzipitalpol). [Mit freundlicher Unterstützung durch Dr. A. Bink, Neuroradiologie, Prof. Zanella, Frankfurt; 5]

Sonde operativ implantieren. Dies kann entweder in Form einer Ventrikeldrainage (s. S. 50) oder einer Spiegelberg-Sonde (Andreas Spiegelberg, dt. Ingenieur) geschehen. Die Ventrikeldrainage misst den Druck im Ventrikel, der gleich dem Druck im Gewebe ist (▌Abb. 4). Der Vorteil der Drainage ist, dass man darüber auch Liquor ablassen und so den intrakraniellen Druck senken kann. Deshalb ist sie von diagnostischem und therapeutischem Wert. Manchmal ist jedoch keine Implantation möglich, weil die Ventrikel entweder nicht weit genug oder durch koaguliertes, intraventrikuläres Blut verstopft sind.

Die Patienten werden grundsätzlich in 30°-Oberkörperhochlage gebracht. Des Weiteren gibt es eine Reihe von **Therapieoptionen** bei **erhöhtem ICP**:

1) Ablassen von Liquor

2) Osmotisch aktive Substanzen: Meist Mannitol, um Wasser osmotisch aus dem Hirngewebe zu mobilisieren; kurzzeitige Spitzen kann man mit anderen hypertonen Lösungen (z. B. HyperHAES®, hypertones NaCl) abschwächen.

3) Hyperventilation: Durch einen Abfall der CO_2-Konzentration steigt der pH mit nachfolgender Vasokonstriktion der zerebralen Gefäße. (Umgekehrt kommt es physiologisch zu einer Vasodilatation bei Hyperkapnie und Übersäuerung, denn der pH-Wert ist einer der stärksten Regulatoren der zerebralen Gefäßweite.) Diesen Effekt kann man nutzen und die

Patienten bis zu einem $paCO_2$ von ca. 30 – 35 hyperventilieren lassen. Hyperventiliert man längerfristig unter diese Werte, wird das Gehirn durch die Vasokonstriktion nicht mehr ausreichend durchblutet und es kann zu irreversiblen Schäden kommen.

4) pH-Puffer: Man nimmt an, dass der Puffer zu einer direkten pH-Normalisierung in den Zellen führt und dass hierdurch Wasser rückverteilt wird.

5) Barbituratkoma: Man erniedrigt den zerebralen Metabolismus durch Barbiturate (EEG-Kontrolle!). Cave! Häufig Nebenwirkungen (Gerinnungsstörungen oder Organversagen und Infektionen).

6) Dekompressive Kraniektomie: Ein großer (≥ 11 cm) Knochendeckel wird entfernt; die harte Hirnhaut wird eröffnet, um dem Gehirn mehr Platz zu schaffen. Droht bei schweren Verletzungen eine starke Hirnschwellung, wird dieser Eingriff auch initial durchgeführt.

> Steroide (Kortison) sind beim SHT nicht indiziert.

Entscheidend für den Therapieerfolg ist nicht nur, dass der intrakranielle Druck nicht zu stark ansteigt, sondern auch, dass genügend Sauerstoff im Hirnparenchym ankommt. Die Messung mit einer direkt im Hirn implantierten

■ Abb. 4: Skizze einer Spiegelberg-Sonde, kombiniert mit einer Ventrikeldrainage. Der kleine intraparenchymale Ballon bläht sich minimal auf und misst den intraparenchymalen Druck. [24]

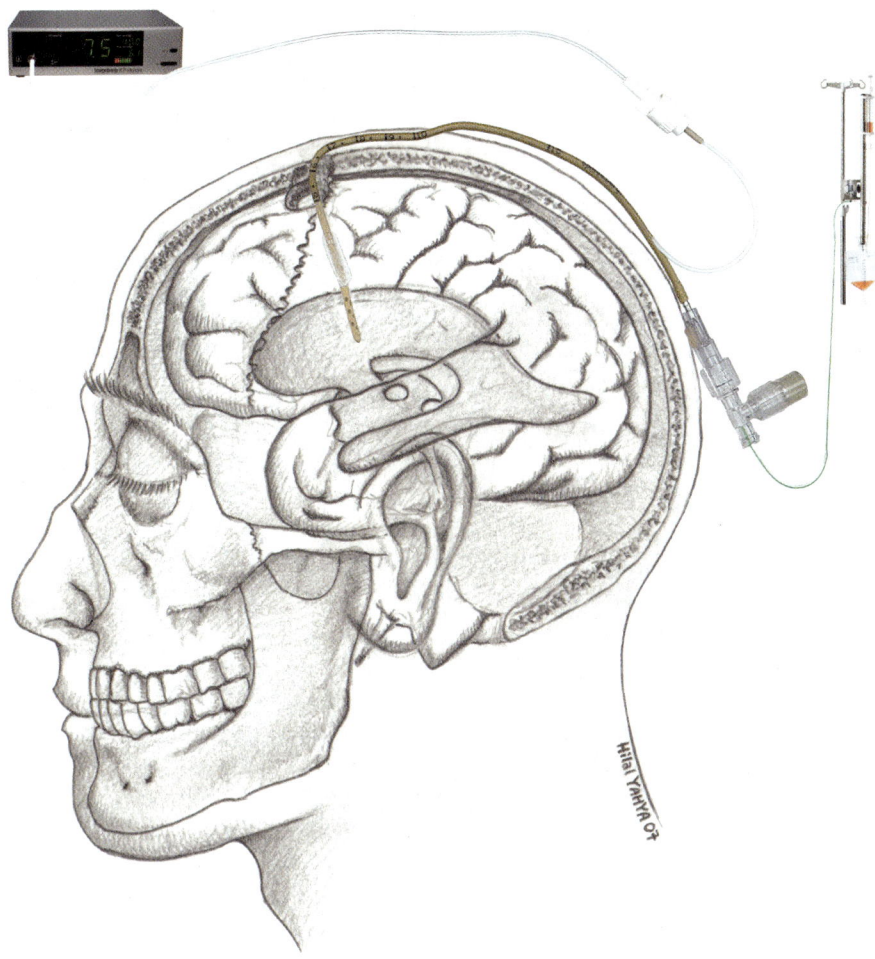

O_2-Sonde ist allerdings aufwendig und wird noch nicht standardmäßig durchgeführt.

Die Phase der akuten Hirnschwellung und -drucksteigerung ist meist nach einigen Tagen überwunden.

Prognose

Die Prognose ist insgesamt schlecht: Ein Drittel der Patienten versterben; 50% der Patienten überleben mit einem SHT, kombiniert mit anderen Verletzungen; 10% der Patienten überleben in einem vegetativen Zustand, der häufig als apallisches Syndrom (s. S. 82) bezeichnet wird; ein Drittel der Patienten bleiben schwerbehindert. Lediglich ca. 20% der Patienten erholen sich gut. Relativ zuverlässige Prädiktoren eines katastrophalen Outcomes sind die „schlechteste motorische Antwort" anhand der GCS am Unfalltag und die Pupillenreaktion. Ein MRT kann zur Prognoseeinschätzung äußerst hilfreich sein (diffuser axonaler Schaden; s. o.).

Zusammenfassung

✖ Das schwere SHT ist definiert anhand des initialen Glasgow Coma Score (3 – 8). Es gehört zu den häufigsten Todesursachen.

✖ Man kann zwar oft große Kontusionen in der initialen Bildgebung (immer CT!) erkennen, doch prognostisch entscheidend ist das Vorhandensein von diffusen axonalen Schäden. Diese lassen sich durch ein MRT am besten darstellen.

✖ Die Patienten sollten primär in einer neurochirurgischen Klinik behandelt werden. Eines der Hauptprobleme ist der posttraumatische Hirndruckanstieg.

✖ Im Allgemeinen ist die Prognose trotz aller therapeutischen Maßnahmen schlecht.

Koma

Koma (*griech.* fester Schlaf, Schlafsucht) ist nicht einheitlich definiert. Es wird häufig definiert als „völliges Fehlen des Bewusstseins seiner selbst und seiner Umwelt, selbst wenn man von außen stimuliert wird. Koma ist damit das Gegenteil von Bewusstsein, nämlich dem Bewusstsein seiner selbst und seiner Umwelt. Bewusstsein beinhaltet eine Komponente, die man auch als Wachheit bezeichnen kann, und eine Komponente, die Inhalte, die man erlebt, auch ‚bewusst‘ macht" (nach Plum & Posner 1982, 1).

Die Reduktion des Wachheitsgrads und somit des Bewusstseinszustands kann man bei Patienten im Aufwachzeitraum gut beobachten. Diese reagieren meist adäquat auf Aufforderungen, schlafen aber schnell wieder ein. Den Verlust der kognitiven Komponente von Bewusstsein kann man bei Halluzinogen-Intoxikation beobachten, bei der die Patienten zwar wach sind, aber die Wahrnehmungen, die sie erleben, nicht bewusst verarbeiten können. Beide Formen und vor allem Mischformen der Bewusstseinsreduktion erlebt man bei neurochirurgischen Patienten.

> Für das Bewusstsein von elementarer Bedeutung sind: die Großhirnhemisphären (limbisches System!), das Mittelhirn (beide Thalami, die „Gateways" zum Gehirn) und die Formatio reticularis (Nuclei reticularis!) als unspezifischer „Aufweckmotor" des Großhirns.

Sind beide Großhirnhemisphären diffus, beide Thalami oder die Formatio reticularis (█ Abb. 1) strukturell oder deren Verbindungen untereinander geschädigt, resultiert ein bewusstloser, komatöser Zustand.

Unilaterale Läsionen (z. B. Tumor einer Großhirnhemisphäre) verursachen i. d. R. kein Koma. Man kann allerdings bei neurochirurgischen Patienten mit großen Läsionen innerhalb einer Hemisphäre manchmal einen reduzierten Bewusstseinszustand beobachten. Dieser erklärt sich durch die weitläufige Vernetzung von Hirnfunktionen, die dazu führen, dass ein Ausfall in einer Region andere Regionen beeinflusst.

Atemmuster im Koma

Durch Deafferenzierung vom frontal lokalisierten Atemantriebszentrum kommt es zur sog. **posthyperventilatorischen Apnoe** (Apnoeepisode nach einer Phase der Hyperventilation). Durch Kompression des Mittelhirns kommt es außerdem zu einer übermäßigen Reaktion des Atemzentrums auf den CO_2-Gehalt des Bluts. Beide Phänomene zusammen verursachen die sog. **Cheyne-Stokes-Atmung** (John Cheyne [1777–1836], brit. Arzt; William Stokes [1804–1878], ir. Arzt; █ Abb. 2).

Bei diesem Atmungstyp kommt es also zuerst zu einer CO_2-bedingten Hyperventilation und danach zu einer Apnoeepisode, bei der sich das CO_2 wieder aufbaut, was wiederum zu einer Hyperventilation führt. Diese Atemmuster lassen sich allerdings nur noch selten beobachten, da komatöse Patienten meist intubiert und beatmet sind.

Herniationssyndrome

Die Hernie (*griech.* hernios: Knospe) begegnet dem Medizinstudenten vor allem in der Chirurgie als Leistenhernie.

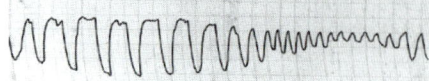

█ Abb. 2: Cheyne-Stokes-Atmung. [9]

In der Neurochirurgie handelt es sich um eine Herniation des Gehirns durch Öffnungen im Schädel wie die Apertura mediana (Tentoriumsschlitz) oder das Foramen magnum.

Die harte Hirnhaut, die nicht am Knochen heftet, spannt sich im Schädel über dem Kleinhirn als Tentorium cerebelli und zwischen Frontal- und Okzipitalschädel als Falx cerebri aus. Physiologischerweise schützt sie das Gehirn vor übermäßigen Bewegungen, indem sie den Schädel in kleinere Räume unterteilt. Wenn allerdings eine Raumforderung in einem Kompartiment zu groß wird, so werden dessen Randstrukturen vital bedroht.

> Man unterscheidet drei Herniationssyndrome: die unkale Herniation, die zentrale Herniation oben (Tentoriumsschlitz) oder unten (Foramen magnum) und die subfalzine Herniation.

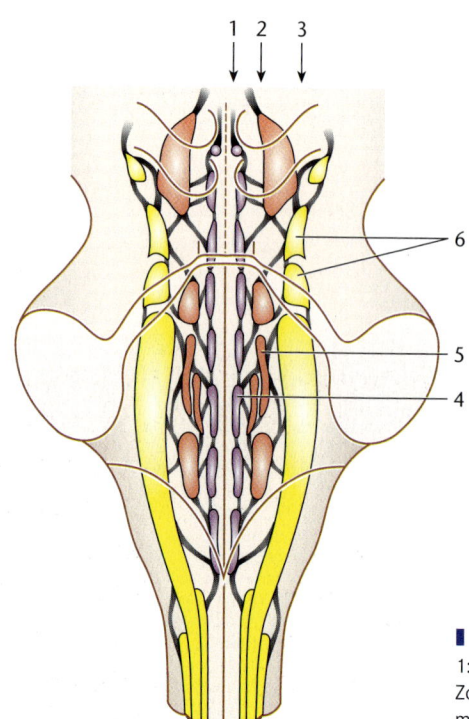

█ Abb. 1: Formatio reticularis (Zonen 1–3). 1: mediane Zone mit Raphekernen (4), 2: mediale Zone mit Nucleus caeruleus (5), 3: laterale Zone mit Nucleus parabrachialis (6). [26]

Alle drei Herniationssyndrome sind lebensbedrohlich und müssen schnell behandelt werden. Die häufige unkale Herniation kann besonders rapide verlaufen.

Im CT erkennt man die **unkale Herniation** am Verschwinden der ipsilateral zur Raumforderung liegenden Cisterna ambiens (▌ Abb. 3).

Durch einseitige, supratentorielle Raumforderungen verschiebt sich der Unkus des Temporallappens nach medial und kaudal. Hierdurch werden vor allem das Mittelhirn, das Zwischenhirn (Thalamus) und die vaskuläre Versorgung des Großhirns komprimiert. Ursachen dafür sind insbesondere unilaterale Tumoren oder Abszesse (z. B. im Temporallappen) sowie epi- und subdurale Hämatome und Kontusionen nach Trauma.

Das wichtigste Alarmzeichen für eine vitale Bedrohung durch unkale Herniation ist die **unilateral weite Pupille:** Der N. oculomotorius (N. III), der entlang des Tentoriumschlitzes verläuft, wird von dem heruntertretenden Unkus eingeklemmt. Seine äußeren parasympathischen Fasern sind zuerst betroffen. Bei zunehmender Raumforderung drückt der Temporallappen gegen das Mittelhirn und presst es nach kaudal; dies zeigt sich klinisch als Koma durch Kompression der aufsteigenden Fasern der Formatio reticularis und Ausfall aller Mittelhirnreflexe.

Im weiteren Verlauf knicken die den Hirnstamm versorgenden Gefäße (perforierende Arterien!) ab – mit letaler Hirnstammischämie als Folge.

▌ Abb. 3: Unkale Herniation mit malignem Mediainfarkt. Die basalen Zisternen sind nicht mehr abzugrenzen. [Mit freundlicher Unterstützung durch Dr. A. Bink, Neuroradiologie, Prof. Zanella, Frankfurt; 5]

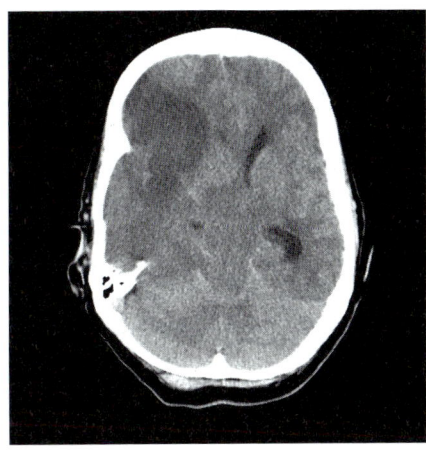

Bei der **zentralen Herniation** kommt es durch bilaterale Raumforderung zu einer Verschiebung des Hirnstamms nach kaudal, wodurch zuerst das Diencephalon (Thalamus) komprimiert wird. Die Patienten sind zunächst unkonzentriert, verwirrt oder agitiert und versinken dann in eine bewegungsstarre Somnolenz. Bei weiterer Verschiebung werden sie komatös, denn die für die Vigilanz entscheidenden Strukturen (Nucleus reticularis thalami) werden eingeengt. Die Pupillen sind meist noch relativ eng. Wegen der Deafferenzierung durch Druck auf die Pedunculi cerebri tritt motorisch ein bilaterales Babinski-Zeichen auf, wobei die Patienten in diesem Stadium einen Schmerzreiz noch lokalisieren können.

> Dieses Stadium der zentralen Herniation ist noch reversibel; danach ist der „Point of no return" überschritten.

Im weiteren Verlauf werden die Pupillen langsam weiter (Ausfall des Mittelhirns) und sind nicht mehr lichtreagibel (Ausfall des Reflexes über dem Nucleus Edinger-Westphal). Bei Schmerzreizen zeigen die Patienten entweder gar keine Reaktion oder bilaterale Streckphänomene (Schmerzreflexe wie bei Ausfall des Mittelhirns).

Ab diesem Stadium gleichen sich die zentrale und die unkale Herniation. Eine Verschiebung des Hirnstamms knickt die den Hirnstamm versorgenden Gefäße ab – mit konsekutiver Ischämie und Tod.

Die subfalzine Herniation ist klinisch oft stumm, kann aber zu schweren Infarkten im Stromgebiet der A. cerebri anterior oder zu Kontusionen im Bereich des Gyrus cinguli führen.

Zusammenfassung

✖ Anatomisch wichtige Strukturen für die Bewusstseinslage sind: Formatio reticularis, beide Thalami und Großhirnhemisphären.

✖ Mit der Einteilung der Bewusstseinszustände nach der Glasgow Coma Scale sollte man vertraut sein.

✖ Die Herniationssyndrome verlaufen in verschiedenen Stadien und mit unterschiedlicher Symptomatik (z. B. unilateral weite Pupille als Warnzeichen!) – je nach Lokalisation der Herniation.

Chiari-Malformationen

Die Chiari-Malformationen (Hans von Chiari [1851–1916], tschech. Pathologe aus Prag) gehören zu den häufigsten neurochirurgisch relevanten kraniospinalen Malformationen. Generell handelt es sich bei den Chiari-Malformationen vermutlich um eine Hypovolämie der hinteren Schädelgrube.

Chiari-Malformation Typ 1

Bei der Chiari-Malformation Typ 1 treten die Kleinhirntonsillen durch das Foramen magnum nach kaudal. Eine eindeutige Grenze des Tonsillentiefstands gibt es nicht; viele Autoren sprechen von einer Chiari-Fehlbildung Typ 1, wenn die Tonsillen 4,5 mm unterhalb des Foramens stehen.

Epidemiologie
Sie kann familiär gehäuft auftreten. Genaue Inzidenzzahlen sind bisher nicht bekannt.

Ätiologie
Die Chiari-Malformation Typ 1 hat mehrere mögliche Ursachen: Zum einen kann eine **teratogene Schädigung** oder eine **genetische Veranlagung** zu einem verfrühten Wachstumsstopp der hinteren Schädelgrube führen. Dieser hindert das in der postnatalen Periode noch stark wachsende Kleinhirn in seiner Ausbreitung und lässt es nach kaudal in den Spinalkanal treten. Das Tentorium cerebelli setzt dann weiter kaudal in der hinteren Schädelgrube an.
Eine alternative, sehr mechanistische Erklärung ist, dass das Kleinhirn im Rahmen von Geburtskomplikationen mit **intrakraniellen Druckanstiegen** nach kaudal gepresst wird. Dadurch kann es zu **lokalen Kompressionsphänomenen** auf der Höhe der engsten Stelle im Spinalkanal kommen, aber auch zu einem **Aufstau von Liquor,** weil die Passage in den Spinalkanal behindert ist. Wie schon auf Seite 64 angesprochen, entwickelt ein Teil dieser Patienten eine Syrinx im (Zervikal-)Mark.
Eine weitere Theorie besagt, dass die **Liquorzirkulation** vom kranialen in das spinale Kompartiment entscheidend gestört ist. Die ständigen Liquorpulsationen (z. B. durch den arteriellen Puls)

können durch die „Enge", d. h. durch die zu tief stehenden Tonsillen oder das zu „volle" Foramen magnum, nicht ungehindert fortgeleitet werden. Sie können Druckspitzen im Liquorraum hervorrufen; diese werden z. B. über den Zentralkanal im Rückenmark fortgeleitet, was wiederum zur Ausbildung einer Syringomyelie führen kann. Die tiefstehenden Tonsillen wirken wie „Stöpsel" und dichten das kraniale Kompartiment gegenüber dem spinalen ab. Dadurch können minimale Volumenzunahmen zu großen Druckanstiegen führen (sog. Wasserhammerphänomen).

Klinik
Die Patienten werden meist erst im **Erwachsenenalter** symptomatisch (Durchschnittsalter 40 Jahre). Sie klagen vorwiegend über okzipitale Kopfschmerzen, besonders beim Niesen oder Husten (was sich durch den erhöhten Druck aufgrund der Abflussstörung erklärt), sowie über Gangunsicherheit (durch den Druck auf die Hinterstränge).
Patienten, die auch eine Syrinx haben, zeigen die hierfür typischen Symptome wie Hyp-, Dysästhesien, Muskelatrophien (vor allem der kleinen Handmuskeln) und Paresen. Häufig verschlechtert sich die Symptomatik durch Bagatelltraumata. Ein weiterer wichtiger Befund bei Kindern ist die in der Hälfte der Fälle assoziierte Skoliose und der bei ca. 10% der Betroffenen vorhandene Hydrozephalus. Plötzliche Todesfälle durch Druck auf die zentralen Regulationszentren von Atmung und Kreislauf in der Medulla oblongata kommen ebenfalls vor. Wie häufig bei seltenen Erkrankungen mit unspezifischer Symptomatik erstreckt sich die Zeit vom Symptombeginn bis zur Diagnosestellung über einen langen Zeitraum – hier im Durchschnitt über sieben Jahre.

Diagnostik
Diagnostische Methode der Wahl ist die **MRT** (∎ Abb. 1). Insbesondere auf den sagittalen Aufnahmen kann man beurteilen, wie weit die Tonsillen unter dem Foramen magnum stehen.
Um die Liquorabflussbehinderung zu erkennen und den postoperativen Erfolg

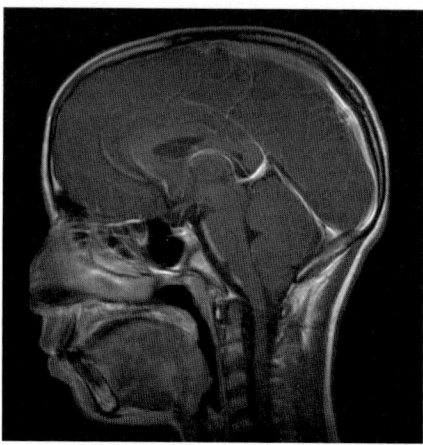

∎ Abb. 1: Chiari-Malformation Typ 1 mit hypoplastischer hinterer Schädelgrube und nach unten getretenen Kleinhirntonsillen. [Mit freundlicher Unterstützung durch Dr. A. Bink, Neuroradiologie, Prof. Zanella, Frankfurt; 5]

nachzuweisen, führt man zusätzlich eine EKG-getriggerte Fluss-MRT durch, die den Liquorfluss nach kaudal während der Diastole und nach kranial während der Systole darstellt (sog. Pendelfluss).
Letztlich sollte man immer Funktionsaufnahmen der HWS machen, um zu sehen, ob sich die Halswirbel gegenüber dem Schädel verschieben, was eine kraniozervikale Instabilität beweist.

Therapie
Bei symptomatischen Patienten ist die **Operation** die Therapie der Wahl. Das Foramen magnum wird erweitert; damit wird die Cisterna magna wiederhergestellt. Der hintere Bogen des 1. Halswirbels wird entnommen und die posteriore Dura durch eine Erweiterungsplastik ersetzt, um so den posterioren Raum zu vergrößern. Wahlweise kann man noch Teile der funktionell unbedeutenden Tonsillen resezieren. Die Gefahr bei dieser Operation liegt u. a. darin, dass man in der Nähe der lebenswichtigen Aa. vertebrales operiert und dass die PICA, die Teile des Hirnstamms und große Teile des Kleinhirns versorgt, unter oder über den Kleinhirntonsillen liegt.

Prognose
Die meisten Patienten haben eine gute Prognose. Die Rückfallquote beträgt etwa 10%. Schon bestehende Paresen sind kaum rückgängig, allerdings kön-

nen die Schmerzen gebessert und kann die Krankheitsprogression aufgehalten werden. Auch die Skoliose bei Kindern ist mit orthopädischer Begleitung relativ gut rückläufig.

Chiari-Malformation Typ 2

Epidemiologie
Die Inzidenz beträgt etwa 0,1%.

Ätiologie
Bei den Chiari-Malformationen Typ 2 (früher Arnold-Chiari-Syndrom) treten sowohl ein Teil des Kleinhirns als auch ein Teil des Hirnstamms durch das Foramen magnum. Dieses kann im Gegensatz zur Chiari-Malformation Typ 1 sogar erweitert sein. Der Ansatz des Tentorium cerebelli ist fast am Hinterhauptsloch zu finden. Eine ebenfalls mechanistische Theorie vertritt die Ansicht, dass eine intrauterin bestehende Spina bifida aperta zu einem Liquorabflusssyndrom führt, das den Hirnstamm und damit das Kleinhirn nach kaudal zieht. Die Säuglinge haben bei Geburt fast immer eine Myelomeningozele. Häufig finden sich weitere unspezifische Fehlbildungen (z. B. Mikrogyrie, große Adhaesiones interthalamicae; Skelettfehlbildungen wie Skoliose). Meist ist ein Hydrozephalus assoziiert.

Klinik
Die Patienten sind **Säuglinge,** die vor allem durch den Hydrozephalus und die Myelomeningozele auffallen. Die Kompression des Hirnstamms im Spinalkanal macht sich durch Apnoeepisoden, Schluckstörungen, Stridor, Puls- und Blutdruckunregelmäßigkeiten bemerkbar.

Diagnostik
Diagnostische Methode der Wahl ist auch hier die **MRT,** bei der sich besonders in den sagittalen T2-Schichten der pathologische Befund deutlich darstellt (▌ Abb. 2).

Therapie
Man behandelt zuerst den Hydrozephalus **(Shuntanlage)** und die begleitende Myelomeningozele. Des Weiteren muss man bei Kompressionssymptomen den

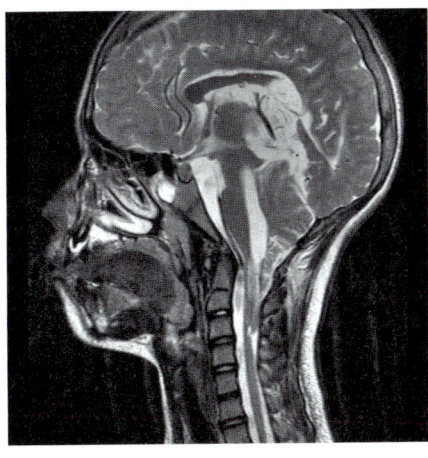

▌ Abb. 2: Chiari-Malformation Typ 2 mit kleiner hinterer Schädelgrube und nach unten getretener Medulla oblongata; Balkenhypogenesie. [Mit freundlicher Unterstützung durch Dr. A. Bink, Neuroradiologie, Prof. Zanella, Frankfurt; 5]

Hirnstamm im Spinalkanal durch **Laminektomie** und **Duraerweiterungsplastik** entlasten. Da es oft zu Verklebungen der Arachnoidea mit der Dura kommt, löst man diese in der Operation, um somit wieder einen Fluss nach kaudal zu ermöglichen.

Zweites Standbein der Therapie ist bei diesen Patienten die **orthopädische Betreuung,** um die Entwicklung von Wirbelsäulendeformitäten zu verhindern.

Prognose
Die Prognose ist angesichts der begleitenden Fehlbildungen eher schlecht. Etwa 70% der klinischen Symptome bessern sich, 40% stabilisieren sich und 10% verschlechtern sich.

Dandy-Walker-Malformation
Bei der Dandy-Walker-Malformation (Walter Dandy [1886–1946], amerik. Neurochirurg und Cushing-Schüler; Arthur Walker [1907–1995], amerik. Neurologe) handelt es sich um eine Aplasie des Kleinhirnwurms (▌ Abb. 3), kombiniert mit einer Atresie der Foramina Luschkae und Magendii und einer starken Vergrößerung des IV. Ventrikels. Auch hier ist fast immer ein Hydrozephalus vorhanden. Die Patienten sind geistig oft retardiert und haben meist eine Ataxie mit zusätzlicher Spastik. In einem Zehntel der Fälle kommt es zu Krampfanfällen. Die Patienten haben häufig weitere Fehlbildungen wie Lippen-Kiefer-Gaumen-Spalten.

Den Hydrozephalus behandelt man durch Shuntanlage.

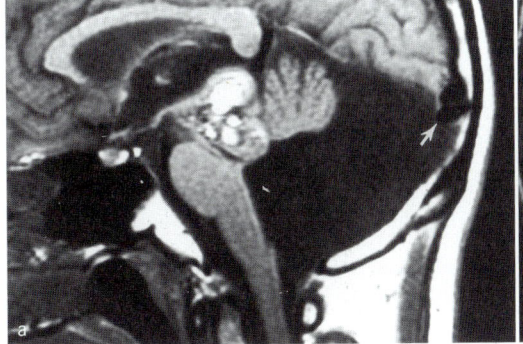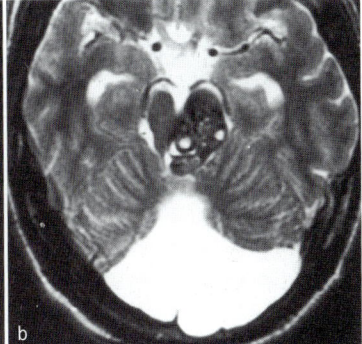

▌ Abb. 3: a) Axialer T2-Scan; b) sagittales Bild (T1-Scan) einer Dandy-Walker-Malformation mit typischer Aplasie des Kleinhirnwurms. [11]

Zusammenfassung
✖ Die Chiari-Malformation Typ 1 ist häufig mit einer Syringomyelie assoziiert und wird wegen unspezifischer Symptome oft erst später auffällig.
✖ Die Chiari-Malformation Typ 2 führt zu einem frühkindlichen Hydrozephalus und ist mit einer Meningomyelozele vergesellschaftet.

Spinale Malformationen

Spinale Malformationen (v. a. Spaltbildungen) haben besondere neurochirurgische Relevanz. Neuralrohrdefekte werden meist von Pädiatern zuerst gesehen und von spezialisierten Neurochirurgen behandelt; ein Tethered-cord-Syndrom hingegen kann als Zufallsbefund bei einem erwachsenen Patienten erhoben werden.

Epidemiologie
Spinale Spaltbildungen treten bei 0,1–0,2% aller Geburten auf. Meist sind Mädchen betroffen.

Ätiologie
Das Schließen des Neuralrohrs (Neurulation) endet am oberen und unteren Pol zwischen dem 22. und dem 28. Embryonaltag – genau in der Zeit, in der die meisten Frauen noch keine Folsäure (zur Prophylaxe von Neuralrohrdefekten) einnehmen, weil sie nicht sicher sind, überhaupt schwanger zu sein. Sollte der Mechanismus der Neurulation fehlerhaft sein, ist beim lebenden Kind fast immer der untere Neuroporus betroffen, weil sich dieser zuletzt schließt. Man teilt Spaltbildungen der Wirbelsäule nach der Ausprägung des Defekts ein (▮ Abb. 1–3):

▶ Spina bifida occulta (mit Dermalsinus)
▶ Spinia bifida aperta (mit Meningozele oder Myelomeningozele).

Bei der **Spina bifida occulta** fehlt – meist im Lumbalbereich – der hintere knöcherne Anteil des Spinalkanals (Processi spinosi, möglicherweise Processi laminae). Der Defekt ist von Haut und Muskeln bedeckt. Oft liegt zusätzlich ein intradurales Lipom vor.
Unter dem Terminus **Spina bifida aperta** fasst man **Myelomeningozele** und **Meningozele** zusammen. Hier treten dorsal das Rückenmark (meist die Cauda equina) bzw. nur der Duralsack an die Oberfläche (▮ Abb. 4). Sollte sich letzterer zystenförmig vorwölben, spricht man auch von einer Meningozystozele bzw. Myelomeningozystozele.

> Die Myelomeningozele ist zu 95% mit einer Chiari-Malformation Typ 2 assoziiert.

Beim **Tethered-cord-Syndrom** ist das Filum terminale zu kurz und fettig verdickt ausgebildet. Dadurch wird das Rückenmark nach unten gezogen. Diese Malformation ist oft assoziiert mit einer Myelomeningozele oder einem Dermalsinus. Nach Operation einer Myelomeningozele entwickelt sich im Erwachsenenalter fast immer ein Tethered-cord-Syndrom, da sich narbiges Bindegewebe bildet.
Als ursächlich für Neuralrohrdefekte gelten ein Defizit an Folsäure, genetische Faktoren und Exposition gegenüber Pestiziden.

Klinik
Eine Zele kann man beim Neugeborenen sofort an der rötlichen Area medullovasculosa (Plakode) kranial der Analfalte erkennen, die dem nicht verschlossenen Neuralrohr entspricht (und eigentlich Rückenmark werden sollte).

> Die Diagnose der Myelomeningozele wird überwiegend pränatal gestellt. Allerdings sollte man nach der Geburt nach weiteren Fehlbildungen (z. B. kardial oder pulmonal) suchen, da diese häufig assoziiert sind.

Die Spina bifida occulta kann man zunächst nicht sehen (nomen est omen). Ein Hinweis für das Vorhandensein einer **Spina bifida occulta** können eine ungewöhnlich starke Behaarung („Fellchen") über dem Wirbelspalt, Teleangiektasien oder subkutane Lipome sein. Sie verursacht selten Symptome. Wird die Spina bifida occulta jedoch symptomatisch, haben die Patienten meist ein assoziiertes Tethered-cord-Syndrom (s. o.). Man bemerkt die Funktionseinschränkung des Rückenmarks durch den axialen Zug bei Kindern z. B. am verzögerten Erlernen des Laufens, weil ihre unteren Extremitäten teilweise paretisch sind. Im Liegen ist dies oft schwer festzustellen. Weiterhin haben die Patienten oft **Fußdeformitäten,** eine **Skoliose** oder **Blasenfunktionsstörungen.** Die Symptome treten vor allem während Wachstumsschüben auf.

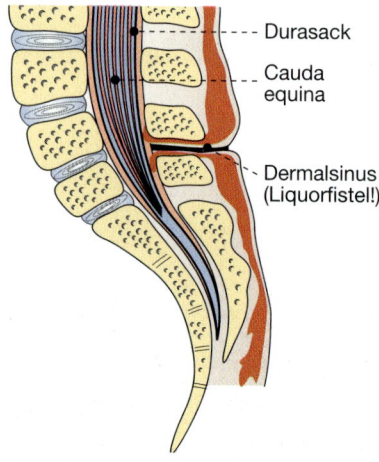

▮ Abb. 1: Dermalsinus (Liquorfistel). [3]

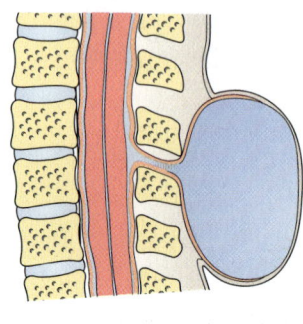

▮ Abb. 2: Meningo(zysto)zele. [3]

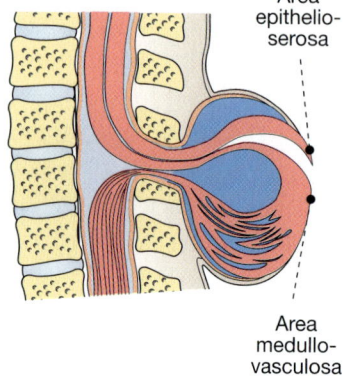

▮ Abb. 3: Myelomeningo(zysto)zele. [3]

Die Spina bifida occulta kann in seltenen Fällen durch **rezidivierende Meningitiden** symptomatisch werden, da der Dermalsinus mit dem Liquorraum kommuniziert und somit eigentlich eine Liquorfistel darstellt.

Auf ein **Tethered-cord-Syndrom** wird man durch **Rückenschmerzen** und unterschiedliche Störungen der Motorik und Sensorik der Beine aufmerksam, die häufig unspezifisch sind. Zum großen Teil haben diese Patienten **Blasen- und Mastdarmstörungen.**

Diagnostik

Meist können Spaltbildungen bereits im pränatalen Ultraschall und nach Bestimmung des Alpha-Fetoproteins in Serum und Liquor (erhöht bei Myelomeningozelen) erkannt werden. Zelen sieht man auf jeden Fall nach der Geburt (s. o.). Das **Tethered-cord-Syndrom** ist vor allem eine klinische Diagnose, abzuleiten aus der Anamnese der Patienten. Oft ist im MRT ein bis in die sakralen Wirbelkörperabschnitte herabgezogenes Rückenmark erkennbar.

Therapie

Die Behandlung beginnt mit der Geburt in Form einer Sectio. Die Zelen sollten innerhalb von 48 Stunden nach Diagnose verschlossen werden, da Infektionsgefahr besteht. Eine wesentliche Rolle spielt die Rekonstruktion der Dura und Pia mater bei maximaler Schonung der Nervenwurzeln oder des restlichen Rückenmarks, weil die Dura nicht verschlossen ist.

Da bei Myelomeningozelen häufig eine Chiari-Malformation Typ 2 vorliegt, entwickeln die Kinder oft einen Hydrozephalus, der durch einen Liquorshunt (s. S. 88–90) behandelt werden muss.

Beim Tethered-cord-Syndrom wird das Filum terminale chirurgisch durchtrennt, wobei allerdings sichergestellt werden muss, dass man keine Nervenwurzel durchschneidet. Dies geschieht, indem man intraoperativ Nervenwurzeln identifiziert. Vor dem Hautschnitt setzt man deshalb Elektroden in die Kennmuskeln der betreffenden Wurzeln (ähnlich wie im Physiologie-Prak-

tikum bei der Bestimmung der Nervenleitgeschwindigkeit). Stößt der Operateur auf einen Strang, der nicht sicher identifizierbar ist, kann er diesen stimulieren und sehen, welche der vorher gestochenen Elektroden ein Signal erhalten.

Prognose

Die Prognose für Patienten mit Myelomeningozelen ist nicht gut. Etwa zwei Drittel der Patienten brauchen später einen Rollstuhl, nur ein Zehntel der Betroffenen können eigenständig die Blase kontrollieren; 15 % sterben – meist an Folgen weiterer assoziierter Malformationen wie der Chiari-Malformation Typ 2.

Das reine Tethered-cord-Syndrom hat eine bessere Prognose, allerdings sind oft mehrere Durchtrennungen des verdickten und verfetteten Filum terminale notwendig.

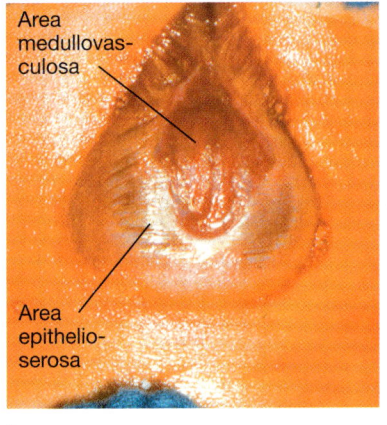

Area medullovasculosa

Area epithelioserosa

a

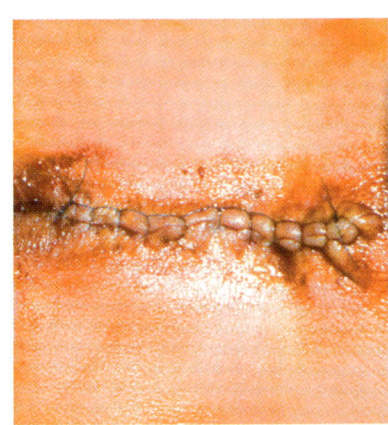

b

■ Abb. 4: Lumbale Myelomeningozele: a) offen, b) nach plastischem Verschluss. [3]

Zusammenfassung

✖ Neuralrohrdefekte manifestieren sich klinisch in verschiedenen Formen.

✖ Zelen sollten möglichst schnell nach der Geburt verschlossen werden.

✖ Das Tethered-cord-Syndrom kann auch beim Erwachsenen auftreten.

Hydrozephalus I

Adulter Hydrozephalus

Das Thema Hydrozephalus wird oft in pädiatrischem Zusammenhang erwähnt. Im neurochirurgischen Alltag spielt der Hydrozephalus aber auch bei adulten Patienten eine große Rolle. Hatte ein Patient jemals einen Hydozephalus und musste deswegen einen Shunt erhalten, wird – egal, mit welcher Symptomatik der Patient in die Klinik kommt – zuerst abgeklärt, ob nicht der Hydrozephalus oder der Shunt als Ursache zugrunde liegt.

Epidemiologie

Die Hydrozephalusoperation wird häufig durchgeführt. Es kommen etwa drei Operationen eines Hydrozephalus auf 100 000 Einwohner pro Jahr. Ein Drittel der Fälle sind idiopathisch. Von den bekannten Ursachen machen die SAB den größten Anteil (ca. 50%) aus.

Ätiologie

Als Hydrozephalus bezeichnet man die übermäßige Ansammlung von Liquor im Schädel mit Erweiterung der inneren und/oder äußeren Liquorräume. Dies kann zwei Ursachen haben:

1) Gestörtes Verhältnis von Liquorproduktion und -resorption: Hydrocephalus malresorptivus
2) Gestörte Liquorzirkulation oder gestörter Abfluss: Hydrocephalus occlusus.

Der **Hydrocephalus malresorptivus** entsteht, wenn die Stellen der Liquorresorption, die Arachnoideagranulationen, verstopfen. Dies geschieht vor allem durch Blut oder hochmolekulares Eiweiß, das bei Subarachnoidalblutungen (zu beobachten bei etwa einem Viertel aller Subarachnoidalblutungen), intraparenchymalen Blutungen, Tumorerkrankungen oder Meningitiden in den Liquor gelangt.

Der **Hydrocephalus occlusus** wird oft durch einen Tumor, der die Liquorabflusswege verlegt, oder durch eine Einengung des Aquädukts verursacht. Weiterhin sollte man zwischen **akutem** und **chronischem Hydrozephalus** unterscheiden: Der akute Hydrozephalus weist häufig einen hohen intrakraniellen Druck auf.

Klinik

Die sechs wichtigen Symptome bei erhöhtem Hirndruck sind:
1) Kopfschmerzen
2) Übelkeit/Nüchternerbrechen
3) Doppelbilder
4) Verwirrung, Vigilanzstörung
5) Gangunsicherheit
6) Krampfanfälle.

Die Kopfschmerzen sind klassischerweise schlecht zu lokalisieren oder bifrontal und nehmen zu, wenn die Patienten sich hinlegen, weil dann der intrakranielle Druck steigt.

Allerdings sind die Symptome insgesamt unspezifisch, und die Differenzialdiagnose ist breit gefächert. Beispielsweise sollte man bei einem Patienten mit Gangunsicherheit und Abduzensparese auch an einen Prozess in der hinteren Schädelgrube denken.

Die Trias aus **Kopfschmerzen, Übelkeit** und **schwallartigem Erbrechen** ist immer verdächtig auf einen erhöhten intrakraniellen Druck, und man muss – vor allem bei Kindern – immer auch an einen Hydrozephalus denken. Bei Kleinkindern kommen noch Unruhe, sogar Apnoeepisoden und Bradykardie hinzu.

Die **vier wichtigsten Untersuchungsbefunde** sind:

1) Blickelevationsparese (durch Druck auf das vertikale Blickzentrum – wie beim Parinaud-Syndrom)
2) Abduzensparese
3) Gesichtsfeldausfälle
4) Papillenödem.

Das Papillenödem bei Hydrozephalus ist ein Warnzeichen für drohenden Visusverlust.

Bei Kleinkindern sieht man außerdem klassischerweise eine vorgewölbte Fontanelle, die Kopfvenen treten hervor. Diese sehr unsicheren klinischen Zeichen schließen jedoch, wenn sie fehlen, einen Hydrozephalus auf keinen Fall aus. Wenn man den intrakraniellen Druck invasiv messen kann, z. B. bei Patienten mit Schädel-Hirn-Trauma, beobachtet man manchmal minutenlange Erhöhungen des intrakraniellen Drucks (**Lundberg-Wellen,** die allerdings auf der Intensivstation sofort behandelt werden). Treten diese Wellen bei Patienten mit Hydrozephalus auf, sehen die Patienten zeitweise wie durch einen Grauschleier (Graying-Phänomen). Dieses Phänomen wurde früher häufig in Lehrbüchern beschrieben und weist zwar auf eine dringende Behandlungsnotwendigkeit hin (drohender Visusverlust), wird aber so selten von den Patienten berichtet, dass man es eher im erweiterten Archiv seines Gedächtnis speichern sollte.

Diagnostik

Die Methode erster Wahl ist die **CT** (■ Abb. 1).

Als Starthilfe, um einen Hydrozephalus zu erkennen, sollte man sich zuerst die Seitenventrikel anschauen. Deren Temporalhörner sind normalerweise kaum sichtbar. Anschließend sucht man die

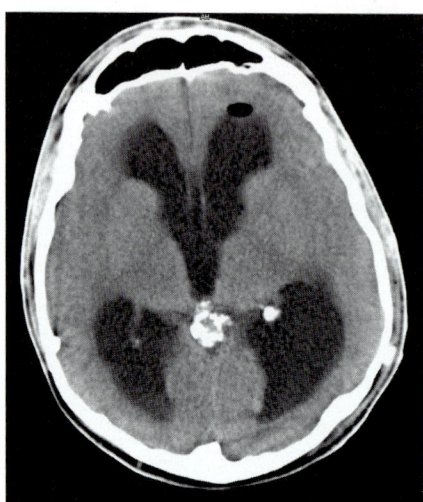

■ Abb. 1: Hydrozephalus nach Subarachnoidalblutung. [20]

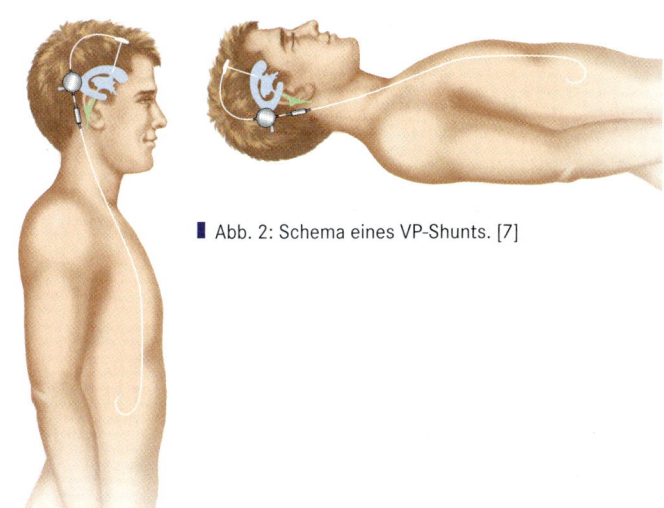

Abb. 2: Schema eines VP-Shunts. [7]

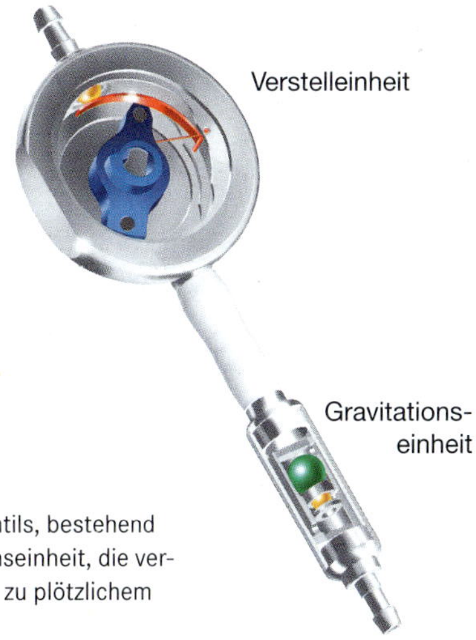

Verstelleinheit

Gravitations-
einheit

Abb. 3: Prinzip eines Shuntventils, bestehend
aus Ventileinheit und Gravitationseinheit, die verhindert, dass es beim Aufstehen zu plötzlichem
Liquorfluss kommt. [7]

Frontalhörner auf, die oft zusammen mit dem III. Ventrikel
beim Hydrozephalus an den Kopf einer Micky Maus erinnern.
Des Weiteren zeigt sich ein runder statt schlitzförmig-läng-
licher III. Ventrikel. Wenn der Druck so hoch ist, dass sich
das Wasser durch das Ependym hindurchdrückt und es zu
periventrikulären Aufhellungen (im CT dunkel!) kommt,
ist höchste Eile geboten.
Sollte sich hieraus noch weiterer Untersuchungsbedarf ergeben, kann eine MRT mehr Informationen liefern und oft sogar
die Ursache der Liquorzirkulationsstörung zeigen.

> Bei Patienten mit lange bestehender Shuntanlage können die
> klassischen Zeichen im CT fehlen, und man muss sich bei der
> Beurteilung auf die klinischen Symptome verlassen.

Therapie
Im Falle des **Hydrocephalus malresorptivus** bietet sich die
Drainage mittels eines Shunts an. Der überschüssige Liquor
wird meist in die Bauchhöhle (**ventrikuloperitonealer
Shunt, VP-Shunt;** Abb. 2 und 3) oder in den rechten Vor-
hof (ventrikuloatrialer Shunt) geleitet.
Bei einem **Hydrocephalus occlusus** kann man versuchen,
die Engstelle mit einem **Bypass** zu entlasten und so z. B. bei
einer Aquäduktstenose den Liquor durch ein Loch im Boden
des III. Ventrikels direkt in die basalen Zisternen umzuleiten.
Dies kann man endoskopisch operieren. Liegt als Ursache
z. B. ein Tumor vor, so kann man die Raumforderung ent-

fernen und evtl. die Liquorpassage auf diese Weise wiederherstellen.

Prognose
Für Shuntpatienten stehen zwei Probleme im Vordergrund:
zu geringe bzw. zu hohe Abflussrate **(Under-, Overshunting)** oder Infektionen des Shunts (s. S. 100). Diese Komplikationen sind sehr häufig: „A shunt is a second disease."
Infektionen des Shuntsystems sind schwierig zu behandeln,
weil der Fremdkörper entfernt, aber der Liquor abgeleitet
werden muss.
Durch Overshunting kann es zu **subduralen Hygromen**
oder Hämatomen kommen. Die Patienten leiden unter ernied-
rigtem Hirndruck; dieser äußert sich meist in Form von Kopfschmerzen, die im Liegen weniger werden, da der Liquorabfluss gemindert ist. Eine Extremform, die etwa bei 5 % aller
Shuntpatienten auftritt, ist das **Slit-ventricle-Syndrom,** bei
dem durch Overshunting die Ventrikel nur noch schlitzförmig
aneinanderliegen. Dadurch fördert der Shunt nicht; es entsteht wieder erhöhter Hirndruck mit den typischen Symptomen (s. S. 78 – 80) bis zum Bewusstseinsverlust.
Sobald der Druck wieder hoch genug ist, fördert der Shunt
intermittierend, wenn er nicht durch die anliegenden Ventrikel verstopft wird.
Die Patienten mit Undershunting kommen mit den Symptomen des erhöhten Hirndrucks in die Klinik. Es gilt herauszu-
finden, ob der Shunt noch durchgängig (nur der Öffnungs-
druck muss erniedrigt werden) oder im Verlauf blockiert ist.

Hydrozephalus II

Normaldruckhydrozephalus (NPH)

Epidemiologie

Konkrete Zahlen von Inzidenzen und Prävalenzen sind bei diesem Krankheitsbild rar. Man schätzt, dass etwa 10% der Bewohner von Altenheimen und Einrichtungen für betreutes Wohnen an Symptomen leiden, die denen eines Normaldruckhydrozephalus gleichen (Hakim-Trias; s. u.).

Ätiologie

Der Normaldruckhydrozephalus ist eine **Sonderform des Hydrocephalus malresorptivus,** der bei älteren Menschen (> 60 Jahre) vorkommt. Auf den CT-Bildern kann man einen Hydrocephalus malresorptivus diagnostizieren, bei dem allerdings der intrakranielle Druck nicht oder zumindest nicht dauerhaft erhöht ist (< 18 cm Wassersäule). Misst man den ICP bei diesem Krankheitsbild invasiv, kann es durchaus sein, dass dieser im Tages- bzw. Nachtverlauf häufiger Druckspitzen zeigt. Dies liegt wahrscheinlich an den veränderten mechanischen Eigenschaften des Gehirns beim älteren Menschen (Atrophie). So kann man oft beeindruckend erweiterte innere Liquorräume bei diesen Patienten beobachten. Typisch sind weite Ventrikel und eine eher weite Sylvi'sche Fissur bei ansonsten schmalen äußeren Liquorräumen. Die klassische klinische Trias des NPH besteht aus Gangstörung (breitbasig, kleinschrittig), Inkontinenz und Demenz – die sog. **Hakim-Trias** (Solomon Hakim, kolumb. Neurochirurg).

Man vermutet, dass es zu einem Teufelskreis kommt. Eine initiale Reduktion der Absorption von Liquor führt zu erhöhtem ICP, aber auch zu einer erhöhten Pulsatilität des Liquors. Der Pulsdruck kann nicht mehr so gut abgefedert werden, sondern führt verstärkt zur Verformung des Gewebes. Dies wiederum könnte Scherkräfte verursachen, besonders an periventrikulären Axonen und subependymalen Gefäßen – mit nachfolgender Gewebeschädigung (❚ Abb. 4).

Daneben kommt es durch den zeitweiligen Überdruck im Ventrikel auch zu einem periventrikulären Ödem.

Dieses Phänomen verstärkt die subependymale Ischämie bei bestehender Schädigung der kleinen Gefäße. Dadurch entwickeln sich subependymal zusätzliche Nekrosen, und der Ventrikel weitet sich auf, ohne dass der Druck ansteigt, und es kommt zu vermehrter Wirkung von Scherkräften.

Klinik

Die Patienten kommen mit der klassischen Trias **(Hakim-Trias)** geistige Verlangsamung bis zur **Demenz, Inkontinenz** und **Gangunsicherheit** in die Klinik. Die Gangunsicherheit resultiert aus der Störung der jeweiligen kortikalen Koordinierungszentren im Frontalhirn. Die Betroffenen gehen oft so unsicher, dass der Eindruck entsteht, sie klebten mit den Füßen auf dem Boden. Die Patienten sind sich meist des Harndrangs bewusst, können aber den Urin nicht zurückhalten, weil der inhibitorische Einfluss fehlt.

Diagnostik

Die Diagnose wird mittels **CT** gestellt (❚ Abb. 5). Allerdings ist es sehr schwierig, die wichtigste Differenzialdiagnose, die Demenz anderer Ursachen (z. B. Morbus Alzheimer), abzugrenzen. Morbus Binswanger führt ebenfalls zu einem ähnlichen klinischen Bild.

Manchmal ist eine Lumbalpunktion hilfreich, um zu sehen, ob sich z. B. das Gangbild bessert, nachdem man etwas Liquor (etwa 30 ml) abgelassen hat. Man bittet den Patienten dann, eine bestimmte Strecke vor und zurück zu gehen, und zählt, wie viele Schritte er braucht und wie schnell er sich umdrehen kann.

Therapie

Die einzige Behandlungsmöglichkeit ist ein **Shunt.** Es scheint problematisch, diejenigen Patienten herauszufiltern, die von

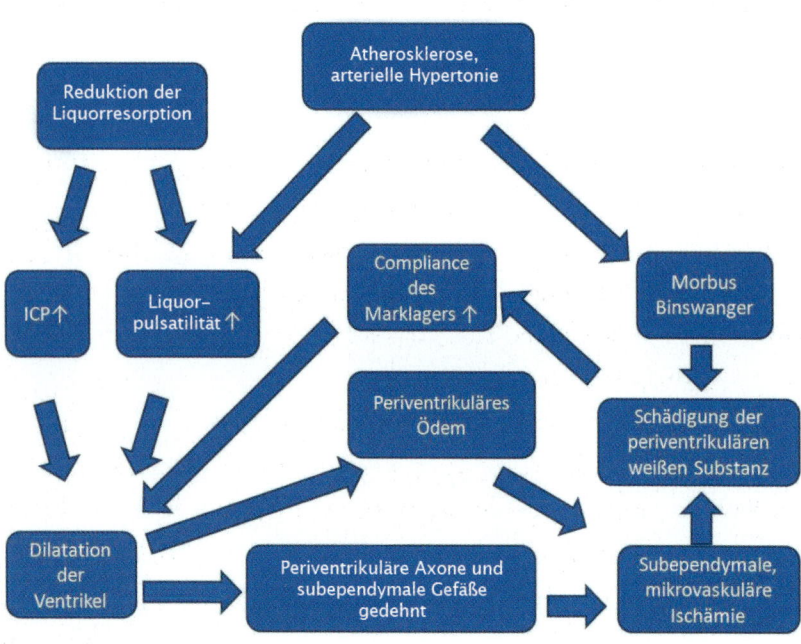

❚ Abb. 4: Pathophysiologie des Normaldruckhydrozephalus (Schema). [9]

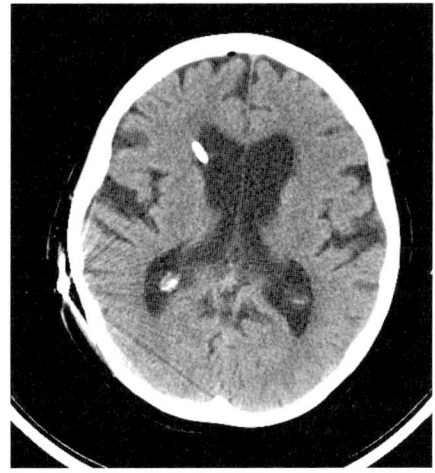

Abb. 5: Normaldruckhydrozephalus nach Anlage eines VP-Shunts: aufgeweitete Seitenventrikel und kortikale Atrophie sichtbar. [Mit freundlicher Unterstützung durch Dr. A. Bink, Neuroradiologie, Prof. Zanella, Frankfurt; 5]

der Operation profitieren. Bevorzugt mit einem Shunt versorgt werden Patienten, deren Gangbild sich nach Drainage von Liquor merklich verbessert, aber auch Patienten, bei denen nicht so sehr die Demenz, sondern vor allem die Gangstörung im Vordergrund steht.

Prognose

Die Inkontinenz bessert sich in den meisten Fällen zuerst, danach die Gangstörung und schließlich (selten) die kognitive Symptomatik.

Bis zu 30% der Patienten erleiden Komplikationen. Durch Overshunting kann es zu subduralen Hämatomen oder Hygromen (▌ Abb. 6; Liquor statt Blut) oder sogar zu intraparenchymalen Blutungen und Krampfanfällen kommen (s. o.).

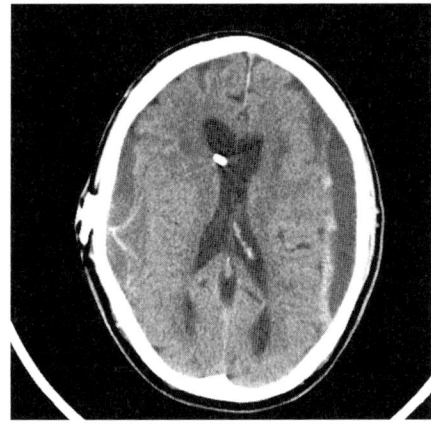

Abb. 6: Bilaterale Hygrome nach Überdrainage (Overshunting) durch Shunt bei NPH. [Mit freundlicher Unterstützung durch Dr. A. Bink, Neuroradiologie, Prof. Zanella, Universität Frankfurt; 5]

Zusammenfassung

✖ Ein Hydrozephalus beim Erwachsenen ist in der Neurochirurgie ein häufiges Krankheitsbild. Man unterscheidet zwischen Hydrocephalus occlusus und Hydrocephalus malresorptivus. Die Therapie hängt von der Ätiologie des Hydrozephalus ab. Beim Hydrocephalus malresorptivus kommt meist der klassische VP-Shunt in Frage. Dieser Eingriff zieht vor allem eine lange Nachbetreuung der Patienten mit sich.

✖ Der Normaldruckhydrozephalus ist nicht leicht zu diagnostizieren, da seine Symptomatik dem klinischen Bild anderer, häufigerer Krankheiten im Alter sehr ähnelt. Die sog. Hakim-Trias aus Inkontinenz, Gangstörung und Demenz ist richtungsweisend. Nach Shuntanlage verbessern sich vor allem die Inkontinenz und das Gangbild.

Funktionelle und stereotaktische Neurochirurgie I

Als funktionelle Neurochirurgie bezeichnet man ein operatives Vorgehen, das in neuronale Regelkreise und somit in die Funktion des Nervensystems modulierend eingreift.

Die funktionelle Neurochirurgie umfasst im engeren Sinn die Behandlung chronischer Schmerzen durch Rückenmarkstimulation, Medikamentenapplikation, läsionelle oder stimulierende (tiefe Hirnstimulation) Verfahren sowie die Behandlung von Bewegungsstörungen (Parkinson-Syndrom, Tremor).

Um exakt lokalisiert eingreifen zu können, bedient sie sich revolutionärer und innovativer Ansätze wie der **Stereotaxie.** Mit stereotaktischen Eingriffen möchte man kleine Punkte im Gehirn durch einmalige Punktion genau erreichen, um **Biopsien** von tief gelegenen Raumforderungen oder die **Implantation** von Elektroden bzw. Bestrahlungselementen durchführen zu können. Man befestigt am Kopf des Patienten externe Elemente zur Orientierung und fertigt ein CT oder MRT an. Anhand dessen kann man planen, wo, in welchem Winkel und wie tief man punktieren muss, um das jeweilige Zielgebiet exakt zu erreichen.

> Mittels Stereotaxie kann man jeden beliebigen Punkt im Kopf anhand eines 3-D-Koordinatensystems mit x-, y- und z-Achse eindeutig festlegen.

Um keine Blutungen zu erzeugen, sollte man möglichst keine Gefäße anstechen. Deshalb bedarf es einer genauen präoperativen Planung anhand von MRT-Bildern, die den richtigen Eintrittspunkt und den richtigen Winkel festlegt.

Parkinson-Chirurgie/tiefe Hirnstimulation

Als chirurgische Behandlung des Morbus Parkinson könnte man natürlich zum einen die untergegangenen dopaminergen Zellen der Substantia nigra durch stereotaktische Implantation von Stammzellen erneuern. Diese Methode verzeichnete bisher allerdings kaum Erfolge, u. a. weil die Axone der Zellen noch ihren Weg zum Pallidum finden müssen.

Aus der Pathophysiologie des Parkinson-Syndroms lassen sich mehrere Schaltstellen in Form von Arealen wichtiger neuronaler Strukturen ableiten, an denen man stimulieren oder inhibieren kann, um die extrapyramidalmotorische Funktion der Patienten zu verbessern und den fehlenden Input aus der Substantia nigra zu ersetzen (▌ Abb. 1).

Die Ausschaltung des Nucleus subthalamicus oder der Pars interna des Globus pallidus ist die derzeit am erfolgreichsten etablierte Methode. Durch elektrische Stimulation des Kerns (Stimulation führt im ZNS frequenz- und amplitudenabhängig auch zur Inhibition), die sog. tiefe Hirnstimulation (THS), wird hier in den funktionellen Schaltkreis eingegriffen. Stereotaktisch werden zwei sehr feine Elektroden durch zwei Bohrlöcher in die jeweiligen Kerngebiete eingebracht.

Der Sitz der Elektroden und die korrekte Stimulationsfrequenz und -amplitude bestimmt man beim wachen Patienten

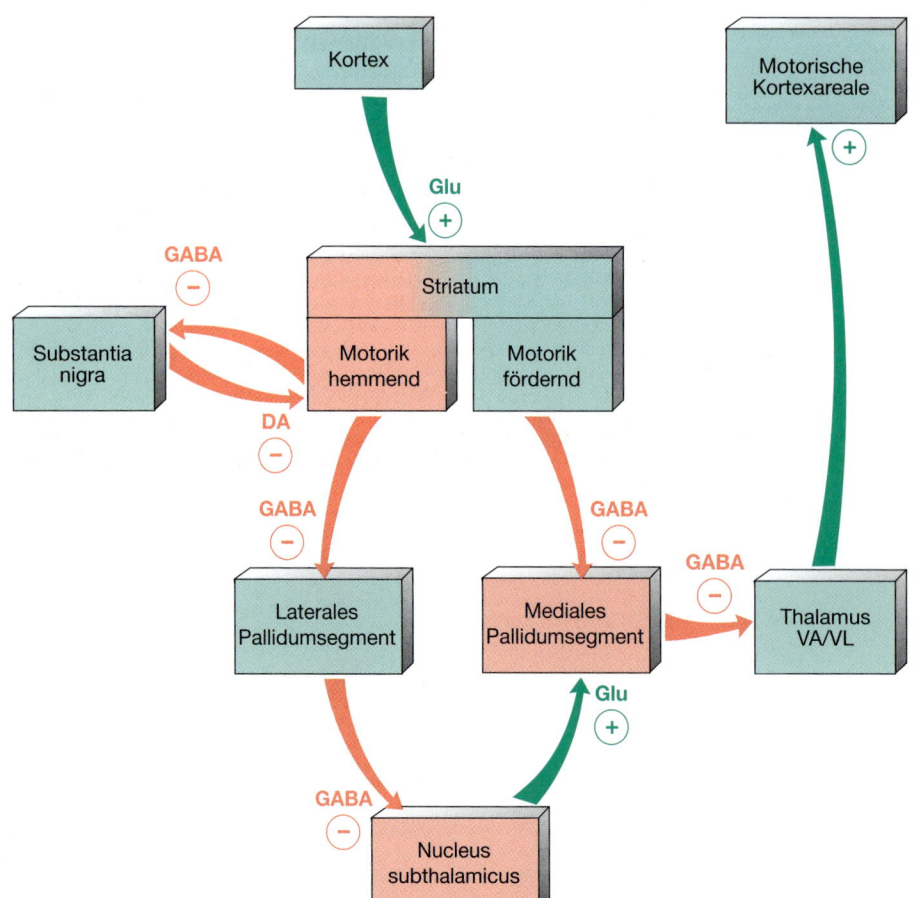

▌ Abb. 1: Extrapyramidales System. [26]

anhand der Besserung der klinischen Symptome – die im OP
ein Neurologe beurteilt. Die Stimulation wird dauerhaft über
einen unter dem Schlüsselbein implantierten Impulsgenerator
mit einer individuell programmierbaren Frequenz und Ampli-
tude durchgeführt (■ Abb. 2).
Alle drei Kardinalsymptome der Parkinson-Krankheit (Rigor,
Tremor, Akinese) können durch THS symptomatisch behan-
delt werden.
Kürzlich konnte erstmals in einer kontrollierten Studie
(Deuschl et al. 2006; s. Anhang) ein klarer Vorteil der tiefen
Hirnstimulation im Vergleich zu optimaler medikamentöser
Behandlung bezüglich der Lebensqualität gezeigt werden.

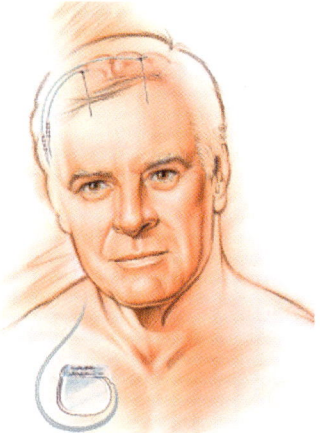

■ Abb. 2: Tiefe Hirnstimulation:
Sitz des Generators und der
Elektroden. [15]

> Die tiefe Hirnstimulation ist eine Therapieoption bei Patienten mit
> Morbus Parkinson, die medikamentös „austherapiert" sind oder
> unter starken Nebenwirkungen der Medikamente leiden (v. a. Dys-
> kinesien).

Es profitieren nur Patienten mit idiopathischem Parkinson-
Syndrom und Symptomen, die prinzipiell auch auf L-Dopa ansprechen, oder Patienten, die unter starkem Tremor leiden.
Die Patienten müssen die medikamentöse Therapie mit reduzierter Dosis fortführen.
Die Erfolgsraten sind sehr variabel (20 – 80%). Das operations-
bedingte Risiko für bleibende schwere Morbidität liegt zen-
trumsabhängig zwischen 0,5 und 3%. Perioperative reversible
Komplikationen liegen unter 5%.
Bei Morbus Parkinson handelt es sich allerdings um eine
neurodegenerative Krankheit, die das gesamte Nervensystem betrifft. Die motorischen Symptome und die Degeneration der Substantia nigra stellen nur die äußerlich am besten
sichtbare Symptomatik der Erkrankung dar. Die weiteren
Symptome (Demenz und autonome Dysfunktion) treten im
Verlauf der Erkrankung trotzdem auf und limitieren die
Prognose der Patienten.

Rückenmarkstimulation

Die externe Stimulation im Nervensystem strebt meist die
Ausschaltung eines Areals an. Bei der Rückenmarkstimulation
wird eine Elektrode epidural und dorsal der Hinterstränge,
nahe der Eintrittszone der Spinalnerven, platziert, sodass die
Weiterleitung der Impulse nach kranial unterdrückt wird.
Indiziert ist dieser Eingriff vor allem bei Patienten, die nach

einer oder mehreren Bandscheibenoperationen weiterhin
über radikuläre Schmerzen klagen **(Failed Back Surgery
Syndrome),** aber auch bei **CPRS** Typ II (Complex Regional
Pain Syndrome; früher Kausalgie), Schmerzen bei **pAVK**
(periphere arterielle Verschlusskrankheit) oder Angina pecto-
ris, wenn diese konservativ nicht mehr therapiert werden
können. Die Erfolgsraten dieser Verfahren liegen mit besten-
falls 50% (bei ca. 5% Komplikationsrate) im mittelmäßigen
Bereich; für die 50% der Behandelten, deren Leben sich
dadurch erleichtert, kann dies allerdings viel bedeuten.

Medikamentenapplikation

Das Prinzip der Applikation von Medikamenten direkt an
den Ort ihrer Wirkungsstätte senkt die Rate an systemischen
Nebenwirkungen und erhöht somit die Dosis, die das Ziel-
gewebe erreicht. Dies gilt auch für das Rückenmark.
Bei Schmerzen infundiert man **Opioide** meist intrathekal
durch einen lumbalen Katheter, bei Spastiken **GABA-Agonisten** (Baclofen). Die Schmerzpatienten sind meist Tumorpatienten, bei denen stark analgesierende Pharmaka (z. B. Fentanyl-
Pflaster) insuffizient sind (Verbesserung durch intrathekale
Gabe in 90% der Fälle), oder Patienten mit diabetischer Poly-
neuropathie (Verbesserung in 50% der Fälle). Die Patienten
mit einer Spastik, die eine intrathekale Medikamentenapplikation erhalten, haben fast immer eine primäre ZNS-Schädigung
(Trauma, MS, kongenital etc.).

Funktionelle und stereotaktische Neurochirurgie II

Typische Krankheitsbilder der funktionellen Neurochirurgie

Hemispasmus facialis

Beim Hemispasmus facialis kommt es zu intermittierenden, unwillkürlichen Zuckungen im Gesicht. Meist beginnen diese beim M. orbicularis oculi und breiten sich über das ganze Innervationsgebiet des N. facialis aus. Auch der M. stapedius kann mit betroffen sein; dies äußert sich subjektiv in niederfrequenten Ohrgeräuschen während der Zuckungen. Diese Zuckungen werden von der Umwelt – und evtl. bei Nichtauftreten während der Untersuchung auch vom Arzt – oft als psychogen verkannt; sie persistieren jedoch auch im Schlaf. Im Lauf der Zeit kann eine leichte Schwäche der mimischen Muskulatur hinzukommen. Man beobachtet vorübergehende Spontanremissionen über einige Monate, insgesamt ist die Krankheit jedoch langsam progredient und heilt spontan nicht aus.

Es sind mehr Frauen (14,5/100 000) als Männer (7,4/100 000) betroffen; die Krankheit beginnt meist im Lebensalter von ca. 20 Jahren.

Differenzialdiagnostisch ist die Krankheit vom Blepharospasmus abzugrenzen, der beide Augen betrifft und oft bei älteren Leuten vorkommt.

Ursächlich sind in der Mehrzahl der Fälle die Kompression und damit die Irritation des Nervs nach dem Austritt aus dem Hirnstamm durch ein kleines Gefäß, z. B. die A. cerebelli inferior anterior (*engl.* AICA; ▌ Abb. 3).

Ein Hemispasmus facialis kann durch elektrophysiologische Untersuchungen nachgewiesen werden.

Die Behandlung ist primär chirurgisch: mikrovaskuläre Dekompression nach Janetta (s. Trigeminusneuralgie). Auch hier geht man pathophysiologisch von einem mikrovaskulären Kompressionssyndrom aus. Man sucht operativ die Austrittsstelle des Nervs aus dem Hirnstamm auf und legt zwischen Gefäß und Nerv ein kleines Polster.

Die Erfolgsrate der Operation liegt bei etwa 80%.

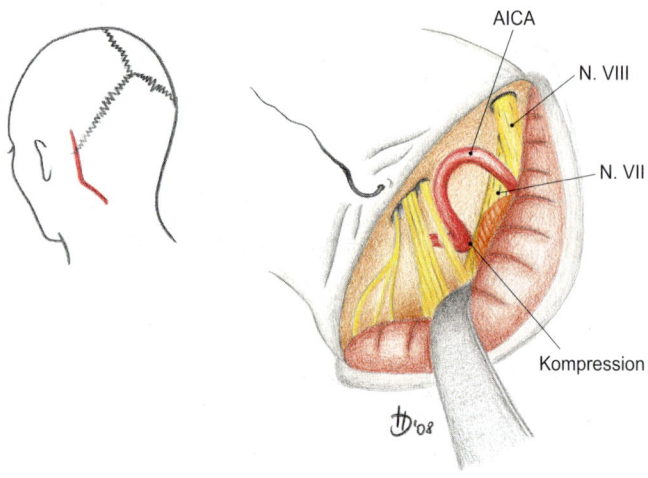

▌ Abb. 3: Intraoperative Sicht auf die Austrittsstelle des N. facialis (1), die nahe am Hirnstamm von der AICA komprimiert wird. [8]

Trigeminusneuralgie

Bei der Trigeminusneuralgie treten paroxysmale Schmerzattacken im Versorgungsbereich des N. trigeminus (meist V_2 und/oder V_3) auf. Verringert sich die Isolierung der A-Alpha-Nervenfasern (feine Berührung), kann es zu Kurzschlussverbindungen zwischen A-Alpha- und A-Delta- bzw. C-Faser (Schmerz) kommen (sog. **ephaptische Transmissionen**). Dies kann auch geschehen, wenn ein kleines Gefäß pulsatilen Druck auf den N. trigeminus im Bereich kurz vor seinem Eintritt in den Hirnstamm (**Obersteiner-Redlich-Zone**) ausübt. Meist handelt es sich um die A. cerebelli superior, seltener um eine elongierte und dilatierte A. basilaris. Symptomatische Trigeminusneuralgien treten bei Entmarkungskrankheiten wie der multiplen Sklerose oder bei Tumoren im Kleinhirnbrückenwinkel auf.

Die Erkrankung ist relativ häufig (Inzidenz: 4 Fälle pro 100 000 Einwohner pro Jahr) und betrifft doppelt so viele Frauen wie Männer.

Die Schmerzen sind extrem stark, treten plötzlich auf und werden meist durch leichte Stimuli (z. B. Sprechen) ausgelöst. Häufig ist keine Nahrungsaufnahme mehr möglich. Daher muss jede Trigeminusneuralgie umgehend **medikamentös** behandelt werden. Zwischen den Attacken besteht Beschwerdefreiheit. Multiple tägliche Attacken können episodenhaft über Wochen bis Monate auftreten und im Anfangsstadium spontan über Wochen bis Monate sistieren. In der Regel ist der Verlauf progredient.

Primär therapiert man mit Antikonvulsiva (Carbamazepin). 90% der Patienten sprechen initial auf diese Therapie gut an, nach mehreren Jahren immerhin noch 50%.

Eine **chirurgische** Therapie ist indiziert in therapierefraktären Fällen oder wenn durch Nebenwirkungen (Müdigkeit, Ataxie, Schwindel) die Lebensqualität der Patienten merklich beeinträchtigt wird. Hauptindikation für die Destruktion von Nerven (läsionelle Verfahren) ist neben der Trigeminusneuralgie auch der Rückenschmerz (s. u.). Hierbei wird entweder der betroffene Ast des N. trigeminus ausgeschaltet oder das komprimierende Gefäß mittels eines kleinen Kissens vom Nerv isoliert. Eine MRT kann die Verlagerung des Nervs durch das komprimierende Gefäß meist darstellen.

Die Ausschaltung der trigeminalen Fasern geschieht durch Strahlentherapie (**Gamma-Knife**) oder perkutan, dann jedoch im Bereich des Ganglion Gasseri.

Bei der **perkutanen Ablation** geht man durch die Wange mittels einer langen Nadel zum Formamen ovale und weiter zum Ganglion Gasseri. Hier kann man die Reizweiterleitung entweder chemisch (durch Infiltration mit Glycerol), thermisch oder durch Druck (Ballon) zerstören. 70–90% der Patienten können durch dieses Verfahren initial von den Schmerzen befreit werden, allerdings klagen die meisten Patienten danach über eine faziale Taubheit bzw. über Kauschwierigkeiten und den Verlust des Kornealreflexes mit konsekutiver Keratitis (10%). Die Rezidivrate ist mit 25–50% in den ersten fünf Jahren relativ hoch.

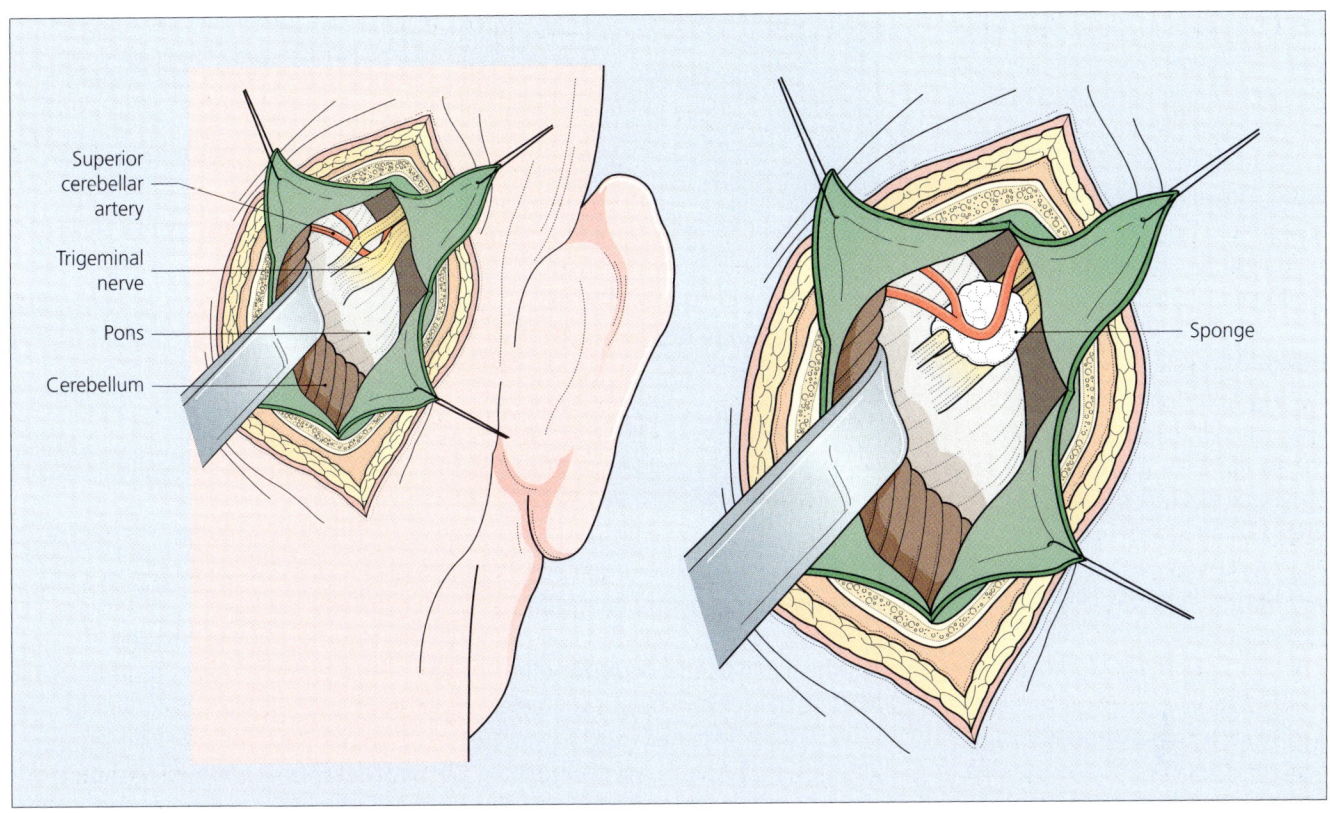

Abb. 4: Retromastoidale Kraniotomie mit mikrovaskulärer Dekompression des N. trigeminus. [19]

Bei der **mikrovaskulären Dekompression** nach **Janetta** (Peter Janetta, amerik. Neurochirurg aus Pittsburgh, PA) wird durch Einfügen alloplastischen Materials (z. B. Teflonvlies) der Kontakt zwischen Nerv und Gefäß gelöst (Abb. 4). Hier kommt es bei mehr als 95% der Patienten zu einer Besserung und bei 70% der Betroffenen zur längerfristigen Heilung.

Rückenschmerzen

Bei Rückenschmerzen abladiert man – meist thermisch – den Ast des Ramus dorsalis nervi spinalis, der die kleinen Fazettengelenke versorgt (Abb. 5).
Durch lokalanästhetische Ausschaltung des Asts sollte aber zuvor sichergestellt werden, dass dieses Fazettengelenk auch wirklich die Schmerzen verursacht.
Andere läsionelle Verfahren, z. B. die Zerstörung ganzer Rückenmarksstränge (Tractus spinothalamicus), wurden wieder verlassen, da die Schmerzen bei einem Großteil der Patienten nach einiger Zeit oft verstärkt wieder auftraten (Deafferenzierungsschmerzen).

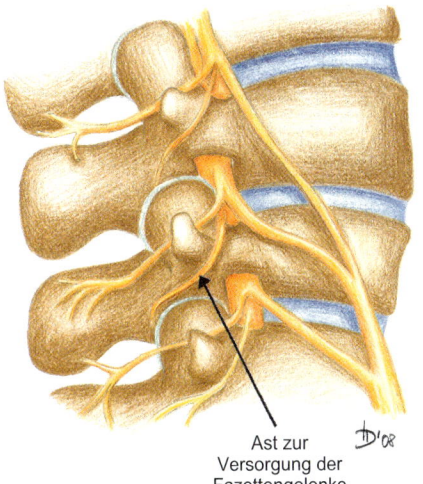

Ast zur Versorgung der Fazettengelenke

Abb. 5: Fazettengelenke, die von einem Ast des Ramus dorsalis nervi spinalis versorgt werden. [8]

Zusammenfassung

✖ Die funktionelle Neurochirurgie umfasst eine sehr breite Palette von operativen Möglichkeiten, Krankheiten zu erleichtern, ohne chirurgisch resezieren zu müssen. Man greift stattdessen modulierend in neurologische Regelkreise und Nervenfunktionen ein.

✖ Die Tiefe Hirnstimulation bei Morbus Parkinson und Tremor sowie die Operationen nach Janetta sind vielfach wirkungsvoll.

Epilepsiechirurgie

Die Epilepsiechirurgie ist zweifellos eines der interessantesten Gebiete der Neurochirurgie, die größte Präzision und interdisziplinäre Zusammenarbeit mit der Neurologie verlangt. Allerdings wird diese nur von großen spezialisierten Zentren betrieben, sodass sie kaum prüfungsrelevant und für die meisten Studenten kaum zugänglich ist.

Epidemiologie

Bis zu 5% aller Patienten mit Epilepsie könnten chirurgisch therapiert werden. Man schätzt die Inzidenz von Läsionen insgesamt (Tumoren, Gefäßmalformationen, Narbengewebe) auf etwa 20% aller Epilepsiepatienten. In Deutschland werden pro Jahr etwa 500 Patienten operiert.

Ätiologie

Krampfanfälle können einerseits gut fassbare strukturelle Ursachen (z. B. Kavernome, Meningeome oder niedriggradige Astrozytome) haben. Andererseits können auch kleinste Veränderungen (z. B. Narbenbildungen) in Regionen des Gehirns, die besonders epileptogen sind (z. B. der Hippocampus), der Ursprung von Krampfanfällen sein.

Diagnostik

Äußerst wichtig ist die genaue Fokussuche bzw. der Ausschluss anderer struktureller Ursachen der Anfälle (s. Ätiologie), falls dies nicht bereits erfolgt ist. Um den Fokus der Anfälle zu finden, nutzt man bildgebende und elektrophysiologische Verfahren – immer in Zusammenarbeit mit neurologischen und pädiatrischen Kollegen.
Lateralisation und lobäre Zuordnung gelingen primär durch ein **EEG**. Um die Anfälle per Video zu dokumentieren und dabei das korrelierende EEG zu beobachten, werden die Patienten stationär aufgenommen. Manchmal muss man die Anfälle durch Schlafdeprivation oder Stroboskopie provozieren.

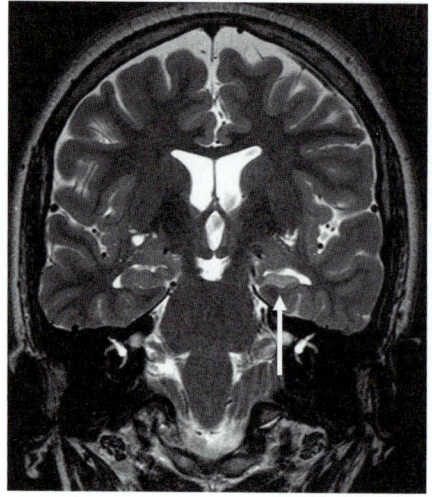

Abb. 1: Koronares T2-Bild: Hippocampussklerose links. [Mit freundlicher Genehmigung von Prof. Urban, Neuroradiologie, Uniklinik Bonn; 27]

> Die Semiologie (Art des Krampfes) muss zur vermuteten Lokalisation passen.

So sollte ein Fokus in der linken Zentralregion nahe dem Handareal zunächst auch motorische oder sensorische Symptome an der Hand zeigen.
Eine hochauflösende, **funktionelle MRT** sollte sich anschließen, um mögliche kleinere Läsionen (z. B. Hippocampussklerose; ▌Abb. 1) oder fokale kortikale Dysplasien zu erkennen und die Nähe zu eloquenten Arealen (Sprache) abzuklären.
Um den Fokus noch genauer einzugrenzen, kann man sich der **Elektrokortikografie** bedienen: Mittels Kraniotomie bringt man ein Elektrodengitter direkt auf das verdächtige Areal im Kortex auf und lässt den Patienten auf der Überwachungsstation unter Videokontrolle mehrere Male krampfen, um einen Bereich des Kortex als sichere Herkunft der Anfälle zu identifizieren (▌Abb. 2 und 3).
Man kann Areale identifizieren, die zu Beginn eines spontanen Anfalls besonders aktiv sind **(Schrittmacherzone)**; diese Zone liegt aber manchmal außerhalb einer Läsion (z. B. Tumor). Andererseits gibt es Areale, die epileptiforme Entladungen zwischen den Anfällen zeigen **(interiktale Aktivität)**.

Therapie

Nur die Formen der Epilepsie, die einen mehr oder minder fokalen Ursprung haben (partielle Anfälle und sekundär generalisierte Anfälle), können operativ therapiert werden. Dieser Fokus sollte entfernbar bzw. das Areal, das die Anfälle auslöst, muss zumindest palliativ dekonnektierbar sein.
Weitere Voraussetzung ist, dass die Anfälle medikamentös nicht beherrschbar sind und den Patienten erheblich belasten. Ein adäquater Versuch mit mindesten zwei Medikamenten in einer Paarung mit vertretbaren Nebenwirkungen sollte vor der Operation durchgeführt werden.
Liegt die betroffene Region in keinem wichtigen Gebiet (z. B. außerhalb der Sprach- und Bewegungsareale), so wird sie exstirpiert. Zusätzlich versucht man, die Schrittmacherzone und die Zone der maximalen interiktalen Aktivität zu

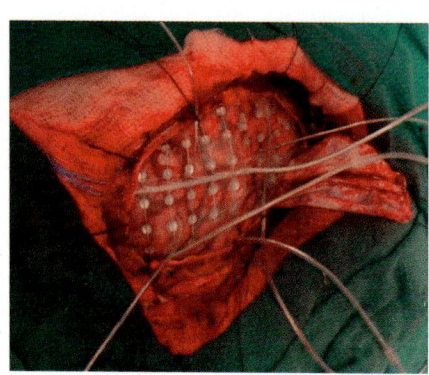

Abb. 2: Insertion eines Elektrodengitters auf der kortikalen Oberfläche. [9]

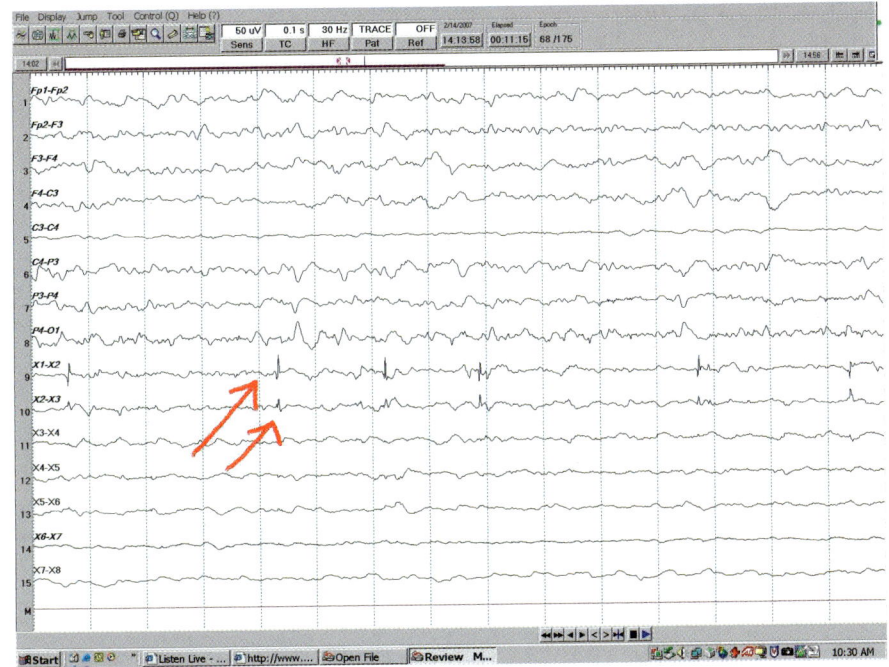

Abb. 3: Intraoperative EEG-Ableitung: iktogene Spikes in Ableitung X1 – X2. [9]

resezieren. Dies ist beispielsweise im Temporallappen der Fall, da hier oft eine Hippocampussklerose vorliegt. Die Temporallappenresektion ist die am häufigsten durchgeführte Operation.

Als Leitstruktur der Temporallappenresektion diente früher für den hinteren Resektionsrand die Vena Labbé, heute nutzt man die präoperative Diagnostik. Bei der reinen Hippocampussklerose führt man eine selektive Amygdalohippokampektomie durch. Über den Zugang durch die Sylvi'sche Fissur reseziert man selektiv den mesialen (medialen) Temporallappen (Hippocampusformation und Amygdalakernkomplex). Die Resektion des medialen Temporallappens birgt die Gefahr einer Schädigung der Gedächtnisfunktion (s. S. 12).

Vor bestimmten epilepsiechirurgischen Eingriffen sollte deshalb der **Wada-Test** (Juhn Atsushi Wada *1924, jap. Arzt) durchgeführt werden: Im Rahmen einer Angiografie injiziert man Natrium-Amobarbital in die A. carotis interna oder die A. cerebri media (in den 1950er- und 1960er-Jahren versuchte man aus unerfindlichen Gründen, dieses Vorgehen zur Wahrheitsfindung zu nutzen). Dies schaltet kurzfristig das zu versorgende Areal aus, und man kann sehen, ob z. B. das Gedächtnis beeinträchtigt ist. Ist die zu resezierende Seite wichtig für die Gedächtnisfunktion, würde man die funktionelle Seite nicht entfernen.

Palliative Eingriffe

Ist das betreffende Areal in wichtigen Territorien lokalisiert, so kann man auch palliative Eingriffe durchführen: Man schneidet den Kortex in kleinen Abschnitten ein, um eine horizontale Ausbreitung der Erregung zu verhindern, aber die wichtigen kortikofugalen Fasern (z. B. ins Rückenmark) zu schonen **(multiple subpiale Resektionen).** Eine weitere Alternative ist die **Vagusstimulation.** Man reizt mit einem eingebauten Schrittmacher – wie bei der tiefen Hirnstimulation – den N. vagus in seinem Verlauf an der A. carotis. Dadurch erregt man retrograd Zentren im Hirnstamm (Formatio reticularis!), die wiederum unter einer bestimmten Stimulationssequenz das EEG synchronisieren können.

Die dritte hier zu erwähnende palliative Operation ist die **Kallosotomie.** Hierbei werden die vorderen zwei Drittel des Balkens durchtrennt. Die einzige Indikation für diesen Eingriff stellen tonische Sturzanfälle dar, bei denen es zu einer raschen bihemisphärischen Propagation der epileptischen Aktivität kommt.

Prognose

Die Ergebnisse der Epilepsiechirurgie sind im Allgemeinen sehr gut. 50% der Patienten sind nach der Operation anfallsfrei; bei 90% der Patienten verringert sich die Zahl der Anfälle, allerdings unter der Voraussetzung, dass sie ihre Medikamente weiter einnehmen. Die Temporallappenresektion hat besonders gute Erfolgsraten: Bis zu 70% der Patienten sind postoperativ anfallsfrei.

Zu postoperativen neurologischen Komplikationen (Paresen, Anopsie, Sprachstörungen) kommt es in etwa 3% der Fälle.

Zusammenfassung

✖ Die Epilepsiechirurgie wird in Deutschland nur von wenigen Zentren durchgeführt und ist den meisten Studenten kaum zugänglich.

✖ Operative Eingriffe sind nur bei wenigen Patienten indiziert, bei denen eine medikamentöse Therapie nicht zum Erfolg bzw. zu inakzeptablen Nebenwirkungen führte. Meist wird das Areal im Gehirn reseziert, das die Anfälle auslöst. Dies ist häufig der mediale Temporallappen (Hippocampussklerose).

✖ Kann das Areal nicht entfernt werden, weil der Patient schwere Schäden erleiden würde, kann man palliativ eingreifen und versuchen, das Areal vom Rest des Gehirns zu dekonnektieren.

✖ Insgesamt sind die Erfolgsraten der Epilepsiechirurgie sehr gut.

Periphere Neurochirurgie

Die Chirurgie peripherer Nerven umfasst im Wesentlichen die Behandlung von peripheren Tumoren (Schwannome, Neurofibrome) und Engpasssyndromen (Karpaltunnel-, Kubitaltunnelsyndrom).

Typische Krankheitsbilder der peripheren Neurochirurgie

Tumoren peripherer Nervenscheiden

Periphere Tumoren sind hauptsächlich **Schwannome** und **Neurofibrome** (▮ Abb. 1). Beide Tumoren gehen von den Schwann-Zellen aus. Ganz selten entarten diese Tumoren maligne (vor allem im Plexus brachialis). Sie unterscheiden sich in ihrem Wachstum: Schwannome wachsen gleichmäßig zwiebelförmig; Neurofibrome wachsen ungleichmäßig, was die chirurgische Resektion schwer, aber nicht unmöglich macht.

Zentraler Punkt in der Pathogenese bei beiden Tumoren ist der Verlust des NF1-Gens (eines Tumorsuppressorgens). Sind nicht nur die Tumorzellen, sondern alle Zellen betroffen, kommt es zum Syndrom der Neurofibromatose Typ 1 (klinisch gekennzeichnet durch Café-au-lait-Flecken und multiple Neurofibrome). Symptomatisch werden die Tumoren durch Schmerzen und Ausfallssyndrome im Versorgungsgebiet des jeweiligen

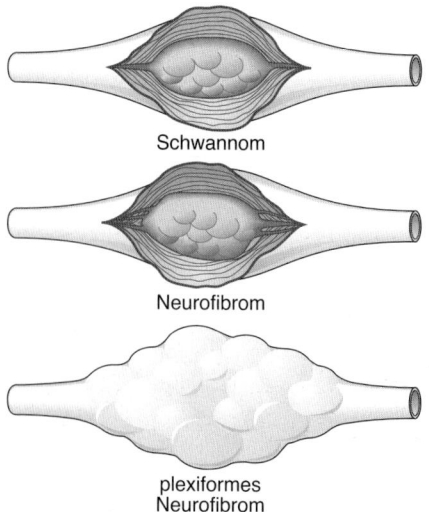

Schwannom

Neurofibrom

plexiformes
Neurofibrom

▮ Abb. 1: Benigne Nervenscheidentumoren. Schwannom und Neurofibrom sind nach Eröffnung von Epineurium sowie zwiebelschalenartiger Tumorkapsel umgeben. Das Schwannom geht von einem Faszikel aus, das Neurofibrom von mehreren Faszikeln. [20]

Nervs. Oft kann man durch Beklopfen Schmerzen im Innervationsgebiet auslösen **(Hoffmann-Tinel-Zeichen)**. Typischerweise findet sich bei der klinischen Untersuchung eine Beweglichkeit des Tumors senkrecht zum Verlauf des peripheren Nervs. Das heißt, wenn der Tumor z. B. vom N. medianus ausgeht, lässt er sich am Unterarm nach medial und lateral verschieben, nicht aber nach proximal und distal.

Diagnostiziert werden die Tumoren meist im MRT. Die Behandlung der Wahl ist die Resektion, wobei versucht wird, mikrochirurgisch unter Schonung der Fasern den Tumor zu entfernen. Man nutzt das intraoperative Monitoring mittels Stimulation einzelner Nervenfasern, um die Funktion möglichst zu erhalten.

Karpaltunnelsyndrom (CTS)

Das Karpaltunnelsyndrom wird von mehreren Disziplinen behandelt und ist charakterisiert durch eine Einengung des N. medianus am Handgelenk. Als **Ursachen** kommen grundsätzlich zwei Mechanismen in Frage: **Irritation** des Nervs durch Druck von außen (nach Frakturen durch Fehlstellung, Tendinitis bei Rheumatikern, Tumoren, Ganglien) oder Erkrankungen, durch die der Nerv **druckempfindlich** wird (Diabetes mellitus, Amyloidose, Hyperthyreoidismus, Gravidität).

Die Patienten klagen über **nächtliche Schmerzen** und **Parästhesien der Finger D1 – D3.** Sie werden nachts durch die Schmerzen wach; diese bessern sich durch Ausschütteln der Hand. Nicht selten berichten die Patienten auch über Parästhesien aller fünf Finger (Schwierigkeit, die Parästhesien zu lokalisieren!).

Die Sensibilitätsausfälle beschränken sich nur auf den distalen Abschnitt der ersten drei Finger, da der Ramus palmaris des N. medianus, der den proximalen Anteil versorgt, bereits vor dem Karpaltunnel abgeht.

Außerdem lassen sich ein **Hoffmann-Tinel-Zeichen** (Klopfschmerz und Sensibilitätsstörungen beim Beklopfen des N. medianus am Handgelenk), das **Flaschenzeichen** (Ausfall des M. abductor

pollicis brevis; deshalb kann man keine Flasche mehr greifen) und das **Phalenzeichen** (zunehmende Schmerzen und Gefühlsstörungen der Hand bei maximaler Extension) feststellen. Durch Ausfall des M. opponens pollicis ist manchmal auch die Kleinfingeropposition erschwert. Bei fortgeschrittenem Verlauf führt dies zu einer **Thenaratrophie.** Durch Messung der Nervenleitgeschwindigkeit (NLG) und durch ein Elektromyogramm (EMG) sollte immer die Nervenschädigung objektiviert werden. Man kann sowohl konservativ (Antiphlogistika) als auch operativ (Spaltung des Retinaculum flexorum) behandeln, wobei die Operation langfristig die bessere Alternative ist.

Sulcus-ulnaris-Syndrom/ Kubitaltunnelsyndrom

Das zweithäufigste Nervenkompressionssyndrom ist das Sulcus-ulnaris-Syndrom (neue Nomenklatur: Kubitaltunnelsyndrom). Die Enge liegt am Ellbogengelenk (▮ Abb. 2), im Sulcus ulnaris auf der Höhe des Epicondylus medialis humeri, und wird meist von Bindegewebe erzeugt. Die genauen Ursachen kann man oft nicht eruieren; möglich sind Frakturen, entzündliche Prozesse, Polyneuropathien, Arthrose, wiederholte Traumata oder Tumoren. Auch eine Einengung durch die beiden Bäuche des M. flexor carpi ulnaris, zwischen denen der Nerv im weiteren Verlauf eintritt, ist möglich. Die Patienten klagen über plötzliche Schmerzen (oft nach Traumata), **Pelzigkeit des 4.** und **5. Fingers, Faustschlussschwäche** und eine **Schwäche im Spitzgriff.** Objektivierbar sind das **Hoffmann-Tinel-Zeichen** im Sulcusbereich und das **Froment-Zeichen** (90°-Flexion des Daumenendglieds durch den langen Daumenflexor beim Festhalten eines Papiers: Ausfall des M. adductor pollicis). Der Ausfall der Mm. interossei macht sich durch das Auftreten einer **Krallenhand** bemerkbar. Bei protrahiertem Verlauf treten auch Atrophien der Mm. interossei – erkennbar an eingesunkenen Interdigitalräumen –, besonders im Raum zwischen Daumen und Zeigefinger, auf **(Web-Space-One-Atrophy).** Ebenso

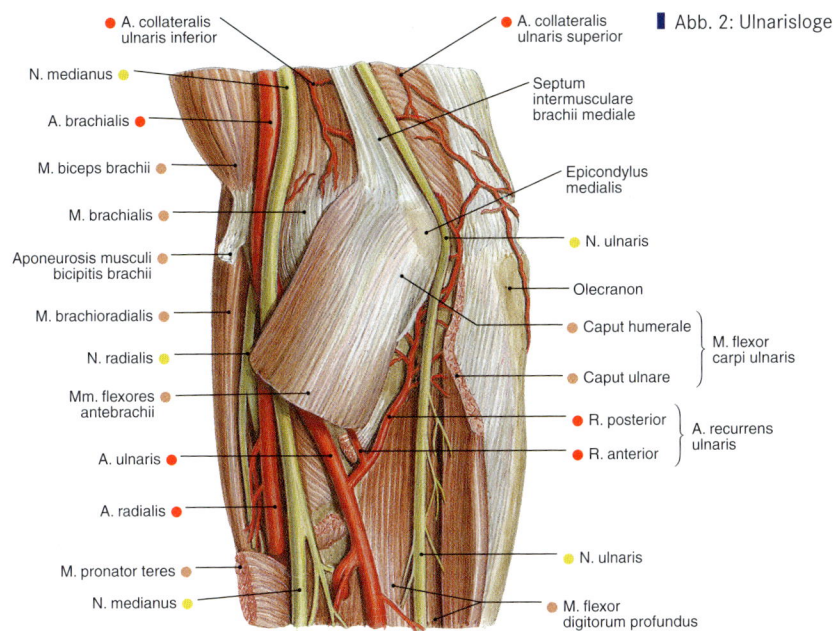

A. collateralis ulnaris inferior
N. medianus
A. brachialis
M. biceps brachii
M. brachialis
Aponeurosis musculi bicipitis brachii
M. brachioradialis
N. radialis
Mm. flexores antebrachii
A. ulnaris
A. radialis
M. pronator teres
N. medianus

A. collateralis ulnaris superior
Septum intermusculare brachii mediale
Epicondylus medialis
N. ulnaris
Olecranon
Caput humerale
Caput ulnare } M. flexor carpi ulnaris
R. posterior
R. anterior } A. recurrens ulnaris
N. ulnaris
M. flexor digitorum profundus

■ Abb. 2: Ulnarisloge. [22]

Peronäuslähmung

Der N. peronaeus communis liegt auf Höhe des Fibulaköpfchens sehr exponiert und ist deshalb anfällig für Druckschäden (z. B. durch Stiefel, Economy-Sitze im Flugzeug). Durch Ausfall des N. peronaeus profundus kommt es zu einer klassischen **Fuß-** und **Zehenheberlähmung,** durch Ausfall des N. peronaeus superficialis zu einer **Hypästhesie am Fußrücken.** Anders als beim Ausfall der Wurzel L5 ist die Funktion des M. tibialis posterior und des M. glutaeus medius (Trendelenburg-Zeichen) erhalten. Im Zweifelsfall muss die Nervenleitgeschwindigkeit des Nervs bestimmt werden.

kommt es zu einer **Atrophie** der **Muskeln des Hypothenars.**
Auch hier ist die Elektrophysiologie von diagnostischer Notwendigkeit, um eine verlängerte Nervenleitgeschwindigkeit zu messen.

Meralgia paraesthetica (Jeanskrankheit)

Bei der Meralgia paraesthetica handelt es sich um das Kompressionssyndrom des N. cutaneus femoralis lateralis (■ Abb. 3). Es ist für den Neurochirurgen vor allem als Differenzialdiagnose zum Bandscheibenvorfall von Bedeutung. Der N. cutaneus femoralis lateralis wird bei seinem Durchtritt durch das Leistenband an der Spina iliaca anterior superior eingeengt. Entsprechend dem Ausbreitungsgebiet des Nervs sind ein Taubheitsgefühl und Parästhesien am lateralen Oberschenkel die Folge. Diese kann man durch Bewegungen, die Zug am Leistenband auslösen, provozieren (z. B. „strammstehen"). Die klinische Diagnose kann darüber hinaus durch lokale Anästhesie im Bereich der Spina iliaca anterior superior gesichert werden. Primär therapiert man konservativ; oft bessert sich die Symptomatik spontan, manchmal erst nach Kortisoninfiltration.

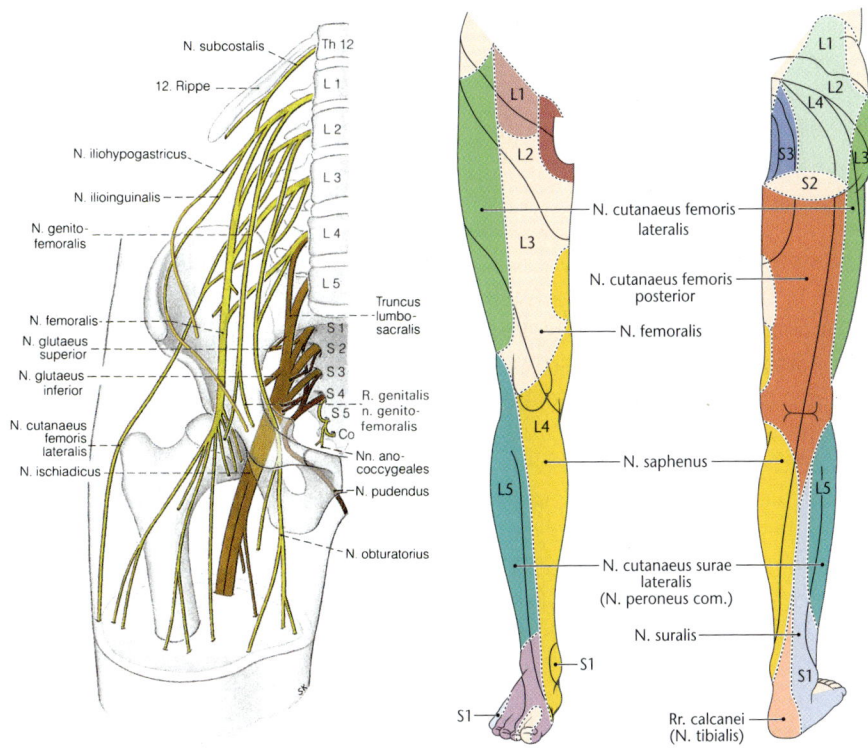

N. subcostalis — Th 12
12. Rippe — L 1
L 2
N. iliohypogastricus — L 3
N. ilioinguinalis — L 4
N. genito-femoralis — L 5
N. femoralis — Truncus lumbo-sacralis
N. glutaeus superior — S 1
N. glutaeus inferior — S 2 / S 3
N. cutaneus femoris lateralis — S 4 — R. genitalis n. genito-femoralis
N. ischiadicus — S 5 / Co — Nn. ano-coccygeales
N. pudendus
N. obturatorius

L1 / L2 / L3 / L4 / L5 / S1 / S2 / S3
N. cutaneus femoris lateralis
N. cutaneus femoris posterior
N. femoralis
N. saphenus
N. cutaneus surae lateralis (N. peroneus com.)
N. suralis
Rr. calcanei (N. tibialis)

■ Abb. 3: Innervationsgebiet des N. cutaneus femoralis lateralis. [Links: 2; rechts: nach 13]

Zusammenfassung

✖ Die wichtigsten peripheren Tumoren sind Schwannome und Neurofibrome, die sich durch Ausfallsyndrome und/oder Schmerzen im jeweiligen Innervationsgebiet bemerkbar machen.

✖ Karpaltunnelsyndrom und Sulcus-ulnaris-Syndrom (Kubitaltunnelsyndrom) sind die wichtigsten Engpasssyndrome der Neurochirurgie.

✖ Die Meralgia paraesthetica und die Peronäuslähmung sollte man als Differenzialdiagnose zum Bandscheibenvorfall kennen.

Infektionen in der Neurochirurgie

Infektionen in der Neurochirurgie sind im Wesentlichen zerebrale und spinale Abszesse.

Zerebrale Abszesse

Epidemiologie
Zerebrale Abszesse gehören zu den häufigsten spezifisch neurochirurgischen Infektionen. Männer leiden etwa doppelt so häufig darunter wie Frauen.

Ätiologie

> Quelle der zerebralen Abszesse ist bei Erwachsenen meist die Lunge (Bronchiektasen oder Lungenabszesse).

Außerdem entstehen sie postoperativ, posttraumatisch beim offenen SHT – besonders bei Fremdkörperbeteiligung (Kugel!) sowie bei Drogenabhängigen durch häufige, unsaubere Punktion. Heute sind Abszesse, die per continuitatem aus den Sinus paranasales und den Sinus mastoidales entstehen, selten geworden. Dagegen nehmen Abszesse bei immunsupprimierten Patienten zu durch immer mehr erfolgreiche Organtransplantationen und durch die wachsende Anzahl der AIDS-Kranken. Kinder mit angeborenen Herzfehlern sind empfindlicher für Abszedierungen im Gehirn, da sie zum einem oft im Herzen oder in der Lunge shunten (Kurzschluss zwischen großem und kleinem Kreislauf!). Zum anderen begünstigt die damit vergesellschaftete Hypoxie die Bildung von Abszessen. Die zugrundeliegenden Pathogene sind meist **grampositive Bakterien:** an erster Stelle Streptokokken, gefolgt von Staphylokokken.

Klinik
Die Patienten kommen meist mit unspezifischen Symptomen in die Klinik, die auf den erhöhten Hirndruck durch das Ödem um den Abszess zurückzuführen sind: Kopfschmerzen, Übelkeit/Erbrechen, Vigilanzminderung. Ein Drittel der Patienten entwickeln schwere Folgen der Krankheit wie Krampfanfälle oder eine Hemiparese.

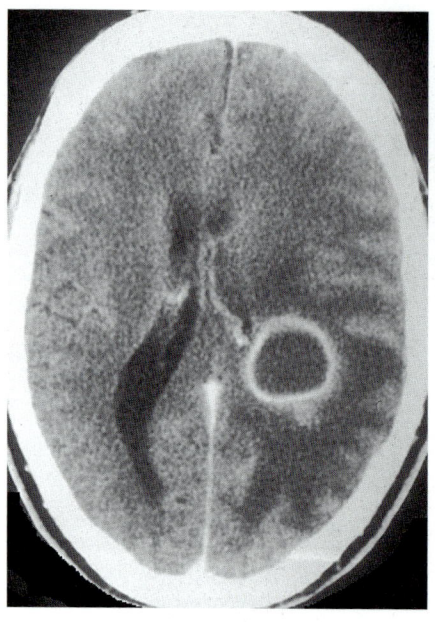

Abb. 1: CT eines intrazerebralen Abszesses mit ringförmiger Kontrastmittelanreicherung. [14]

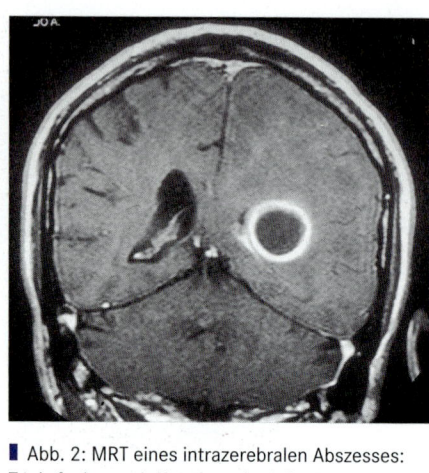

Abb. 2: MRT eines intrazerebralen Abszesses: T1-Aufnahme mit Kontrastmittel. [14]

Diagnostik
Diagnostisch hilft die CT mit Kontrastmittel, wobei sich hier häufig der Befund einer zystischen Raumforderung mit ringförmiger Kontrastmittelanreicherung ergibt (Abb. 1). Der Nachweis von Gas im Herd ist pathognomonisch, gelingt allerdings selten.
Die MRT (Abb. 2) ist der CT überlegen; es zeigt sich auch hier klassisch die „ring enhancing lesion". Mit Diffusions- und ADC-Sequenzen lässt sich das Vorliegen eines Abszesses sogar beweisen. Bei den Diffusionssequenzen leuchtet der Abszess hell auf, da sich im Abszesszentrum eine sehr protein- und zellreiche Flüssigkeit befindet.

Therapie
Der zerebrale Abszess wird stereotaktisch punktiert und entleert. Eine mindestens dreimonatige Breitbandantibiotikatherapie (Cephalosporin der 3. Generation + Metronidazol [gramnegative Erreger] + Vancomycin) schließt sich an. Ausschließlich Antibiotikatherapie zur Abszessbehandlung ist gerechtfertigt, wenn multiple, tief gelegene und/oder kleine Abszesse (< 3 cm Durchmesser) vorliegen.

Prognose
Zerebrale Abszesse stellen eine schwerwiegende Erkrankung dar. Mit einer Mortalität von 10% und einer Morbidität von 60% (Hemiparesen, Krampfleiden in der Folge) ist die Prognose stets als ernst einzuschätzen.

Spinale Abszesse

Der Abszess im Spinalkanal ist meist epidural gelegen (spinales epidurales Empyem). Liegt er dorsal, ist er fast nie, liegt er ventral, ist er fast immer mit einer Osteomyelitis vergesellschaftet. Betroffen sind insbesondere Diabetiker sowie Patienten mit Niereninsuffizienz oder anderen chronischen Erkrankungen. HIV-Patienten und Drogenabhängige stellen eine Risikogruppe dar.

Epidemiologie
Die spinalen Abszesse sind mit ca. einem Fall pro 20 000 Patienten pro Jahr, die ins Krankenhaus eingewiesen werden, relativ selten. Meist sind Menschen im Frührentenalter (Durchschnittsalter 57 Jahre) betroffen. Die Hälfte aller Abszesse liegt im thorakalen Teil des Wirbelkanals, posterior zum Duralschlauch.

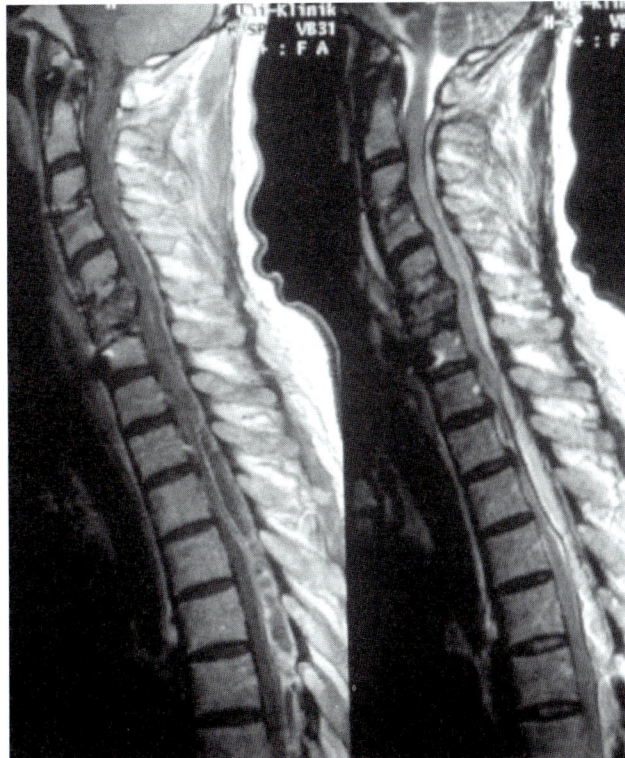

■ Abb. 3: Spinaler Abszess in HWS und BWS: dorsal des Rückenmarks septierte, langstreckige, ringförmig kontrastmittelaufnehmende Struktur. Vermutlich begleitende Osteomyelitis in HWK 6. [Mit freundlicher Unterstützung durch Dr. A. Bink, Neuroradiologie, Prof. Zanella, Frankfurt; 5]

Ätiologie

Die Ursachen sind vielfältig. In mehr als der Hälfte der Fälle kann eine hämatogene Streuung angenommen werden, wobei der Primärfokus meist auf der Haut (Furunkel), im Respirationstrakt (einschließlich Mund-Rachen-Raum), Urogenitaltrakt oder Endokard zu finden ist. Abszesse, die per continuitatem aus retroperitonealen Infektionen entstehen oder nach Operationen auftreten, sind selten. Oft wird keine primäre Ursache gefunden.

Die Pathogene sind meist **grampositive Kokken:** an erster Stelle Staphylococcus aureus, gefolgt von Streptokokken.

Klinik

Die Patienten leiden unter sehr starken **Rückenschmerzen, Fieber** und lokaler **Druckdolenz.** Später strahlen die Rückenschmerzen im Verlauf eines Dermatoms aus (durch Affektion der betreffenden Wurzel), evtl. schließt sich eine irreversible Lähmung an. Diese wird einerseits durch den Druck auf das Myelon und andererseits durch perifokale Mikrothrombosen verursacht.

Diagnostik

Diagnostiziert wird der Abszess im MRT (■ Abb. 3).

Es ist überaus notwendig, spinale Abszesse so schnell wie möglich zu erkennen, um irreversible neurologische Defizite zu verhindern.

Bei Fieber und (neu aufgetretenen oder vermehrten) Rückenschmerzen ist ein spinaler Abszess auszuschließen.

Therapie

Abszesse saniert man operativ durch eine Laminektomie mit Ausräumung von Eiter und Granulationsgewebe. Darauf folgt eine dreimonatige Antibiotikatherapie.

Prognose

Spinale Abszesse haben eine hohe Mortalität (ca. 10 %): meist allerdings eher wegen des **Primärfokus** der Infektion, einer **Lungenembolie** durch die lange Liegezeit aufgrund der Paraparese (Lähmung der Beine), die oft nicht mehr rückgängig ist – oder durch eine schwere **Grunderkrankung.**

Zusammenfassung

✖ Infektionen in der Neurochirurgie sind hauptsächlich zerebrale und spinale Abszesse.

✖ Die Infektionen werden meist zuerst operativ saniert, anschließend langfristig antibiotisch behandelt.

Neurochirurgischer Alltag

Manchmal kann man als engagierter Student im Praktischen Jahr die eine oder andere Tätigkeit unter Supervision übernehmen. Das folgende Kapitel soll zwei Tätigkeiten, die häufig durchgeführt werden und die man innerhalb einer gewissen Zeit zumindest ansatzweise erlernen kann, vorstellen, um die Hintergründe besser verstehen und den Ablauf nochmals nachvollziehen zu können.

Transkranielle Dopplersonografie (TCD)

Die transkranielle Dopplersonografie misst die Blutflussgeschwindigkeit in den zerebralen Arterien. Hintergrund ist die Erhöhung der Geschwindigkeit bei Lumenverkleinerung infolge eines Vasospasmus, den man mit dieser Methode entdecken möchte.
Patienten mit einer SAB haben ein erhöhtes Risiko, einen Vasospasmus zu erleiden, vom 4. Tag bis etwa zum 14. Tag nach der Blutung. Um einen Ausgangswert zu bekommen, fängt man am besten bei Aufnahme des Patienten an zu messen. Es gilt, die großen basalen Gefäße des Circulus arteriosus Willisii zu erfassen, die ICA (intra- und extrakraniell), die MCA, die ACA und – wenn auch aus Zeitgründen selten durchgeführt – die Vertebral- bzw. Basilarisarterien. Die MCA stellt das wichtigste Gefäß dar, weil hier die Messung einigermaßen sensitiv auf Gefäßspasmen ist.
Bevor man misst, sollte man sich zuerst die Gefäßanatomie und die Flussrichtung der Gefäße in Bezug auf den Schädel klarmachen (▌Abb. 1).
Dann geht man vor wie bei einer Punktion. Man hat einen etwa 10 mm³ großen virtuellen Würfel, mit dem man durch das Gehirn scannt und überprüft, ob sich ein Dopplersignal empfangen lässt. Das Volumen des Würfels kann man auch als sog. Sample volume am Gerät einstellen.
Nun hält man die Dopplersonde ventral des äußeren Ohrs und kranial des Os zygomaticum, da hier der Schädelknochen relativ dünn ist, an den Kopf des Patienten. In etwa 50 mm Scantiefe bekommt man bei einem bestimmten

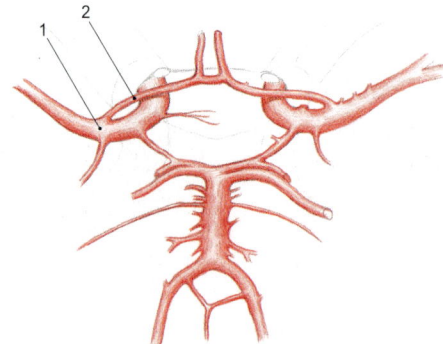

▌ Abb. 1: Schematischer Überblick wichtiger basaler Zerebralgefäße. 1: A. cerebri media, 2: A communicans anterior. [8]

Winkel ein Signal, das positiv ist (auf dem Monitor nach oben ausschlägt) und meist dem Signal der MCA entspricht. Dabei muss man den Schallkopf so halten, dass der Fluss gerade auf diesen zuläuft. Das erfordert oft eine relativ schräge Position des Schallkopfs; um einen entsprechenden Winkel zu erreichen, sollte man genügend Gel verwenden.
Zunächst kann man meist nichts entdecken. In diesem Fall sollte man versuchen, den Schallkopf etwas fester auf den Schädel aufzusetzen und die Position zunächst zu halten, weil man anfangs oft durch das Schauen auf den Monitor abgelenkt wird und den Schallkopf verrutscht. Sollte die erneute Suche wieder fehlschlagen, kann man das Sample volume (also den Quader, aus dem das Gerät das Signal empfängt) vergrößern oder den Gain und damit die Empfindlichkeit des Geräts erhöhen. Sollte man immer noch nichts gefunden haben, kann man 1 – 2 cm weiter frontal mit dem Schallkopf etwas mehr Druck auf den Schädel ausüben; allerdings muss man sich immer vergegenwärtigen, wo im Gehirn die großen Gefäße in welcher Richtung verlaufen.

Hat man ein Gefäß gefunden, muss man sich klarmachen, dass der Fluss durch die laminäre Strömung in der Mitte des Gefäßes am größten und damit repräsentativ ist. Man sollte versuchen, durch Änderung des Scanwinkels die größtmögliche Geschwindigkeit und damit die Mitte des Flusses zu erhalten. Des Weiteren kann man das Gefäß in die Peripherie oder nach zentral verfolgen, indem man die Messtiefe ändert. Über diese Flusskurve legt man eine Hüllkurve (engl. envelope) und beobachtet, ob der Computer den Fluss, dessen Geschwindigkeit er aufzeichnet, korrekt als solchen erkennt oder ob er weitere Störsignale misst. Beispiele einer normalen Flusskurve und einer Flusskurve mit erhöhten Flüssen zeigt ▌ Abbildung 2.
Die ICA und ACA findet man ab einer Tiefe von 60 mm. Man erkennt die ACA daran, dass ihr Fluss vom Schallkopf weg – und damit die Kurve nach unten – verläuft; bei der ICA ist dagegen der systolische Fluss relativ flach (vermehrte Elastizität).
Die extrakranielle A. carotis interna schallt man, indem man den Schallkopf leicht in den medialen Kieferwinkel drückt und nach ventral auf das Foramen magnum zielt. Dafür sollte man sich nochmals die Eintrittsstelle dieser Arterie im Anatomieatlas verdeutlichen.

▶ Die transkranielle Dopplersonografie ist eine gute Übung, um die Anatomie der zerebralen Arterien zu verinnerlichen, weil man sich deren Verlauf in Bezug auf den Schädel nochmals klarmachen muss.
▶ Die wichtigsten Messwerte sind der Mittelwert der Flussgeschwindigkeit (engl. mean velocity) sowie die Tiefe, in der man das Gefäß am besten schallen kann (▌Tab. 1).

Gefäß	Messtiefe (mm)	Mittlere Flussgeschwindigkeit v (cm/s)
MCA	30 – 60	55 ± 12
ACA	60 – 80	50 ± 12
ICA (Bifurkation)	55 – 65	37 ± 12
ICA (extrakraniell von submandibulär gemessen)	50 – 70	37 ± 12 (wichtig: $v_{ICA}/v_{MCA} \leq 3$)

▌ Tab. 1: Normwerte für mittlere Flussgeschwindigkeit und Messtiefe. [Nach 42]

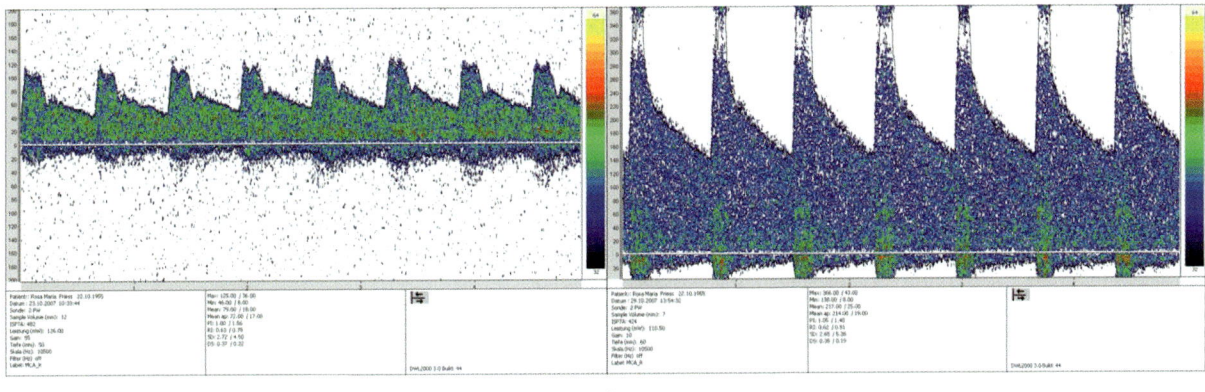

■ Abb. 2: a) Normale Flusskurve der MCA; b) erhöhte Flüsse. [9]

a   b

Lumbalpunktion

> ▶ Unbedingt sollte vor jeder Lumbalpunktion eine aktuelle Schnittbildgebung des Schädels durchgesehen werden: Cave! Einklemmung bei erhöhtem intrakranialem Druck (erkennbar an verstrichenen basalen Zisternen und aufgehobener Gyrierung).
> ▶ Des Weiteren sollte die Gerinnung des Patienten überprüft werden: Cave! Bildung eines epiduralen Hämatoms bei unzureichender Blutgerinnung.

Beim Lagern des Patienten und für das sterile Anreichen der Instrumente braucht man Hilfe.
Für die Durchführung der Punktion benötigt man ein Lokalanästhetikum, die Punktionsnadel, Kompressen, Kanülen, Spritzen, eine Steigrohr für die Druckmessung, etwa fünf Röhrchen für den Liquor, sterile Handschuhe, Mundschutz, Haube, Kittel und ein Tuch, um steril abzudecken. Das Tuch muss nicht unbedingt ein Lochtuch sein, denn mit diesem verdeckt man sich manchmal die Sicht auf die Mittellinie des Rückens.
Man bittet den Patienten, im Sitzen einen „Katzenbuckel" zu machen, da sich durch den möglichst runden Rücken die Zwischenräume der Wirbelbogen öffnen. Zuerst sollte man versuchen, den Zwischenraum L4/L5 zu punktieren. Der Processus spinosus von L4 liegt auf der Verbindungslinie der beiden Beckenkammschaufeln. Den Zwischenwirbelraum markiert man sich durch kurzen kräftigen Druck auf die Haut, z. B. mit dem Fingernagel oder besser – sofern zur Hand – mit einem

stumpfen, sauberen Gegenstand. Man säubert zuerst die Punktionsstelle, dann desinfiziert man großflächig. Während dies ein Helfer übernimmt, kann man sich die Hände waschen, desinfizieren und sterile Handschuhe anziehen. Daraufhin legt man das (Loch-)Tuch so über die Stelle, dass man später – falls nötig – evtl. noch den Zwischenwirbelraum darüber punktieren könnte.
Nun sollte man großzügig Lokalanästhetika applizieren (immer nach vorheriger Aspiration, um eine intravasale Gabe zu vermeiden) und bedenken, dass vor allem das Periost der Wirbelkörper schmerzempfindlich ist, d. h., man sollte etwas tiefer anästhesieren. (Manche Ärzte geben keine Lokalanästhesie und punktieren mit einer sehr dünnen Nadel. Bei schwierigen Punktionen kann dies aber sehr schmerzhaft sein.) Anschließend führt man die spezielle Punktionskanüle so, dass die Öffnung der Kanülenspitze immer nach lateral zeigt (beim liegenden Patienten nach oben, beim sitzenden Patienten zur Seite); so gelangt man am besten zwischen die Fiederung der Cauda equina und zerschneidet diese nicht. Einen Anhalt

für die Punktionsrichtung bietet der Bauchnabel. Ziel ist es, zwischen den Wirbelbogen durch das Lig. flavum den Duralschlauch zu punktieren. Zuerst trifft man oft Knochen. In diesem Fall muss man die Nadel nochmals kurz unter die Hautoberfläche zurückziehen und in geänderter Richtung vorschieben. Beim Überwinden des Lig. flavum bemerkt man unmittelbar vor dem Duralschlauch einen kleinen Widerstand. Man schiebt die Kanüle langsam weiter vor und zieht den Draht der Kanüle immer kurz zurück, um zu sehen, ob bereits Liquor fließt.
Wenn Liquor kommt, sollte man darauf achten, dass nicht zu viel Liquor fließt (Cave! Unterdrucksyndrom oder Herniation). Man nimmt nun das Steigrohr, um zu sehen, wie hoch der Liquor steigt (normal sind bis zu 20 cm Wassersäule im Liegen, im Sitzen muss man noch die Wassersäule bis Ohrhöhe abziehen). Nach der Liquorgewinnung für die jeweilige Fragestellung wird die Kanüle entfernt; ein steriles Pflaster schützt die Punktionsstelle. Außerdem sollte man diese noch kurz komprimieren, um Hämatome zu vermeiden.

Zusammenfassung

✖ Die transkranielle Dopplersonografie versucht, die Geschwindigkeit des Blutflusses durch die Hirnarterien zu messen. Es lohnt sich für Studenten, diese Technik zumindest ansatzweise zu erlernen, da man sich die Gefäßanatomie am Patienten nochmals klarmachen kann.

✖ Die Lumbalpunktion gehört zum „Basiswerkzeug" eines neurologisch, pädiatrisch bzw. internistisch tätigen Arztes.

Evidenzbasierte Medizin (EBM) in der Neurochirurgie

In der Neurochirurgie gibt es für viele Krankheitsbilder oft zu wenig Patienten, um große und damit aussagefähige Studien durchzuführen. Einige große Studien sind allerdings für die Neurochirurgie sehr wichtig; deshalb sollte man ihre Eigennamen (Abkürzungen) und die wesentlichen Inhalte kennen.

NASCIS II

In der NASCIS-II-Studie (National Acute Spinal Cord Injury Study, 1990; ▌ Anhang) wurden ca. 500 Patienten randomisiert. Es wurde verglichen, ob die Behandlung mit hochdosiertem Methylprednisolon in den ersten 48 Stunden nach einer Rückenmarksschädigung den Patienten helfen kann. Von dieser Therapie profitierten nur etwa 50 Teilnehmer – die Subgruppe, die das Medikament innerhalb von acht Stunden erhielt: Sie hatten weniger sensible und motorische Defizite als die Patienten der anderen Subgruppen. Allerdings war der positive Effekt minimal.

Die Studie wurde z. T. stark kritisiert, da die Patienten in Subgruppen aufgeteilt wurden, nachdem die Studie abgeschlossen war. Die Hauptkritik trifft den äußerst geringen positiven Effekt: Der einzelne Patient erfuhr funktionell keine Verbesserung, erreichte beispielsweise nicht die Gehfähigkeit.

Für das Vorhandensein eines Therapieeffekts – wenn auch klein – spricht allerdings, dass er bereits bei einer kleinen Gruppe (etwa bei einem Zehntel der Patienten) auftrat und nicht große Zahlen an Patienten brauchte, um statistisch signifikant zu werden.

Das NASCIS-Schema setzte sich – auch wegen der gefährlichen Nebenwirkungen hochdosierter Steroide – nicht in allen Kliniken durch, wird aber insgesamt noch oft verwendet.

STICH

Bei der STICH-Studie (Surgical Treatment of Intracerebral Haemorrhage, 2005) verglich man, ob die frühe chirurgische Evakuation einer intrazerebralen Blutung das Outcome der Patienten verbessert oder ob die frühe chirurgische Behandlung eher schadet. Die Begründung für die chirurgische Behandlung war in erster Linie die Reduktion der Raumforderung und damit eine bessere Durchblutung in dem Gewebe um die Blutung, das damit gerettet werden könnte. Die konservative Behandlung wurde durch die Annahme gestützt, dass das meiste Hirngewebe bereits bei der initialen Blutung untergeht und dass der chirurgische Eingriff das sehr fragile Gewebe noch weiter zerstören oder möglicherweise eine neue Blutung verursachen könnte.

Randomisiert wurden etwa 1000 Patienten, eine relativ hohe Zahl. Im Ergebnis nach sechs Monaten schnitten beide Gruppen im Großen und Ganzen gleich schlecht ab. Eine Untergruppenanalyse zeigte einen fraglichen Vorteil für eine chirurgische Evakuation bei einer Lokalisation in direkter subkortikaler Lage.

ISAT

Die ISAT-Studie (International Subarachnoid Aneurysm Trial, 2002) verglich die neurochirurgische und die endovaskuläre Behandlung rupturierter intrakranieller Aneurysmata, da bis zu diesem Zeitpunkt noch nicht klar war, welches Verfahren überlegen war. Auch bei einem weniger invasiven – und damit vermeintlich risikoärmeren – Verfahren kann es zu schwerwiegenden Komplikationen wie zerebralen Infarkten kommen. Man rekrutierte hierfür etwa 2000 Patienten. Die Studie wurde gestoppt, nachdem man nach der Untersuchung von etwa 1600 Patienten eine Zwischenanalyse (Interimsanalyse) durchgeführt und bemerkt hatte, dass Mortalität und schwere Morbidität (Pflegebedürftigkeit) in der chirurgischen Gruppe um etwa sieben Prozentpunkte (30% gegenüber 23%) höher lagen.

Die Studie hat allerdings methodische Schwachpunkte und kann nicht auf alle Aneurysmata übertragen werden. So wurden nur ein Fünftel aller möglichen Patienten rekrutiert, weil eine der Hypothesen für die Studie war, dass Aneurysmata von Neurochirurgen wie auch von interventionellen Neuroradiologen gleich gut behandelt werden könnten. Außerdem war das chirurgische Outcome ungewöhnlich schlecht, was daran liegen könnte, dass wenige spezialisierte Operateure an der Studie teilnahmen.

ISUIA

Die ISUIA-Studie (International Study of Unruptured Intracranial Aneurysms, 2003) untersuchte den natürlichen Verlauf nicht rupturierter Aneurysmata. Bis dahin war nicht klar, wie zwingend diese Aneurysmata bluten würden und wie hoch das jährliche Risiko dafür wäre. Insgesamt wurden von den 4000 in die Studie aufgenommenen Patienten 1650 prospektiv beobachtet. Problematisch ist, dass man bereits zu Anfang Patienten selektierte, von denen man glaubte, ihre Aneurysmata bedürften einer Behandlung (engl. selection bias).

Das wesentliche und sehr überraschende Ergebnis der Studie war, dass die kleinen Aneurysmata (Durchmesser ≤ 7 mm) des vorderen Kreislaufs (A. carotis interna, A. cerebri media, A. cerebri anterior) eine sehr niedrige Rupturrate aufweisen, sodass man hier auch abwartend vorgehen kann und nicht jedes inzidentell entdeckte Aneurysma als „Zeitbombe im Kopf" abstempeln sollte. Allerdings ist die klinische Erfahrung dazu konträr, weil die rupturierten Aneurysmata, die notfallmäßig in die Klinik kommen, häufig kleiner als 7 mm sind. Man könnte dieses Paradoxon auflösen, indem man annimmt, dass die Prävalenz der kleinen Aneurysmata hoch ist: Weil die meisten Aneurysmata klein sind, von denen allerdings nur ein geringer Anteil rupturiert, machen diese Rupturen aber doch einen Großteil der Subarachnoidalblutungen aus. Andererseits könnte es auch sein, dass die Aneurysmata, die bei Aufnahme der Patienten in die Klinik bereits rupturiert sind, relativ schnell größer wurden.

SPORT

Die SPORT-Studie (Spine Patient Outcomes Research Trial, 2006) beschäftigte sich mit der Behandlung von Bandscheibenvorfällen. Die ausgewählten Patienten hatten mindestens sechs Wochen ischialgiforme Schmerzen und einen Bandscheibenvorfall, der diese Symptomatik rechtfertigt. Sie wurden in einem Studienarm mit konservativer Behandlung und in einem Studienarm mit operativer Behandlung randomisiert. Die Patienten konnten allerdings danach den Studienarm auf eigenen Wunsch wechseln und die Therapiealternative wählen.

Nach zwei Jahren war das Outcome beider Gruppen gleich. Allerdings wechselten sehr viele Patienten freiwillig von der konservativen Gruppe in die chirurgische und umgekehrt. Die chirurgisch behandelten Patienten waren zunächst schneller und vermehrt schmerzfrei. Man machte in diesem Fall eine sog. Intention-to-treat-Analyse. Diese vergleicht das Outcome nicht mit der tatsächlich erhaltenen, sondern mit der initial angedachten Behandlung. Dass die Patienten später vielleicht doch operiert wurden, spielt dabei keine Rolle. Bei einer As-treated-Analyse (Analyse gemäß Behandlung) sind die Patienten nicht mehr randomisiert; verschiedene Einflussfaktoren können eine Rolle spielen. Die Studie beantwortet nur die Frage, welche Strategie (konservativ vs. operativ) besser ist, wenn die Patienten sich nach sechs schmerzhaften Wochen initial vorstellen: Beide Therapieoptionen sind gleichwertig.

Interpretation wissenschaftlicher Studien

Als klinisch tätiger Arzt muss man wissenschaftliche Studien lesen und interpretieren können. Dies ist nicht einfach und verlangt meist ebenso viel Übung wie das Erlernen manueller Fähigkeiten. Die folgenden wichtigen Fragen sollten nach der Lektüre eines Artikels beantwortet werden können.

Einleitung
Welche Frage stellten die Autoren zu Beginn ihrer Studie? Wie formulierten sie die Hypothese?

Methoden
Welche Methoden und Techniken wurden benutzt? Wurde die Studie prospektiv oder retrospektiv (meist Fall-Kontroll-Studien) gemacht?
Prospektive Studien sind viel aussagefähiger als retrospektive Studien.

Weiter wichtige Punkte sind die Anzahl der Teilnehmer einer Studie, die Auswahlkriterien und die Länge des Follow-ups und ob verblindet wurde oder nicht. Die Anzahl der Teilnehmer sollte je nach Komplexität der Thematik höher oder weniger hoch sein, sollte aber eine Größe von 50–100 Teilnehmern nicht unterschreiten.

Bei den Auswahlkriterien lohnt es sich, den Text mehrmals zu lesen, da dies ein Knackpunkt für die spätere Interpretation der Studie ist. Kann man die Ergebnisse der Studie, die ja nicht von der Hand zu weisen sind, auch so auf die Patienten der Station übertragen? Die Länge des Follow-ups ist ebenso ein Schlüsselpunkt. Man kann zwar Vorteile einer bestimmten Therapie nach mehreren Wochen Follow-up darstellen, diese werden aber irrelevant, wenn sich die beiden Therapiegruppen nach ein paar Monaten wieder gleichen. Hier sollte man mindestens einen Zeitraum von einem Jahr erwarten, um die Ergebnisse auch interpretieren zu können.

Letztlich ist es noch wichtig, zu überprüfen, ob die beiden Studienpopulationen auch gleich in Bezug auf die für die Erkrankung wichtigen Faktoren waren. Dies ist oft in der ersten Tabelle der Studie dargestellt. Diese Aufgabe kann allerdings kaum ein Student allein leisten, da man ein großes Hintergrundwissen braucht, um die Parameter beurteilen und die Daten interpretieren zu können.

Ergebnisse
Welche Ergebnisse präsentieren die Autoren in Bezug auf die zugrundeliegende Frage?

Es empfiehlt sich, zuerst die Tabellen und Grafiken eines Artikels anzuschauen, denn diese beinhalten die Schlüsseldaten des Artikels. Ein Artikel baut i. d. R. auf diesen Daten auf, wird oft um diese Daten „herum geschrieben". Die Komplikationsrate bei bestimmten Erkrankungen bietet eine kritische Vergleichsmöglichkeit zwischen den im Artikel angegebenen und den nach längerer Kliniktätigkeit aufgrund eigener Erfahrung erhobenen Werten.

Diskussion
Wie interpretieren die Autoren ihre Ergebnisse? Haben die Autoren ihre Fragen beantwortet? Versuchen die Autoren zu generalisieren?

Hier sollte man als Student besondere Vorsicht walten lassen. Man sollte die Interpretation der Ergebnisse einer Studie nicht einfach für sich übernehmen. Bei Diskussionen sollte man als Student eher nicht darauf verweisen, dass eine bestimmte Studie doch bestimmte Ergebnisse gezeigt habe. Man kann als Student kaum eine Studie interpretieren, weil man weder den tieferen Fachhintergrund noch die nötigen Statistikkenntnisse hat.

Eine Studie kann viele Mängel haben; diese lassen sich nie ganz vermeiden. Das Interpretieren von Studien ist ein langer Lernprozess. Es ist zu empfehlen, die zu einer Studie geschriebenen Kommentare in der gleichen oder nächsten Ausgabe der Zeitschrift zu lesen, um zumindest einen Anhaltspunkt für mögliche Kritik zu erhalten und zu lernen, worauf man beim nächsten Mal genauer achten sollte.

Zusammenfassung

- ✱ In der Neurochirurgie sollte man die Bezeichnungen und die wichtigsten Inhalte der Studien NASCIS II (Querschnittslähmung), ISUIA (unversorgte Aneurysmata), ISAT (Versorgung von Aneurysmata) und SPORT (Bandscheibenvorfälle) kennen.
- ✱ Tabellen und Grafiken stellen in den meisten Fällen die Essenz eines wissenschaftlichen Artikels und einer Studie dar. Ihre Interpretation ist schwierig und bedarf langer Übung und Beratung mit erfahrenen Kollegen.

Berühmte Neurochirurgen

Die Chirurgie des Schädels hat zwar eine sehr lange Tradition (schon an Schädeln der Inkas konnte man Trepanationslöcher finden), doch ist das Fach Neurochirurgie, so wie es heute praktiziert wird, noch relativ jung. Wer sich dafür interessiert, sollte zumindest zwei wichtige Vertreter kennen, die dieses Fach prägten – auch um die heutigen Neurochirurgen zu verstehen, die sich in der Tradition dieser Personen sehen und deren Arbeit bewundern: **Harvey Cushing,** den Begründer der modernen Neurochirurgie, und **Mahmut Gazi Yaşargil,** den Begründer der Mikroneurochirurgie.

Harvey Cushing (1869 – 1939)

Harvey Cushing (▌ Abb. 1) wurde in Cleveland, Ohio, geboren. Er wuchs in einer Familie mit medizinischer Tradition auf. Sein Bruder Ned war Arzt, sein Vater Professor an der äußerst renommierten Case Western Reserve University. So war es ihm möglich, die Yale University zu besuchen und von allem zu profitieren, was dort angeboten wurde. Er war anfangs in Yale ein eher unterdurchschnittlicher Student, bis er sich für die Chemie zu interessieren begann und Bestnoten schrieb.

Dieses Engagement öffnete ihm die Türen zur Harvard University und später als „intern" zum Massachusetts General

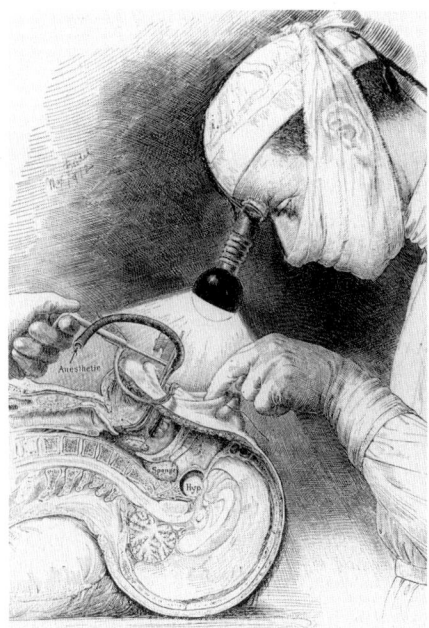

▌ Abb. 1: Harvey Cushing während einer transsphenoidalen Operation. [19]

Hospital (MGH); beide Institutionen prägten auf dem amerikanischen Kontinent die Medizin. Am MGH arbeitete er z. B. zusammen mit Ernest Codman und entwickelte mit ihm ein System, um die Vitalparameter während einer Narkose aufzuzeichnen und so den Narkoseverlauf besser zu dokumentieren – heute Standard in der Anästhesie.

Der erste wichtige Mentor für Cushing war William Stewart Halsted (1852 bis 1922), der „Vater" der modernen amerikanischen Chirurgie. Halsted war damals der oberste Chef der Chirurgie am Johns Hopkins Hospital in Baltimore. Cushing begann dort als Assistenzarzt zu arbeiten und profitierte von dem neuen Ausbildungssystem, das Halsted aus Deutschland importierte und am Johns Hopkins Hospital einrichtete und das bis heute die Grundlage für die Ausbildung der Assistenzärzte in Amerika bildet. Cushing war dort auch am Aufbau des Labors für experimentelle Physiologie beteiligt, in dem er grundlegende Arbeiten zur Physiologie der Hypophyse erstellte. Ebenso richtete er für Halsted ein Labor für Studenten ein, bei dem Hunde zu Ausbildungszwecken operiert wurden. Die Studenten übten sich damals abwechselnd als Anästhesist, Chirurg oder Pathologe und konnten so ihre medizinischen Fähigkeiten perfektionieren.

Ein weiterer wichtiger Mentor war Sir William Osler, der damals Chefarzt der Inneren Medizin am Johns Hopkins Hospital war. Osler war sehr streng und der Medizin hingegeben. Er verlangte von den Assistenzärzten, im Krankenhaus zu schlafen und möglichst viel Zeit mit den Patienten zu verbringen (aus dieser Zeit stammt die amerikanische Bezeichnung „resident" für einen Assistenzarzt), und reduzierte die Zahl der Vorlesungen, damit die Studenten mehr am Bett der Patienten lernten.

So wie es heute üblich ist, ein Jahr seiner Assistentenzeit in Amerika zu verbringen, um zu forschen, ging man damals nach Europa. Cushing ging nach Bern zu Karl Hugo Kronecker und Theodor Kocher (Kocher-Cushing-Punkt; s. S. 50) sowie zu Charles Scott Sherrington nach Liverpool. Die Zusammenarbeit mit diesen Wissenschaftlern war sehr fruchtbar und legte den Grundstein für seine weitere Arbeit auf dem Gebiet der experimentellen Medizin. In Bern entwickelte er z. B. das Konzept des Cushing-Reflexes: Mit wachsendem Hirndruck steigt auch der Blutdruck; die Herzfrequenz wird vice versa reduziert. Wieder zurück in den USA, wurde Cushing von seinem Chef William Halsted dazu bewogen, sich ausschließlich neurochirurgisch zu betätigen. Zu dieser Zeit war dies ein Novum, denn neurochirurgische Krankheiten wurden damals von Allgemeinchirurgen behandelt. Somit war Cushing der erste Chirurg, der sich ganz der Neurochirurgie widmete.

Bekannt wurde er durch die Behandlung der Trigeminusneuralgie, die er mittels subtemporaler Kraniotomie und Rhizotomie des Ganglion Gasseri durchführte. In späteren Jahren wechselte er an das Peter Bent Brigham Hospital in Boston, wo unter seiner Leitung die ersten Kulturen von Hirntumorzellen angelegt wurden. Dort perfektionierte er auch sein Konzept der basophilen Adenome der Hypophyse, die später mit seinem Namen untrennbar in Verbindung gebracht wurden. Er operierte schon damals – ohne Mikroskop – die Patienten transsphenoidal (wie es heute Standard ist), verließ diesen Zugang aber wieder, weil er intraoperativ nicht genügend sah.

Persönlich war Cushing geradezu spartanisch enthaltsam, kompromisslos und standhaft – Eigenschaften, die ihm von seinem Elternhaus mitgegeben worden waren. Sein Vater war puritanisch und eher humorlos. Dies war auch ein Charakteristikum von Cushing selbst in mitmenschlichen Beziehungen, was ihn als schwierigen Chef, Vater und Ehemann erscheinen ließ. Manchmal zeigte er jedoch als Gegenpol dazu eine Tendenz zur Generosität, die leider allzu oft als Wiedergutmachung für sein Verhalten gegenüber seinen Untergebenen dienen musste.

Cushing – der selbst eine neurochirurgische Erkrankung (Kolloidzyste) hatte – bestand darauf, dass der Chirurg die Diagnose und Indikation zur Operation selbst stellte. Das war damals außergewöhnlich, denn diese Entscheidungen wurden meist von Neurologen und Internisten diktiert – aufgrund ihrer „besseren" diagnostischen Fähigkeiten. Es war außerdem für Cushing während seiner gesamten Karriere immens wichtig, als Neurochirurg parallel ein Labor zu unterhalten, um den Erkenntnisgewinn voranzutreiben. Er bestand darauf, dass seine Schüler zugleich im Labor arbeiteten, obwohl er selbst während der Ausbildung kaum dort tätig war. Er bildete so bedeutende Schüler wie Walter Dandy aus, der die Pneumenzephalografie entwickelte. Cushing verstand allerdings die Patienten als „klinische Labore" – eine Vorstellung, die heute sicherlich nicht mehr so gesehen wird.

Dieses Konzept des klinischen Labors bedeutete für ihn, bei seinen Patienten immer selbst die Nachuntersuchungen durchzuführen und diese in ihrer Krankengeschichte weiter zu verfolgen, um beispielsweise Therapien verbessern zu können.

Ein letzter und sehr wichtiger Charakterzug war Cushings Respekt gegenüber der Vergangenheit. Wir stehen alle „auf den Schultern" von großen Vorfahren, ohne deren Erkenntnisse und Entwicklungen wir manche Therapien nicht durchführen könnten, die uns heute selbstverständlich erscheinen. Daraus leitet sich aber auch der Enthusiasmus für das eigene Werk und die eigenen möglichen Entdeckungen ab.

Mahmut Gazi Yaşargil (* 1925)

Mahmut Gazi Yaşargil (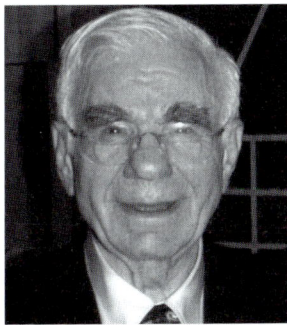 Abb. 2) wurde in der Türkei in Südost-Anatolien geboren. Seine Familie zog nach Ankara, als er drei Monate alt war. Nach einem Jahr Medizinstudium in Ankara wechselte er 1944 an die Friedrich-Schiller-Universität nach Jena (die Türkei war damals Verbündeter Deutschlands). Nach Kriegsende musste er sein Medizinstudium in Basel fortsetzen; dort graduierte er 1950. Nachdem er kurze Zeit in der Psychiatrie in Münsingen nahe Bern und in der Inneren Medizin in Interlaken gearbeitet hatte, nahm er eine Stelle in der Neurochirurgie in Zürich bei Hugo Krayenbühl an. Krayenbühl hatte damals den ersten neurochirurgischen Lehrstuhl in der Schweiz gegründet und war sehr interessiert an zerebralen Aneurysmata. Dort faszinierte Yaşargil u. a. eine neue radiologische

Abb. 2: Mahmut Gazi Yaşargil. [9]

Technik: die zerebrale Angiografie. Diese ermöglichte es dem Chirurgen, Raumforderungen zu identifizieren und vaskuläre Malformationen zu erkennen. Gazi Yaşargil habilitierte auf diesem Gebiet und brachte mit Krayenbühl ein Standardwerk zu diesem Thema heraus, das in viele Sprachen übersetzt wurde. Daneben profilierte er sich auf dem Gebiet der Stereotaxie, die 1953 in Freiburg erstmals im deutschsprachigen Raum zum Einsatz kam. Er führte damals schon an Parkinson- und Tremorpatienten Thalamotomien durch (dies war *die* anerkannte Methode in der Parkinson-Therapie).

Yaşargil dachte darüber nach, die Erkenntnisse aus der Angiografie vermehrt in die chirurgische Praxis einzubinden. Es erschien ihm sinnvoll, die neue Technik der Chirurgie, die bis dahin vor allem in der Gefäßchirurgie Anwendung fand, unter dem Mikroskop zu nutzen, um die kleinen Gefäße und komplexen vaskulären Strukturen, die man in der Angiografie sehen konnte, auch chirurgisch zu behandeln oder sie zumindest als wichtige Leitstrukturen zu beachten. Nachdem er 1965 zum außerordentlichen Professor ernannt worden war, ging er für eineinhalb Jahre in die USA nach Burlington, Vermont. Dort hatte Raymond Madiford Peardon Donaghy

ein Labor für die Mikrochirurgie der Gefäße aufgebaut, um diese Technik zu verfeinern. Donaghy wird noch heute in Zusammenhang gebracht mit dem Satz „Handle tissue as you do people, gently and with respect". Yaşargil arbeitete Tag und Nacht in diesem Labor, perfektionierte seine mikrochirurgischen Fähigkeiten und entwickelte Meilensteine in der Technik und Instrumentierung von mikroskopischen Gefäßanastomosen. Nachdem Yaşargil nach Zürich zurückgekehrt war, begann er, seine experimentell gewonnenen Erkenntnisse mit Krayenbühl zur Anwendung zu bringen. Hieraus resultierten wiederum in kurzer Zeit mehrere kleine Publikationen, die weltweit Aufmerksamkeit erlangten, weil zerebrale Aneurysmata, die als nahezu nicht therapierbar galten, nun kurativ behandelt werden konnten. So wurde das Universitätsspital Zürich zum Mekka von Neurochirurgen aus aller Welt, die diese Techniken in ihrer Anwendung sehen wollten, sodass der Operationssaal regelmäßig überfüllt war. In Zürich gründete Yaşargil nach Donaghys Vorbild das Labor für Mikroneurochirurgie, in dem Assistenten und Oberärzte lange üben mussten, bis sie mikroneurochirurgisch operieren durften. Er entwickelte grundlegende Instrumente wie den Clip für Aneurysmata oder die verstellbaren selbsthaltenden Retraktoren. Yaşargil galt als Choleriker im OP. Als sich das OP-Personal einmal weigerte, mit ihm zusammenzuarbeiten, trat eine einzige Frau hervor, die ihm noch instrumentieren wollte – heute seine Ehefrau, mit der er fortan nahezu perfekt zusammenarbeitete.

Nach seiner Berentung in der Schweiz ging Yaşargil nach Little Rock, Arkansas, wo er bis heute klinisch tätig ist.

Zusammenfassung

✱ Harvey Cushing gilt als der Begründer der modernen Neurochirurgie.

✱ Mahmut Gazi Yaşargil führte die Mikrochirurgie in die Neurochirurgie ein, die das Behandlungsspektrum bis heute enorm erweitert.

Fallbeispiele

C Fallbeispiele

Fall 1: Subarachnoidalblutung (SAB)

Als Notarzt werden Sie nachts zu einer Frau gerufen, die plötzlich kurzzeitig ihr Bewusstsein verloren hatte und sich nicht mehr gut bewegen kann.

Frage 1: Welche Verdachtsdiagnosen stellen Sie?

Antwort 1: Bei plötzlichem Bewusstseinsverlust mit Hemiparese handelt es sich vermutlich um eine Blutung. Diese kann sowohl intrazerebral als auch subarachnoidal gelegen sein.

Szenario 1

Sie finden die Patientin, 48 Jahre, guter Allgemeinzustand, im Bett liegend vor. Bei der Erstuntersuchung öffnet sie die Augen auf Schmerzreiz und gibt unverständliche Laute von sich; sie bewegt die rechte Körperhälfte nicht; die linke Hand kann Schmerzreiz lokalisieren. Die Pupillen sind isokor, mittelweit und lichtreagibel. Das Herz schlägt rhythmisch mit einer Frequenz von ca. 90, sie hat einen Blutdruck von etwa 210/100, ihre Sauerstoffsättigung beträgt 95%.
Der sehr aufgeregte Ehemann berichtet, dass die Patientin plötzlich während des Geschlechtsverkehrs auf ihn fiel, Urin unter sich ließ und kaum noch ansprechbar war.

Frage 2: Wie ist der Glasgow Coma Score der Patientin?
Frage 3: Was veranlassen Sie als eintreffender Notarzt, und wohin fahren Sie mit der Patientin?
Frage 4: Was könnten die Ursachen für den hohen Blutdruckwert sein?

Szenario 2

Sie sind Assistenzarzt in der Notaufnahme der Neurologie. Dort veranlassen Sie die Durchführung eines CT zur Abklärung der Symptomatik; es zeigt sich ein Befund wie in ▮ Abbildung 1.

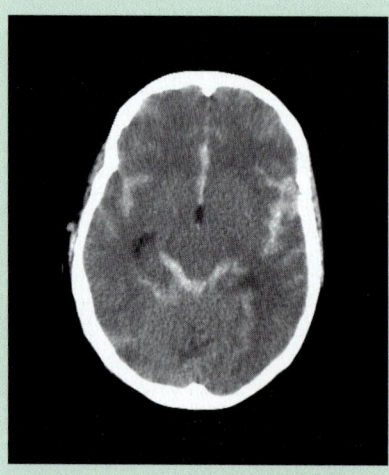

▮ Abb. 1 [Mit freundlicher Unterstützung durch Dr. A. Bink, Neuroradiologie, Prof. Zanella, Frankfurt; 5]

Frage 5: Welche Diagnose stellen Sie?
Frage 6: Welche Schweregradeinteilungen gibt es für diese Erkrankung; welcher Grad liegt hier vor?
Frage 7: Welche Ursachen gibt es für diesen Befund?
Frage 8: Warum ist die Patientin komatös?
Frage 9: Welche Maßnahme würden Sie primär ergreifen, und welche weitere Diagnostik veranlassen Sie?

Szenario 3

Sie sind diensthabender Arzt der Neurochirurgischen Klinik und übernehmen die Patientin, die mit dem Hubschrauber verlegt wurde. Sie stellen sie dem Oberarzt vor.
Die Angiografie ergibt folgenden Befund:

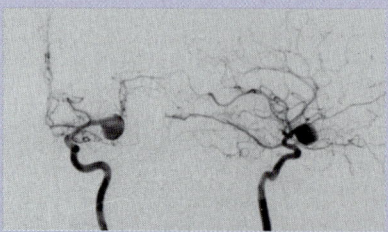

▮ Abb. 2 [Mit freundlicher Unterstützung durch Dr. A. Bink, Neuroradiologie, Prof. Zanella, Frankfurt; 5]

Frage 10: Welche Therapiemöglichkeiten haben Sie zu diesem Zeitpunkt?
Frage 11: Was ist eine wichtige Komplikation des Coilings von Aneurysmata, und wie kann man diese nachweisen?
Frage 12: Welche wichtige Komplikation der Erkrankung gibt es, und wann tritt diese auf?
Frage 13: Wie können Sie Ihren Verdacht, dass sich ein Vasospasmus entwickelte, bestätigen, und wie kann man therapeutisch eingreifen?

Szenario 1

Antwort 2: Der Glasgow Coma Score beträgt 9 (Augenöffnen [auf Schmerzreiz]: 2; Motorik [lokalisiert Schmerzreiz]: 5; verbale Äußerungen [unverständliche Laute]: 2).

Antwort 3: Da Sie sich nicht sicher sind, dass alle Schutzreflexe der Patientin erhalten sind und sie jederzeit schnell eintrüben kann, intubieren Sie die Patientin und melden sie schnellstmöglich in der nächsten Klinik mit CT-Diagnostik an.

Antwort 4: Wahrscheinlich ist der Blutdruck schmerzbedingt hoch. Eine Erhöhung des Hirndrucks durch eine Blutung könnte auch eine Hypertension auslösen. Ebenso ist eine hypertensive Krise, die zu einer Blutung geführt haben könnte, möglich.

Szenario 2

Antwort 5: Sie stellen die Diagnose Subarachnoidalblutung.

Antwort 6: Der klinische Befund der Erkrankung wird nach Hunt und Hess (HH) eingeteilt, der bildmorphologische Befund nach Fisher. Hier liegen HH-Grad IV und (nur auf einem CT-Bild zu erkennen) Grad 3 nach Fisher vor.

Antwort 7: Bei spontanen Subarachnoidalblutungen ist die Ursache in der Mehrzahl der Fälle (85%) ein Aneurysma der Hirnarterien. Daneben gibt es noch Blutungen aus arteriovenösen Malformationen oder Durafisteln. Traumatische Subarachnoidalblutungen sind sehr häufig bei schweren Schädel-Hirn-Traumata – hier ist das Blut jedoch meist im Subarachnoidalraum der Gyri und Sulci über der Hirnkonvexität verteilt und weniger in den basalen Zisternen.

Antwort 8: Die Patientin ist vermutlich komatös, weil ihr intrakranieller Druck durch die Blutung erhöht ist.

Antwort 9: Da der Verdacht vorliegt, dass ihr Hirndruck erhöht ist, schlagen Sie die Anlage einer externen Ventrikeldrainage zur Entlastung vor. Danach sollte man eine Angiografie zur Lokalisation der Blutungsquelle veranlassen.

Szenario 3

Antwort 10: Dieses Aneurysma kann sowohl endovaskulär durch Coiling als auch operativ durch Clipping behandelt werden.

Antwort 11: Beim Coiling kann es durch thombembolische Ereignisse zur Bildung von Infarkten kommen. Diese können sich in der Angiografie durch einen Gefäßabbruch bemerkbar machen, evtl. demarkieren sie sich allerdings erst später. Zum Ausschluss macht man 24 Stunden nach dem Coiling ein Kontroll-CT.

Antwort 12: Ab dem 4. Tag nach Blutung kann es zu Vasospasmen kommen. Eine sorgfältige neurologische Untersuchung mehrmals täglich ist unabdingbar, um ischämische Defizite durch den zerebralen Vasospasmus zu erkennen. Zusätzlich screent man v. a. bewusstlose, beatmete Patienten mittels Dopplersonografie auf eine Erhöhung der Flussgeschwindigkeit in den Gefäßen. Prophylaktisch erhalten Patienten mit schwerer SAB den Kalziumantagonisten Nimodipin.

Antwort 13: Bestätigen kann man den Verdacht nur in der Angiografie. Therapieoption ist die intraarterielle Infusion von Vasodilatatoren. Weiterhin beginnt man auf der Intensivstation die sog. Triple-H-Therapie. Triple H steht für Hypertension, Hämodilution und Hypervolämie.

Fall 2: Hypophyseninfarkt

Sie haben Nachtdienst als Arzt der internistischen Intensivstation der Uniklinik. Ein 58-jähriger Mann wird von einem peripheren Krankenhaus mit Fieber unklarer Genese zugewiesen.
Vor acht Tagen bekam der Patient plötzlich Kopfschmerzen; er erbrach und verspürte Schmerzen im Unterbauch. Dazu hatte der Patient Fieber von 40 °C und war hypoton (100/55 mmHg). Im Verlauf fiel der Blutdruck des Patienten auf 75/45 mmHg.

Frage 1: Was ist Ihre Verdachtsdiagnose?

Antwort 1: Der Verdacht liegt nahe, dass es sich um eine abdominelle Infektion handelt, die zu einem raschen septischen Geschehen geführt hat. Durch die Freisetzung von Entzündungsmediatoren kommt es zum Blutdruckabfall und zu Fieber. Am ehesten wäre hier an eine Appendizitis, eine Divertikulitis oder eine Pankreatitis zu denken.

Szenario 1

Eine Appendizitis und eine Pankreatitis sowie weitere abdominelle Infektionen wurden im peripheren Krankenhaus ausgeschlossen. Eine Katecholamintherapie und eine breite antibiotische Therapie wurden dort begonnen. Im weiteren Verlauf entwickelte der Patient ein Vorhofflimmern (VHF), das durch Kardioversion erfolgreich behandelt werden konnte. Der Patient trübte trotzdem zunehmend ein, weshalb er intubiert und beatmet wurde; die Verlegung in die Uniklinik wurde angestrebt. Bei Aufnahme auf die Intensivstation ist der Patient analgosediert, intubiert und beatmet (Temperatur 39°, Herzfrequenz 115/min, Blutdruck 95/55 mmHg); er weist eine Nackensteife auf, und über allen Lungenfeldern sind Ronchi auskultierbar. Im EKG zeigt sich wieder ein VHF. Der Urin reagiert positiv auf Bilirubin, Ketonkörper und Protein.
Die Blutwerte zeigen folgende Befunde: Leukozytose (10 000, vorwiegend Lymphozyten), erniedrigtes Natrium, stark erhöhte CK, normales Bilirubin, erhöhte D-Dimere.
Sie nehmen Blut für sämtliche Kulturen ab und erweitern die Antibiose. Als der Patient am nächsten Morgen neurologisch untersucht wird, bewegt er die Arme auf Schmerzreiz nicht. Das rechte Auge ist paretisch, die rechte Pupille mittelweit und nicht lichtreagibel. Außerdem fehlen ihm auf der linken Gesichtshälfte der Korneal- und der Würgereflex.

Frage 2: Was ordnen Sie schnellstmöglich an?
Frage 3: Was haben die Hirnnerven III, IV, V und VI gemeinsam?
Frage 4: Was sollten Sie bezüglich der Pflege des Patienten bei Fehlen des Kornealreflexes beachten?

Szenario 2

Das CT zeigt auf den ersten Blick keine sichtbare Pathologie. Im Liquorbefund weist der Patient eine leichte Pleozytose mit etwas erhöhtem Eiweiß auf. Die weitere Diagnostik erbringt eine schwere KHK mit Trikuspidalinsuffizienz und eine Ejektionsfraktion von 40%.
Von diesen zahlreichen pathologischen Befunden legt Ihnen Ihr Oberarzt die Hypotension, die Hyponatriämie und die Lymphozytose besonders ans Herz und fordert Sie auf, weitere Diagnostik (MRT) zu veranlassen und dementsprechend sofort Maßnahmen zu ergreifen. Das MRT zeigt den Befund in ▮ Abbildung 1.

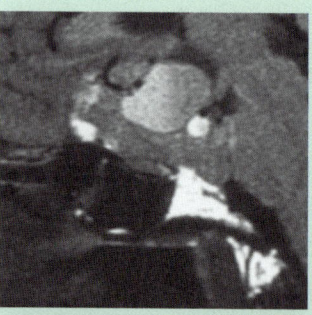
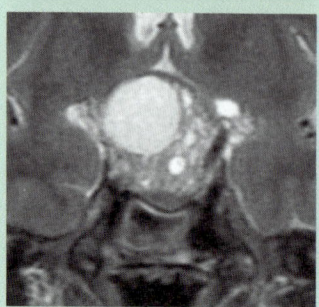

▮ Abb. 1 [21]

Frage 5: Welche Diagnose stellen Sie, und wie bringen Sie die meisten pathologischen Befunde mit ihr in Einklang?
Frage 6: Welche Klinik sollten Sie als Nächstes kontaktieren?

Szenario 3

Der Patient wird mit dem Hubschrauber in die neurochirurgische Klinik verlegt. Dort wird er sofort operiert. Der Patient ist nach der Operation wohlauf, allerdings substitutionspflichtig für Kortison, Thyroxin und Testosteron. Nach zwei Wochen kann er aus der Klinik entlassen werden.
Bei einer Nachuntersuchung klagt er über Diplopie; die Funktion der Hirnnerven IV, V und VI ist aber besser geworden. Seine Frau berichtet, dass es ihr vor dem Ereignis schon aufgefallen sei, dass in den letzten zehn Jahren die Libido des Patienten kontinuierlich nachließ; außerdem klagte er immer wieder über Schwäche, Müdigkeit und Kälteintoleranz.

Frage 7: Worauf deuten diese Angaben hin?

Szenario 1

Antwort 2: Eine weite Pupille ist das erste Alarmzeichen für eine zerebrale supratentorielle Herniation bei einem komatösen Patienten. Sie haben den Verdacht auf eine sich rasch ausbreitende zerebrale Raumforderung und machen sofort noch ein CT. Angesichts der deutlichen Nackensteife sollte man nach dem CT, wenn sich keine deutliche Raumforderung darstellt, Liquor abnehmen und sowohl das Nativpräparat untersuchen, als auch eine Kultur einsenden.

Antwort 3: Die Hirnnerven III–VI haben enge topografische Beziehung zum Sinus cavernosus. Die Nn. III, IV und V laufen alle in der Wand des Sinus cavernosus; der N. VI läuft sogar hindurch.

Antwort 4: Das Auge muss durch eine Augenklappe und Applikation von Augensalbe (z. B. Bepanthen®) geschützt werden, um ein Hornhautulkus zu vermeiden.

Szenario 2

Antwort 5: Eine Hypotonie in Kombination mit Hyponatriämie und Lymphozytose sollte den dringenden Verdacht auf eine Nebennierenrindeninsuffizienz lenken: Das Kortisol wirkt physiologisch bahnend für Noradrenalin an den Alpharezeptoren der kleinen Widerstandsgefäße. Dieser Mechanismus ist bei der Insuffizienz (stark) eingeschränkt; damit sinkt der Blutdruck. Weiterhin fällt auch die mineralokortikoide Wirkung des Aldosterons aus, was zu einem Natriumverlust führt, da Aldosteron den Na^+-K^+-Austauscher im Sammelrohr der Niere hochreguliert. Die Lymphozytose entsteht, weil die Kortisolbildung ausfällt und damit die physiologische Hemmung reduziert ist (Kortisol wirkt physiologisch hemmend auf die Freisetzung von Lymphozyten).

Bei einer Nebennierenrindeninsuffizienz, assoziiert mit Hirnnervenausfällen im Sinus cavernosus, liegt der dringende Verdacht auf Hypophysenapoplexie nahe. Durch eine Einblutung in ein zuvor schon bestehendes Hypophysenadenom (initiales Kopfschmerzereignis) kam es akut zum Ausfall vital bedeutender Hormone, was sich zuerst durch den Ausfall der kortikotropen Achse bemerkbar machte. Dadurch wurde der Patient hypoton; ihm war übel, weil er an einer akuten Hypoglykämie litt (keine Glukosemobilisierung durch Glukoneogenese der Leber). Das Fieber, das er initial hatte, ist möglicherweise durch Affektion hypothalamischer thermoregulatorischer Zentren erklärbar.

Antwort 6: Sie sollten die nächste neurochirurgische Klinik kontaktieren.

Szenario 3

Antwort 7: Diese Angaben deuten darauf hin, dass das Hypophysenadenom des Patienten seit Längerem wuchs und sich auf die Produktion der gonadotropen Achse auswirkte. Ein erniedrigter LH-Spiegel verursacht bei Männern häufig Libidoverlust, was manchmal schwer vom normalen Alterungsprozess abzugrenzen ist.

Fall 3: Syringomyelie

Sie sind Hausarzt in einer allgemeinärztlichen Gemeinschaftspraxis. Die 51-jährige Marianne B. kommt in ihre Praxis und klagt über rechtsseitige Zervikobrachialgien und rechtsbetonte Kopfschmerzen mit Ausstrahlung bis ins rechte Ohr. Nach kurzem Blick in die Patientenakte sehen Sie, dass die Patientin Sie in den letzten neun Jahren schon mehrmals wegen dieser Symptome aufsuchte. Die Beschwerden waren bisher durch Analgetika gut behandelbar. Jetzt berichtet die Patientin zusätzlich über Gefühlsstörungen in beiden Händen mit Temperaturmissempfindungen.

Frage 1: Sie vermuten einen Bandscheibenvorfall, überspringen sträflicherweise eine gründliche neurologische Untersuchung und verschreiben Krankengymnastik und Analgetika, da Sie glauben, dass Ihr Budget zurzeit eine essenzielle Diagnostik in diesem Fall nicht zulässt.

Antwort 1: Das Hinzutreten neurologischer Symptome (Gefühlsstörungen) sollte Sie in jedem Falle veranlassen, eine MRT der HWS durchzuführen, um entweder den Bandscheibenvorfall zu diagnostizieren oder andere Pathologien (z. B. Tumoren) frühzeitig zu erkennen.

Szenario 1

Zwei Monate später kommt die Patientin erneut zu Ihnen. Nachdem sie zur Schmerzbekämpfung eine Wärmflasche am Hals appliziert habe, sei der Hals an der Auflage ganz rot geworden und es hätten sich Blasen gebildet. Die Patientin vermutet, sie sei allergisch gegen den Gummi der Flasche, wolle aber nochmals sichergehen. Sie diagnostizieren Verbrennungen zweiten Grades. Daraufhin untersuchen Sie sämtliche sensiblen Modalitäten der oberen Extremität und achten besonders auf die Thermästhesie.
Die Bildgebung zeigt den Befund in
■ Abbildung 1.

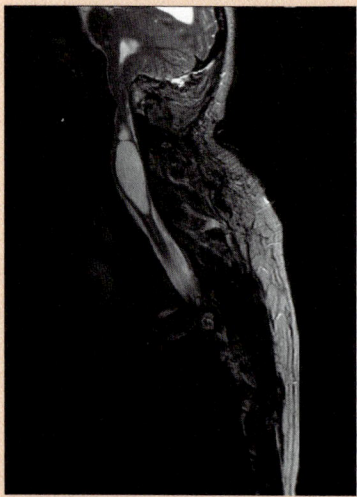

■ Abb. 1 [Mit freundlicher Unterstützung durch Dr. A. Bink, Neuroradiologie, Prof. Zanella, Frankfurt; 5]

Frage 2: Was kann man auf den Aufnahmen (■ Abb. 1) erkennen?
Frage 3: Wie kommt es bei diesem Bildbefund zu dem beschriebenen klinischen Bild?

Szenario 2

Die Patientin wird in die Neurochirurgische Poliklinik verlegt. Als dort tätiger Arzt untersuchen Sie die Patientin. Sie ist wach, allseits orientiert, Rechtshänderin, der Hirnnervenstatus ist unauffällig. Zervikal-paravertebral lässt sich ein Druckschmerz auslösen. Es fallen Narben rechts entlang des Halses und der Schulter auf, die auf eine (bekannte) Verbrennung zurückzuführen sind. Die Muskulatur ist in Tonus und Trophik seitengleich. Es finden sich keine Hinweise auf manifeste oder latente Paresen. Die Muskeleigenreflexe der oberen Extremität sind stark abgeschwächt, an der unteren Extremität deutlich gesteigert. Pyramidenbahnzeichen nach Babinski sowie Kloni sind nicht zu beobachten. Die Thermästhesie ist links gemindert und rechts stark reduziert. Es lassen sich außerdem eine Hypästhesie sowie Kribbelparästhesien im Bereich der rechten Unterarmseite entsprechend dem Dermatom C8/Th1 erheben. Die Empfindung für leichte Berührung ist normal. Gang- und Koordinationsprüfungen werden sicher absolviert. Angesichts der Tatsache, dass die Patientin eine Syringomyelie hat, betreiben Sie Ursachenforschung: Im Schädel-MRT zeigt sich der Befund in ■ Abbildung 2.

Frage 4: Warum hat die Patientin kein Brown-Séquard-Syndrom?
Frage 5: Welche Fehlbildungen sind oft mit Syringomyelie assoziiert?
Frage 6: Was sehen Sie im MRT?
Frage 7: Welche Therapieoptionen ergeben sich für Sie als Neurochirurg?

Szenario 3

Man führt nun eine dorsale Dekompression am kraniozervikalen Übergang durch.
Der Eingriff wird geplant und nach wenigen Tagen durchgeführt. Postoperativ wird die Patientin auf die Intensivstation übernommen. Sie kann extubiert werden, trübt aber während der Nacht etwas ein. Sie sind nun Assistenzarzt auf der Intensivstation.

Frage 8: Was führen Sie als Nächstes durch?
Frage 9: Was zeigt der Befund?
Frage 10: Was ist zu tun?

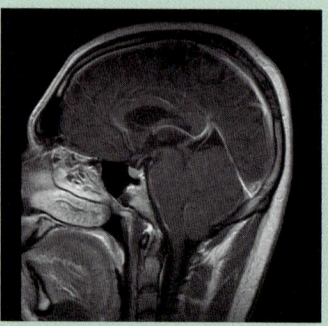

■ Abb. 2 [Mit freundlicher Unterstützung durch Dr. A. Bink, Neuroradiologie, Prof. Zanella, Frankfurt; 5]

Szenario 1

Antwort 2: Auf den Aufnahmen erkennt man intraspinal in der T2-Sequenz eine hyperintense Raumforderung. Die Raumforderung geht über mehrere Höhen und ist zentral lokalisiert. Es handelt sich hierbei um eine Syrinx.

Antwort 3: Die Patientin hat eine reduzierte Thermästhesie, weil die betreffenden Nervenfasern auf der Höhe des zervikalen Segments in der Commissura spinalis kreuzen. Diese ist von der Syrinx, die ihren Ursprung wahrscheinlich in Zentralkanal hat, beeinträchtigt.

Szenario 2

Antwort 4: Das Brown-Séquard-Syndrom (Charles Edward Brown-Séquard, 1817–1894) ist definiert als dissoziierte Sensibilitätsstörung mit halbseitigen Paresen bei halbseitigen Schäden des Rückenmarks. Während es auf der einen Körperhälfte des Patienten zu einer Lähmung der Willkürmuskulatur und einer Beeinträchtigung der Sensibilität kommt, treten auf der anderen Seite Störungen der Temperatur- und Schmerzwahrnehmung auf. Die Patientin weist keine Paresen auf und hat eine bilaterale Beeinträchtigung ihrer Temperaturempfindung.

Antwort 5: Ein Großteil der Patienten mit Syringomyelie hat eine Chiari-Malformation Typ 1.

Antwort 6: Sie sehen eine Tiefstand der Kleinhirntonsillen unter dem Foramen magnum und eine enge, kleine hintere Schädelgrube und diagnostizieren eine Chiari-Malformation Typ 1. Diese hat zur Folge, dass der Liquorfluss und damit der Liquordruckpuls primär durch den Zentralkanal geleitet werden.

Antwort 7: Man kann mittels einer sog. dorsalen Dekompression die Kommunikation der Cisterna cerebellomedullaris mit der Cisterna spinalis wiederherstellen, indem man das Foramen magnum nach hinten erweitert.

Szenario 3

Antwort 8: Bei jeder Verschlechterung des neurologischen Status nach einer Gehirnoperation sollte man sofort ein CT veranlassen, um behandelbare Pathologien (meist Blutungen), die schnell zum Tode des Patienten führen können, so schnell wie möglich zu diagnostizieren. Das sofort durchgeführte CT zeigt den Befund in ▮ Abbildung 3.

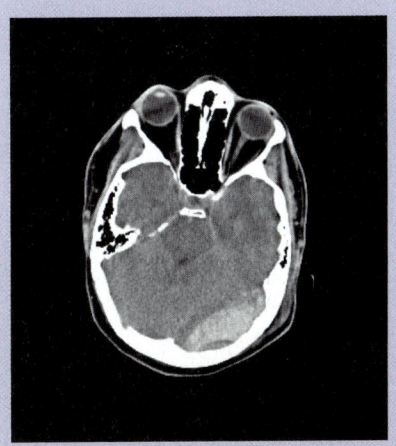

▮ Abb. 3 [Mit freundlicher Unterstützung durch Dr. A. Bink, Neuroradiologie, Prof. Zanella, Frankfurt; 5]

Antwort 9: Der Befund zeigt ein postoperativ entstandenes epidurales Hämatom.

Antwort 10: Die Patientin muss schnellstmöglich revidiert werden, um die Blutung zu stillen, da diese potenziell lebensbedrohlich ist.

Fall 4: Kubitaltunnelsyndrom

Sie sind angestellter Arzt in einer allgemeinärztlichen Gemeinschaftspraxis. Zu Ihnen kommt ein Patient, 59 Jahre, etwas vorgealtert, nachdem ihm 2007 eine neue Leber transplantiert wurde. Er berichtet über Taubheitsgefühl und eine Schwäche im Bereich der Finger der linken Hand.

Frage 1: Welche Ursachen für die Symptomatik, die nicht im Gehirn lokalisiert sind, fallen Ihnen spontan ein?

Antwort 1: Grundsätzlich sollte man sich hier von zentral nach peripher „hangeln".
Das Rückenmark kann betroffen sein, z.B. durch eine Syringomyelie oder eine Spinalkanalstenose im Zervikalbereich.
Die Halswirbelsäule kann degenerativ verändert sein oder einen Bandscheibenvorfall aufweisen, sodass die austretende Nervenwurzel komprimiert wird.
Der Plexus brachialis kann verletzt (z.B. durch die OP), in seinem Weg eingeengt oder durch eine Neuropathie betroffen worden sein.
Die peripheren Nerven können durch ein Engpasssyndrom in Mitleidenschaft gezogen worden sein.

Szenario 1

Als Sie den Patienten weiter befragen, stellen Sie fest, dass vor allem der 4. und 5. Finger der linken Hand taub sind. Die proximale Begrenzung dieses Taubheitsgefühls liegt im Bereich der Handgelenksebene. Schmerzen, Gangstörungen oder Blasen-Mastdarm-Störungen werden nicht berichtet.
Der Patient litt außerdem an einer äthyltoxischen Leberzirrhose Stadium Child B sowie chronischer Hepatitis B und wurde im letzten Jahr orthotrop lebertransplantiert. Er wurde radiochemotherapiert und weist trotzdem noch multiple Metastasen auf.

Frage 2: Welche Verdachtsdiagnosen sind nun eher unwahrscheinlich?
Frage 3: Worauf sollten Sie sich in der Untersuchung konzentrieren?
Frage 4: Was bezeichnet man als Web-Space-One-Atrophie?

Szenario 2

Sie finden bei der Untersuchung einen 59-jährigen Patienten in deutlich reduziertem Allgemeinzustand und Ernährungszustand vor. Bei Beklopfen des linken medialen Ellenbogens verspürt er Schmerzen und elektrische Schläge in der Hand. Ein Blatt Papier kann er zwischen Daumen und Zeigefinger nur mittels Flexion des Daumenendgliedes halten. Der Faustschluss und die Fingerspreizung sind geschwächt. Es findet sich ein Sensibilitätsausfall im Bereich des Kleinfingerballens und des 4. und 5. Fingers.

Frage 5: Welche Zeichen werden oben beschrieben?
Frage 6: Welcher Nerv ist betroffen, und wo läuft er?
Frage 7: Welche der aus dem Anatomiekurs gelernten Handdeformitäten kann der Patient aufweisen?
Frage 8: Welche Handmuskeln sollten bei der elektrophysiologischen Untersuchung pathologische Aktivität aufweisen und welche nicht?

Szenario 3

Sie überweisen den Patienten zu der Neurologin Ihres Vertrauens. Diese stellt die Diagnose Kubitaltunnelsyndrom/SuS, nachdem sie Ihren klinischen Befund auch elektrophysiologisch bestätigen konnte.
Sie erklären ihr, dass Sie immer relativ verwirrt sind von den Einzelprüfungen für die Diagnose von Schädigungen der drei großen Armnerven. Sie teilt Ihnen eine einfache Methode mit, wie man diese schnell unterscheiden kann.
Danach überweist sie den Patienten zum Neurochirurgen ihres Vertrauens. Dieser führt eine operative Dekompression durch, wonach sich der Patient im Verlauf von Wochen und Monaten im Hinblick auf die Schwäche bessert.

Frage 9: Welcher Finger ist entscheidend für die Unterscheidung der Nervenläsionen der drei großen Armnerven?
Frage 10: Wo wird der Neurochirurg den Nerv am ehesten dekomprimieren?
Frage 11: Warum dekomprimiert er nicht in der distalen Ulnarisloge (Loge von Guyon)?

Szenario 1

Antwort 2: Da die Symptomatik schmerzlos ist, wird eine Kompression der austretenden Nervenwurzel unwahrscheinlich. Ebenso spricht die proximale Begrenzung der Sensibilitätsstörung gegen eine Läsion der Wurzeln C7 – Th1 im Sinne einer Klumpke-Lähmung bei Plexus-brachialis-Schaden. Die fehlende Gang- bzw. Blasenstörung macht eine Beteiligung des Rückenmarks ebenso unwahrscheinlich.

Antwort 3: Auch wenn nicht anamnestisch erwähnt, sollte man trotzdem in der Untersuchung die Wurzelbeteiligung (Reflexe, weiterer Sensibilitätsausfall) und die spinale Beteiligung (Gangprüfung, Prüfung der unteren Extremitäten, pathologische Reflexe) ausschließen. Dann sollten sich die Untersuchung der Hand und die speziellen Tests zur Untersuchung der Hand anschließen.

Anwort 4: Bei der Web-Space-One-Atrophie kann man im Zwischenraum zwischen Daumen und Zeigefinger die Atrophie der Mm. interossei besonders gut beurteilen (▮ Abb. 1).

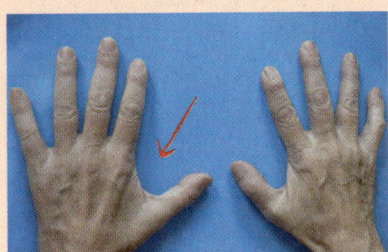

▮ Abb. 1 [9]

Szenario 2

Antwort 5:
▶ Das Froment-Zeichen („Ein Blatt Papier kann er zwischen Daumen und Zeigefinger nur mittels Flexion des Daumenendgliedes halten"). Hierbei ersetzt der Patient den Flexor pollicis longus für den ausgefallenen M. adductor pollicis. Deswegen wird das Endglied mit gebeugt (▮ Abb. 2).

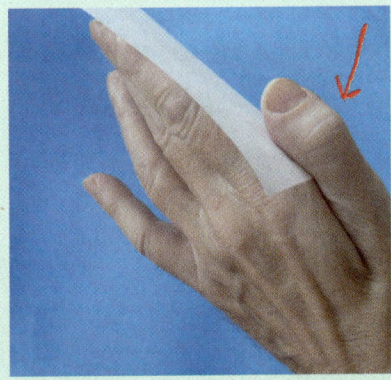

▮ Abb. 2 [9]

▶ Das Tinel-Zeichen („Bei Beklopfen des linken medialen Ellenbogens verspürt er Schmerzen und elektrische Schläge in der Hand").

Antwort 6: Der N. ulnaris läuft auf der medialen Seite des Oberarms hinter dem Septum intermusculare brachii mediale zum Sulcus nervi ulnaris an der Unterseite des Epicondylus medialis, wo er dicht unter der Haut liegt (kennt jeder). Anschließend geht er zwischen Caput humerale und Caput ulnare des M. flexor carpi ulnaris zur Beugeseite des Unterarms und zieht unter diesem Muskel mit der A. ulnaris über das Retinaculum musculorum flexorum, jedoch unter einer eigenen Bindegewebsbrücke (Loge de Guyon) zur Hand.

Antwort 7: Die Krallenhand.

Antwort 8: M. flexor carpi ulnaris, M. flexor digitorum profundus (ulnarer Abschnitt), Mm. abductor und opponens digiti V, Mm. lumbricales III und IV, Mm. interossei und M. adductor pollicis.

Szenario 3

Antwort 9:
▶ Bei Radialisparese kann der Daumen in der Handebene nicht abduziert werden („thumbs up"; M. abductor pollicis longus).
▶ Bei Ulnarisparese besteht eine Adduktionsschwäche des Daumens (Froment-Zeichen).
▶ Bei Medianusparese kann der Daumen nicht rechtwinklig zur Handfläche abduziert werden (Flaschenzeichen; M. abductor pollicis brevis). Ebenso kann der Patient kann nicht mit der Spitze des gestreckten Daumens das Grundglied des 5. Fingers berühren.

Antwort 10: Die Enge liegt am Ellenbogengelenk im Sulcus ulnaris auf der Höhe des Epicondylus medialis humeri und wird meist von Bindegewebe erzeugt. Es gibt noch eine etwas seltenere Enge, die durch ein Bindegewebsband zwischen den beiden Köpfen des M. flexor carpi ulnaris entsteht.

Antwort 11: Eine Kompression in der Loge de Guyon verursacht selten Sensibilitätsausfälle im Bereich des Kleinfingerballens, da der Hautnerv schon vor der Loge abgeht. Außerdem ist eine Faustschlussschwäche meist durch die Flexoren bedingt, die proximal der Loge vom Nerv innerviert werden.

Fall 5: Chronisch subdurales Hämatom

Sie sind Arzt in der Notaufnahme eines Krankenhauses, und zu Ihnen kommt ein Patient, der sich laut Ehefrau in den letzten Tagen merkwürdig verhält. Der Mann ist passionierter Golfer und zurzeit nur auf der Durchreise, da er seit kurzem im Ruhestand ist und eine Tour über die schönsten Golfplätze Europas machen möchte. Der Ehefrau fiel auf, dass ihr Mann in letzter Zeit zerfahren sei, teilweise nicht mehr richtig wisse, welcher Tag gerade ist, manchmal die richtigen Wörter nicht mehr aussprechen könne und sehr schlecht Golf spiele. Des Weiteren habe er seit ein paar Tagen bifrontale Kopfschmerzen, die er aber auf das Wetter zurückführe.

Frage 1: Welche Differentialdiagnosen kennen Sie bei akuten Verwirrtheitszuständen?

Antwort 1: Hierbei sollte man in die Differentialdiagnose Intoxikationen (Alkohol, andere Drogen), metabolische Ursachen (Hyper-/ Hypoglykämie, hepatische Enzephalopathie, Thiaminmangel etc.), Infektionen (Meningitis, Enzephalitis, Pneumonie), intrakranielle Raumforderungen, vaskuläre Ursachen (Vaskulitis, SAB), psychiatrische Krankheiten oder Krampfanfälle mit in Betracht ziehen.

Szenario 1

Bei der weiteren Befragung erfahren Sie, dass der Patient Träger einer künstlichen Herzklappe ist und deshalb Marcumar® einnimmt. Er nimmt außerdem die handelsübliche Herzmedikation ein, ist leidenschaftlicher Nichtraucher und liebt guten Rotwein.
Die klinisch-neurologische Untersuchung zeigt einen 59-jährigen Patienten in sehr gutem Allgemein- und Ernährungszustand, der bezüglich Ort und Zeit nur grob orientiert ist. Der Patient weist eine Gangataxie, eine Mundastschwäche links sowie eine Pronationstendenz im Armhalteversuch links auf. Er ist Rechtshänder.

Frage 2: Nachdem Sie gesehen haben, wie er läuft, fragen Sie nach welchem weiteren wichtigen Faktum in der Anamnese?
Frage 3: Welche apparative Untersuchung möchten Sie nun zurate ziehen?
Frage 4: Kann man das klinische Bild auf eine lateralisierte hemisphärische Störung zurückführen? Wenn ja, welche Hemisphäre ist betroffen?

Szenario 2

Sie erfahren von mehreren kleinen Sturzereignisen vor einem Monat und fertigen ein CT an, das folgenden Befund zeigt (∎ Abbildung 1):

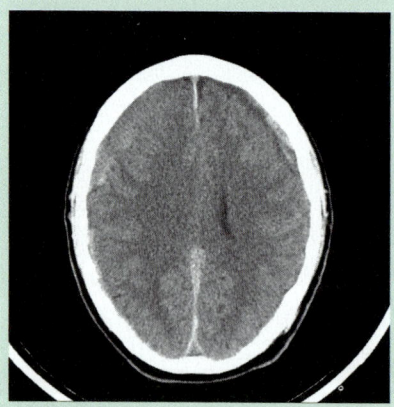

∎ Abb. 1 [9]

Frage 5: Was hat der Patient?
Frage 6: Wie alt ist der pathologische Befund?
Frage 7: In welchem Zusammenhang sind die Sturzereignisse mit dem Befund zu bringen?
Frage 8: Was tun Sie als Nächstes?

Szenario 3

Die Kollegen der Neurochirurgie übernehmen den Patienten. Dort wird die Gerinnung des Patienten durch Gabe von PPSB-Konzentrat normalisiert und werden die Hämatome durch Anlage zweier Bohrlöcher und Einlage zweier Drainagen entlastet. Daraufhin ist die klinische Symptomatik des Patienten fast vollständig rückläufig. Ein Kontroll-CT zeigt folgenden Befund (∎ Abb. 2).

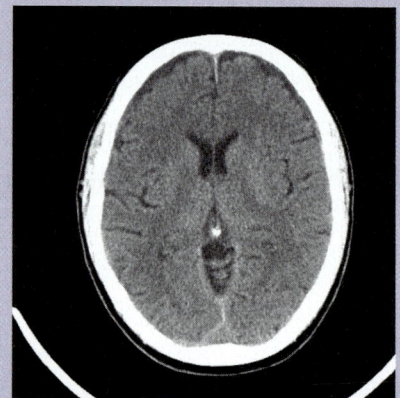

∎ Abb. 2 [9]

Frage 9: Warum ist das abgebildete Bild nicht geeignet, den postoperativen Befund zu beurteilen?
Frage 10: Angenommen, das Hämatom wäre älter gewesen, welche Farbe hätte es beim Ausspülen gehabt?
Frage 11: Was sind die häufigsten Komplikationen nach Entlastung eines chronischen Subduralhämatoms?

Szenario 1

Antwort 2: Hier ist vor allem die Frage nach einem Sturzereignis wichtig. Ein Patient mit Gangataxie kann leicht stürzen. Dies kann zum einen Hinweis auf die Ätiologie der Erkrankung geben, zum anderen wichtig für die weitere Versorgung sein. Ist die Ursache der Ataxie nicht hospitalisierungspflichtig, sollte man dies vor dem Hintergrund rezidivierender Stürze überdenken.

Antwort 3: Die schnellste und einfachste Untersuchung ist in diesem Fall das CT. Es kann intrakranielle Raumforderungen oder ältere (> 6 h) ischämische Ereignisse gut und sicher darstellen.

Antwort 4: Offenbar hat der Patient eine Hemisymptomatik auf der linken Seite (Mundastschwäche, Pronationstendenz links). Das spricht für eine Einschränkung des Motorkortex auf der rechten Hemisphäre. Die Wortfindungsstörungen aus der Anamnese sprechen bei dem Rechtshänder allerdings eher für eine linkshemisphärische Betroffenheit.

Szenario 2

Antwort 5: Der Patient hat bilaterale subakute bis chronisch subdurale Hämatome. Der Befund ist rechts und frontal betont.

Antwort 6: Der Großteil des Hämatoms ist noch nahezu isodens mit dem Hirn, d. h., der Eiweißanteil innerhalb des Hämatoms ist noch relativ groß. Rechts sieht man schon einzelne ältere Anteile (dunklere Abschnitte).

Antwort 7: Wahrscheinlich hat ein kleiner Sturz zu einem Riss in einer Brückenvene geführt, was die Hauptursache für die Subduralhämatome ist. Die Medikation mit Marcumar® hat die Entwicklung des Hämatoms dann noch weiter begünstigt.

Antwort 8: Sie nehmen Kontakt mit der nächsten neurochirurgischen Klinik auf und verlegen den Patienten.

Szenario 3

Antwort 9: Das Bild ist auf einer anderen Höhe aufgenommen als das Bild in ▌Abbildung 1. Es könnte auch noch Blut, das einen raumfordernden Effekt ausübt, darüber sein.

Antwort 10: Die typische Farbe des chronisch Subduralen ist die motorölartige dunkelrote Flüssigkeit.

Antwort 11: In 5% der Fälle kommt es zu intrazerebralen Blutungen durch die Hyperämie nach der Entlastung oder zu Krampfanfällen.

D Anhang

Anhang

Quellenverzeichnis

Abbildungen

[1] Benninghoff A.; Drenckhahn D.: Anatomie, Band 1, 16. Auflage. München: Elsevier Urban & Fischer 2002

[2] Benninghoff A.; Drenckhahn D.: Anatomie, Band 2, 16. Auflage München: Elsevier Urban & Fischer 2002

[3] Berchtold, R. et al.: Chirurgie, 6. Auflage. München: Elsevier Urban & Fischer 2008

[4] Berger, M.: Textbook of Neuro-Oncology, Volume 2. Edinburgh/London: Elsevier Saunders 2004

[5] Mit freundlicher Unterstützung durch Dr. A. Bink, Neuroradiologie, Prof. Zanella, Frankfurt

[6] Böcker, W.: Pathologie, 3. Auflage. München: Elsevier Urban & Fischer 2004

[7] Mit freundlicher Genehmigung von B. Braun Melsungen AG, Melsungen

[8] Dützmann, Isabell

[9] Dützmann, Stephan

[10] Elsberger, Stefan

[11] Grossmann, R.: Neuroradiology, 2nd edition. Philadelphia: Elsevier Mosby 2003

[12] Mit freundlicher Genehmigung von Dr. M. Hefty, Neurochirurgie, Prof. Landolt, Aarau

[13] Larsen, R.: Anästhesie, 8. Auflage. München: Elsevier Urban & Fischer 2006

[14] Latchaw, R.: Imaging of the Nervous System. Philadelphia: Elsevier Mosby 2004

[15] Mit freundlicher Genehmigung von Medtronic GmbH, Düsseldorf

[16] New England Journal of Medicine (2006), 355, S. 928–939

[17] New England Journal of Medicine (2005), 352, S. 1891

[18] New England Journal of Medicine (2007), 356, S. 2239

[19] Rengachary, S.; Ellenbogen, R.: Principles of Neurosurgery, 2nd edition. Philadelphia: Elsevier Mosby 2004

[20] Schirmer, M.: Neurochirurgie, 10. Auflage. München: Elsevier Urban & Fischer 2004

[21] Schmidek, H.; Roberts, D: Schmidek and Sweet's Operative Neurosurgical Techniques, Volume 2, 5th edition. Edinburgh/London: Elsevier Saunders 2005

[22] Sobotta, J.: Atlas der Anatomie des Menschen, 22. Auflage. München: Elsevier Urban & Fischer 2007

[23] Souza-Offtermatt, G.: Intensivkurs Chirurgie. München: Elsevier Urban & Fischer 2004

[24] Mit freundlicher Genehmigung von Spiegelberg (GmbH & Co.) KG, Hamburg

[25] Trepel, M.: Neuroanatomie, 4. Auflage. München: Elsevier Urban & Fischer 2008

[26] Trepel, M.: Neuroanatomie, 1. Auflage. München: Elsevier Urban & Fischer 2006

[27] Mit freundlicher Genehmigung von Prof. Urban, Uniklinik Bonn, Abteilung Neuroradiologie

[28] Yaşargil, M.: Microneurosurgery, Volume I. Stuttgart: Thieme 1987

Tabellen

[29] Abbed, K.: Cervical radiculopathy. In: Neurosurgery (2007), 60 (1 Suppl 11), S. 28–30

[30] American Spinal Injury Association: Standard Neurological Classification of Spinal Cord Injury; http://www.asia-spinalinjury.org/publications/2006_Classic_worksheet.pdf

[31] DeAngelis, L.: Brain Tumors. In: New England Journal of Medicine (2001), 344, 1, S. 114

[32] Deyo, R.: Low Back Pain. In: New England Journal of Medicine (2001), 344, 5, S. 365

[33] Diener, H.; Hacke, W.: Leitlinien für Diagnostik und Therapie in der Neurologie, 3. Auflage. Stuttgart: Thieme 2005

[34] Fisher C. M.: Relation of cerebral vasospasm to subarachnoid hemorrhage visualized by computerized tomographic scanning. In: Neurosurgery (1980), 6, 1, S. 1–9

[35] Greenberg, M.: Handbook of Neurosurgery, 6th edition (S. 144, 443, 485, 793, 848). Stuttgart: Thieme 2006

[36] Hunt, W.; Hess, R.: Surgical risk as related to time of intervention in the repair of intracranial aneurysms. In: Journal of Neurosurgery (1968), 28, 1, S. 14–20

[37] Keidel, M.; Diener, H.: Commotio cerebri. In: Pschyrembel Therapeutisches Wörterbuch (S. 172–173), 2. Auflage. Berlin: Walter De Gruyter 2005

[38] Marshall, L.; Marshall, LF.; Marshall, S.; Klauber, M.; van Berkum, C.; Eisenberg, H.; Jane, J.; Luerssen, T.; Marmarou, A.; Foulkes, M.: A new classification of head injury based on computerised tomography. In: Journal of Neurosurgery (1991), 75, S. 14–20

[39] Rengachary, S.; Ellenbogen, R.: Principles of Neurosurgery, 2nd edition. Philadelphia: Elsevier Mosby 2004

[40] Simpson, D.: The recurrence of intracranial meningiomas after surgical treatment. In: Journal of Neurology, Neurosurgery and Psychiatry (1957), 20, S. 22

[41] Spetzler, R.; Martin, N.: A proposed grading system for arteriovenous malformations. In: Journal of Neurosurgery (1986), 65, 4, S. 476–483

[42] Steiger, H.; Reulen, H.: Manual Neurochirurgie, 497. Landsberg: Ecomed 1999

[43] Teasdale, G.; Jennett, B.: Assessment of coma and impaired consciousness. A practical scale. In: The Lancet (1974), 2, S. 81–84

[44] WFNS (World Federation of Neurological Surgeons) 1988

Verwendete Literatur und weitere Literaturempfehlungen

Greenberg, M.: Handbook of Neurosurgery, 5th edition. Stuttgart: Thieme 2001

Plum, F.; Posner, J.: The Diagnosis of Stupor and Coma, 3rd edition. Oxford University Press 1982

Poeck, K; Hacke, W.: Neurologie, 11. Auflage. Berlin: Springer 2001

Ausgewählte Onlinequellen

Prüfen Sie im Internet – vor allem bei pubmed – ob es zu einem Thema, bei dem noch Fragen offen geblieben sind, bereits neue Erkenntnisse bzw. Antworten gibt.

www.asia-spinalinjury.org

cancergenome.nih.gov

www.pubmed.de (z. B. NOA-05-Studie, Studien zum primären ZNS-Lymphom)

Studien

Bracken, M.; Shepard, M.; Collins, W.; Holford, T.; Young, W.; Baskin, D.; Eisenberg, H.; Flamm, E.; Leo-Summers, L.; Maroon, J.: Randomized, controlled trial of methylprednisolone or naloxone in the treatment of acute spinal-cord injury. Results of the Second National Acute Spinal Cord Injury Study. In: New England Journal of Medicine (1990), 322, 20, S. 1405–1411

Deuschl, G. et al.: German Parkinson Study Group, Neurostimulation Section. A Randomized Trial of Deep-Brain Stimulation for Parkinson's Disease. In: New England Journal of Medicine (2006), 355, 9, S. 896–908

Gaspar L.; Scott C.; Rotman M.; Asbell S.; Phillips T.; Wasserman T.; McKenna W. G.; Byhardt R.: Recursive partitioning analysis (RPA) of prognostic factors in three Radiation Therapy Oncology Group (RTOG) brain metastases trials. In: International Journal of Radiation Oncology Biology Physics (1997), 37, S. 745–751

Rhoton, A.: The posterior cranial fossa: microsurgical anatomy and surgical approaches. Neurosurgery (2000), 47 (Supplement), S5–S6

Schwab, S.; Jüttler, E.: Decompressive Surgery for the Treatment of Malignant Infarction of the Middle Cerebral Artery (DESTINY). In: Stroke (2007), S. 2518

Vernooij, M.; Ikram, M.; Tanghe, H.; Vincent, A.; Hofman, A.; Krestin, G.; Niessen, W.; Breteler, M.; van der Lugt, A.: Incidental Findings on Brain MRI in the General Population. In: New England Journal of Medicine (2007), 57, S. 1821

E Register

Register

Register

Register

Register

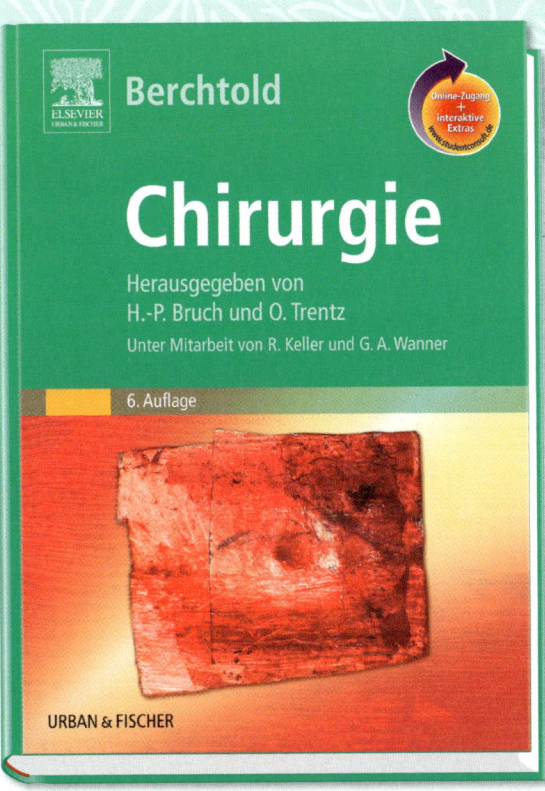
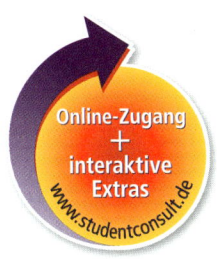